全国中医药行业高等教育"十四五"创新教材
黑龙江中医药大学特色教材

中医护理适宜技术

（供护理学专业用）

主　编　穆　欣　张春宇

全国百佳图书出版单位
中国中医药出版社
·北京·

图书在版编目（CIP）数据

中医护理适宜技术 / 穆欣，张春宇主编 .—北京：中国中医药出版社，2021.9（2025.1重印）
全国中医药行业高等教育"十四五"创新教材
ISBN 978 – 7 – 5132 – 5980 – 4

Ⅰ.①中… Ⅱ.①穆… ②张… Ⅲ.①中医学—护理学—中医药院校—教材
Ⅳ.① R248-65

中国版本图书馆 CIP 数据核字（2019）第 285698 号

中国中医药出版社出版
北京经济技术开发区科创十三街 31 号院二区 8 号楼
邮政编码　100176
传真　010-64405721
北京盛通印刷股份有限公司印刷
各地新华书店经销

开本 787×1092　1/16　印张 21.5　字数 480 千字
2021 年 9 月第 1 版　2025 年 1 月第 6 次印刷
书号　ISBN 978 – 7 – 5132 – 5980 – 4
定价　75.00 元
网址　www.cptcm.com

服 务 热 线　010-64405510
购 书 热 线　010-89535836
维 权 打 假　010-64405753

微信服务号　zgzyycbs
微商城网址　https://kdt.im/LIdUGr
官 方 微 博　http://e.weibo.com/cptcm
天猫旗舰店网址　https://zgzyycbs.tmall.com

如有印装质量问题请与本社出版部联系（010-64405510）
版权专有　侵权必究

全国中医药行业高等教育"十四五"创新教材
黑龙江中医药大学特色教材

《中医护理适宜技术》编委会

主 编 穆 欣（黑龙江中医药大学）
　　　 张春宇（黑龙江中医药大学）
副主编 任 蓁（黑龙江中医药大学）
　　　 郑晓英（黑龙江中医药大学）
编 委（按姓氏笔画排序）
　　　 王 航（哈尔滨医科大学附属第二医院）
　　　 代培方（黑龙江中医药大学）
　　　 刘 亚（黑龙江中医药大学）
　　　 毕海洋（黑龙江中医药大学）
　　　 程光宇（黑龙江中医药大学）

编写说明

中医护理适宜技术在疾病的预防、治疗和康复中具有独特的作用。基于护理本科人才培养方案，我们将《针灸学》《推拿学》从护理专业的角度进行整合，同时将《中医护理学基础》教材内容重新进行提炼，将三门教材整合为《中医护理适宜技术》。本教材注重基础到临床，循序渐进，简明规范，使中医护理适宜技术的基础知识和操作方法能有机融入临床实践应用中，将知识点、创新点和执业点相结合。

本教材紧扣护理学专业特点，力求做到内容全面、应用面广、实用性强，立足传承与创新，体现出以下特点。

1. 知识模块重组完善 注重《针灸学》《推拿学》《中医护理学基础》教材内容的有机融合，减少内容的交叉重复，避免内容疏漏。

2. 兼具传承与创新性 在注重传承《针灸学》《推拿学》《中医护理学基础》三本教材优点的基础上，结合本次整合教材的调研反馈意见，从护理适宜技术的角度补充更新学科理论与实践的新成果、新进展。

3. 注重理论与实践性 注重强化理论知识的同时，加强对护理实践的应用，完善护理学生和学习者对护理理论和技术的深层学习。

本教材主要介绍中医护理技术的发展史，经络腧穴、针灸、推拿、中医调护、辨证施护、体质等的基本理论与应用，以及近20年具有代表性的15项中医常用护理技术。

本教材的编写分工：第一章由穆欣编写；第二章第一节、第二节，第三章第五节、第六节由程光宇编写；第二章第三节至第五节，第三章第一节至第四节，第四章第一节、第二节，第五章第一节由任蓁编写；第四章第三节、第四节由毕海洋编写；第五章第二节至第七节由刘亚编写；第五章第八节至第十五节、第八章由张春宇编写；第六章由郑晓英编写；第七章第一节由代培方编写，第二节、第三节由王航编写。

本教材的出版是全体参编人员共同努力的结果，同时也得到中国中医药出版社和黑龙江中医药大学的大力支持,在此表示衷心的感谢。

本教材若有疏漏和不足之处,恳请各校师生和广大读者提出宝贵意见,以便再版时修订完善。

《中医护理适宜技术》编委会
2021 年 4 月

目 录

第一章　绪论 …………………………… 1
　第一节　中医护理适宜技术发展概况
　　　　　　…………………………… 1
　　一、远古时期 ……………………… 1
　　二、先秦及秦汉时期 ……………… 1
　　三、魏晋隋唐时期 ………………… 5
　　四、宋金元时期 …………………… 8
　　五、明清时期 ……………………… 10
　　六、近代 …………………………… 12
　　七、现代 …………………………… 12
　　八、针灸推拿学与护理的关系 …… 13
　第二节　中医护理适宜技术的基本
　　　　　　特点 ……………………… 14
　　一、整体观念 ……………………… 14
　　二、辨证施护 ……………………… 15
　第三节　护治原则 …………………… 16
　　一、扶正祛邪 ……………………… 16
　　二、护病求本 ……………………… 17
　　三、调整阴阳 ……………………… 19
　　四、三因制宜 ……………………… 20
　　五、预防为主 ……………………… 21

第二章　经络腧穴 …………………… 24
　第一节　经络系统的组成 …………… 24
　　一、十二经脉 ……………………… 24
　　二、奇经八脉 ……………………… 26
　　三、十五络脉 ……………………… 27

　　四、十二经别 ……………………… 27
　　五、十二经筋 ……………………… 28
　　六、十二皮部 ……………………… 28
　第二节　经络的作用和临床运用 …… 28
　　一、经络的生理功能 ……………… 28
　　二、经络的临床应用 ……………… 29
　第三节　腧穴概述 …………………… 30
　　一、腧穴的概念 …………………… 30
　　二、腧穴的分类 …………………… 30
　　三、腧穴命名 ……………………… 30
　　四、腧穴的主治作用 ……………… 31
　　五、特定穴 ………………………… 32
　第四节　腧穴的定位方法 …………… 33
　　一、体表解剖标志定位法 ………… 33
　　二、骨度折量定位法 ……………… 33
　　三、指寸定位法 …………………… 34
　　四、简便取穴法 …………………… 35
　第五节　经络腧穴各论 ……………… 36
　　一、十二经穴及常用腧穴 ………… 36
　　二、任脉 …………………………… 70
　　三、督脉 …………………………… 73

第三章　针灸 ………………………… 77
　第一节　针灸治疗总论 ……………… 77
　　一、八纲辨证 ……………………… 77
　　二、脏腑证治 ……………………… 79
　　三、经络证治 ……………………… 82

第二节　针灸治疗原则 ……………85
　一、标本缓急 ………………………85
　二、补虚泻实 ………………………86
　三、三因制宜 ………………………86
第三节　针灸治疗作用 ……………86
　一、调和阴阳 ………………………86
　二、疏通经络 ………………………87
　三、扶正祛邪 ………………………87
第四节　配穴处方 …………………87
　一、取穴原则 ………………………87
　二、配穴方法 ………………………88
第五节　特定穴的内容和应用 ……88
　一、五输穴的内容和应用 …………88
　二、俞募穴的内容与应用 …………89
　三、原络穴的内容与应用 …………90
　四、八脉交会穴的内容与应用 …90
　五、八会穴的内容与应用 …………91
　六、郄穴的内容与应用 ……………91
　七、下合穴的内容与应用 …………91
　八、交会穴的内容与应用 …………92
第六节　针灸治疗各论 ……………92
　一、急证 ……………………………92
　二、内科病证 ………………………95
　三、妇产科病证 ……………………106
　四、儿科病证 ………………………108
　五、皮肤科、外科病证 ……………109
　六、五官科病证 ……………………110

第四章　推拿 …………………112
第一节　总论 ………………………112
　一、手法的概念 ……………………112
　二、手法的要求 ……………………112
第二节　常用推拿手法的分类与
　　　　应用 ………………………113
　一、摆动类手法 ……………………113
　二、震动类手法 ……………………115
　三、挤压类手法 ……………………115
　四、摩擦类手法 ……………………117
　五、叩击类手法 ……………………118
　六、运动类手法 ……………………118
　七、复合类手法 ……………………121
第三节　常见病证推拿 ……………121
　一、感冒 ……………………………121
　二、咳嗽 ……………………………122
　三、不寐（失眠）……………………124
　四、胃脘痛 …………………………126
　五、痛经 ……………………………128
　六、月经不调 ………………………130
　七、慢性鼻炎 ………………………132
　八、便秘 ……………………………133
　九、头痛 ……………………………135
　十、眩晕 ……………………………138
　十一、面瘫 …………………………140
　十二、郁证 …………………………141
　十三、乳痈 …………………………143
　十四、慢性盆腔炎 …………………144
　十五、经断前后诸证 ………………146
第四节　小儿推拿 …………………148
　一、小儿推拿常用手法 ……………148
　二、小儿常见病证推拿治疗 ………151

第五章　常用中医护理技术 ………157
第一节　毫针刺法 …………………157
　一、概述 ……………………………157
　二、操作方法 ………………………163
　三、注意事项 ………………………164
　四、针刺意外的处理与预防 ………164
第二节　穴位注射法 ………………167
　一、概述 ……………………………167
　二、操作方法 ………………………169

三、注意事项 ………………… 170
第三节　灸法 …………………… 171
　　一、概述 ……………………… 171
　　二、操作方法 ………………… 175
　　三、注意事项 ………………… 177
第四节　拔罐法 ………………… 178
　　一、概述 ……………………… 178
　　二、操作方法 ………………… 183
　　三、注意事项 ………………… 185
第五节　耳穴压籽法 …………… 186
　　一、概述 ……………………… 186
　　二、操作方法 ………………… 189
　　三、注意事项 ………………… 190
第六节　穴位按摩法 …………… 191
　　一、概述 ……………………… 191
　　二、操作方法 ………………… 192
　　三、注意事项 ………………… 193
第七节　刮痧法 ………………… 194
　　一、概述 ……………………… 194
　　二、操作方法 ………………… 199
　　三、注意事项 ………………… 200
第八节　中药熏洗法 …………… 201
　　一、概述 ……………………… 201
　　二、操作方法 ………………… 203
　　三、注意事项 ………………… 204
第九节　敷贴法 ………………… 205
　　一、概述 ……………………… 205
　　二、操作方法 ………………… 206
　　三、注意事项 ………………… 207
第十节　湿敷法 ………………… 208
　　一、概述 ……………………… 208
　　二、操作方法 ………………… 209
　　三、注意事项 ………………… 210
第十一节　热熨法 ……………… 212
　　一、概述 ……………………… 212

　　二、操作方法 ………………… 213
　　三、注意事项 ………………… 214
第十二节　换药法 ……………… 215
　　一、概述 ……………………… 215
　　二、操作方法 ………………… 216
　　三、注意事项 ………………… 217
第十三节　中药超声雾化吸入法 … 218
　　一、概述 ……………………… 218
　　二、操作方法 ………………… 219
　　三、注意事项 ………………… 220
第十四节　中药保留灌肠法 …… 221
　　一、概述 ……………………… 221
　　二、操作方法 ………………… 221
　　三、注意事项 ………………… 222
第十五节　中药离子导入法 …… 223
　　一、概述 ……………………… 223
　　二、操作方法 ………………… 224
　　三、注意事项 ………………… 225

第六章　中医调护基本知识 …… 227
第一节　起居调护 ……………… 227
　　一、顺应四时，平衡阴阳 …… 227
　　二、环境适宜，慎避时邪 …… 230
　　三、起居调护的方法 ………… 231
第二节　情志调护 ……………… 234
　　一、情志护理的原则 ………… 234
　　二、情志与健康的关系 ……… 235
　　三、情志调护的方法 ………… 236
第三节　饮食调护 ……………… 240
　　一、食物的性能 ……………… 240
　　二、饮食调养的原则 ………… 241
　　三、饮食调养的要求 ………… 244
　　四、饮食宜忌 ………………… 245
第四节　用药调护 ……………… 257
　　一、中药汤剂煎煮法 ………… 257

二、中药内服法 …………… 260
三、中药外用法 …………… 263
第五节 病情观察 …………………… 265
一、病情观察的目的 ………… 265
二、病情观察的要求 ………… 266
三、病情观察的方法 ………… 267
四、病情观察的内容 ………… 268
第六节 病后调护 …………………… 270
一、防止因外邪复病 ………… 270
二、防止因劳复病 …………… 271
三、防止因食复病 …………… 271
四、防止因情复病 …………… 271
五、防止因药复病 …………… 272

第七章 辨证施护 …………… 273

第一节 八纲辨证施护 ……………… 273
一、表里辨证施护 …………… 274
二、寒热辨证施护 …………… 276
三、虚实辨证施护 …………… 278
四、阴阳辨证施护 …………… 281
第二节 脏腑辨证施护 ……………… 283
一、心与小肠病辨证施护 …… 283
二、肺与大肠病辨证施护 …… 287
三、肝与胆病辨证施护 ……… 290
四、脾与胃病辨证施护 ……… 294
五、肾与膀胱病辨证施护 …… 299
第三节 卫气营血辨证施护 ………… 301
一、卫分证辨证施护 ………… 302
二、气分证辨证施护 ………… 303
三、营分证辨证施护 ………… 304

四、血分证辨证施护 ………… 306

第八章 体质 …………………… 308

第一节 中医体质概述 ……………… 308
一、概念 ……………………… 308
二、体质的特点 ……………… 308
三、中医体质的源流 ………… 309
四、影响体质的因素 ………… 310
第二节 体质生理 …………………… 312
一、体质与年龄 ……………… 313
二、体质与性别 ……………… 314
三、体质与心理 ……………… 314
四、体质与适应能力 ………… 314
第三节 体质病理 …………………… 315
一、体质与发病 ……………… 315
二、体质与疾病的演变 ……… 315
三、体质与疾病的转归 ……… 316
第四节 辨体施护 …………………… 316
一、平和质 …………………… 316
二、气虚质 …………………… 318
三、阳虚质 …………………… 319
四、阴虚质 …………………… 320
五、痰湿质 …………………… 321
六、湿热质 …………………… 322
七、血瘀质 …………………… 323
八、气郁质 …………………… 324
九、特禀质 …………………… 326

主要参考文献 ……………………… 332

第一章 绪 论

中医学历史悠久，是中华民族在长期的生产与生活实践中认识生命、维护健康、战胜疾病的宝贵经验总结，是我国传统优秀文化的重要组成部分。中医学具有独特的理论体系、丰富的临床经验和科学的思维方法，是以自然科学为主体并与社会科学相交融的科学知识体系。中医护理学是中医学的重要组成部分，随着中医学的发展而不断充实完善，具有丰富的内涵和广泛的外延，而中医护理适宜技术作为中医护理学的主要内涵，内容丰富，涵盖了中医调护基本知识、常用中医护理技术以及辨证施护等内容，在疾病的预防、治疗、康复和保健中具有独特的作用。

第一节 中医护理适宜技术发展概况

中医护理适宜技术的发展与中医学和中医护理学的发展是不可分割的，许多关于中医护理适宜技术的论述多散见于历代医药文献。

一、远古时期

早在远古时代，我们的祖先在与大自然做斗争的过程中逐步积累了很多的护理知识。人类用树叶和兽皮做衣遮体可避寒邪，形成了早期的生活起居护理。如《韩非子·五蠹》曰："妇人不织，禽兽之皮足衣也。"《礼记·礼运》曰"昔者……未有麻丝，衣其羽皮……冬则居营窟，夏则居橧巢"，记载了衣、食、住、行等方面的内容。在劳动中受伤后，人们学会用树枝干固定骨折、用清澈的溪水冲洗伤口等，这些成为骨折小夹板固定、伤口消毒处理的雏形。《淮南子·修务训》载："神农……尝百草之滋味，水泉之甘苦，令民知所避就。当此之时，一日而遇七十毒。"这表明人们开始懂得如何减少误食和中毒。《史记·扁鹊仓公列传》和《五十二病方》中分别记录了热熨和针刺，这些都是最早的中医护理技术之一。

二、先秦及秦汉时期

（一）夏至春秋时期

夏至春秋时期建立了最早的医学制度。《周礼·天官》中记述医师下设有士、府、史、徒等专职人员，"徒"就兼有护理职能，负责看护病人。《周礼》将七情作为病因的概念，提出"喜、怒、哀、乐、爱、恶、欲之情，过则有伤"，对情志护理已有所认识。

"凡疗疡，以五毒攻之，五气养之，五药疗之，五味节之"，表明已认识到外科疮疡用药护理和饮食护理的重要性。《礼记》记载的"炮生为熟，令人无腹疾"，为食物的消毒灭菌提供了资料。《礼记》中指出"五日则燂汤请浴，三日具沐""头有疮则沐，身有疡则浴"，为个人卫生提供了借鉴。"鸡初鸣，咸盥漱"成为口腔护理的最早记载。《诗经》云"洒扫穹室""洒扫庭内"，《管子》云："当春三月……抒井易水，所以去兹毒也"，均记载了环境护理的内容。

（二）战国——东汉时期

战国至东汉时期，《黄帝内经》《难经》《伤寒杂病论》和《神农本草经》等医药典籍的相继问世，标志着中医护理学的初步形成，也为中医护理适宜技术的发展奠定了理论基础。

1.《黄帝内经》（以下称《内经》）《内经》是我国现存最早、比较完整的一部医学典著，包括《素问》和《灵枢》两部分。护理方面涉及起居调护、情志调护、饮食调护、用药调护、病情观察及护理技术等内容。

（1）《内经》与起居调护　《内经》从"人与天地相应也"指出了人和自然界的统一性。这与我们现在说的整体观念是一致的。《素问·四气调神大论》指出："夫四时阴阳者，万物之根本也，所以圣人春夏养阳，秋冬养阴，以从其根，故与万物沉浮于生长之门。"提醒人们应顺应四时气候，做好起居调护，避免疾病的发生。

（2）《内经》与情志调护　《内经》对情志调护给予高度重视，认为情志关系到疾病发展、预后，强调情志活动与脏腑功能密切相关，认为情志失调会导致气机不和，脏腑功能紊乱，会诱发或加重病情，如"怒伤肝、喜伤心、忧伤肺、思伤脾、恐伤肾""精神不进，志意不治，故病不可愈"。此外，《内经》中还记载了情志相胜法、说理开导法等情志调护的方法，如"悲胜怒，恐胜喜，怒胜思，喜胜忧，思胜恐"。这是根据五行之间相生相克关系的原理，用相互克制的情志来转移和干扰对机体有害的情绪，以达到调和情志的目的。这是中医情志调护的一大特色，为历代医家广泛使用。"告之以其败，语之以其善，导之以其所便，开之以其所苦"，此种开导法对现代心理护理有重要的指导意义。

（3）《内经》与饮食调护　《内经》是首次记载食养食疗理论的经典著作。《素问·生气通天论》说："膏粱之变，足生大疔，受如持虚。"又云："因而饱食，筋脉横解，肠澼为痔。"说明饮食调养要注意忌饱食及肥甘厚味之品。《素问·玉机真脏论》说："浆粥入胃，泄注止，则虚者活；身汗得后利，则实者活。"指出食粥养胃、止泻，啜热稀粥发汗可促使邪气外泄，增强人体正气。《灵枢·五味》中指出，"天地之精气，其大数常出三入一，故谷不入，半日则气衰，则一日则气少矣"，提出了过饥过饱不利健康的观点。

（4）《内经》与用药调护　如《素问·脏气法时论》指出："肝苦急，急食甘以缓之……心苦缓，急食酸以收之……脾苦湿，急食苦以燥之……肺苦气上逆，急食苦以泄之……肾苦燥，急食辛以润之。开腠理，致津液，通气也。"其以五行生克理论为依据，阐述了五脏疾病用药调护。《灵枢·四时气》有关于水肿病用药调护的记载："方饮无食，方食无饮，无食他食，百三十五日。"阐明了水肿患者在服利尿药期间的注意事项，同时强调了水肿的饮食禁忌。

（5）《内经》与病情观察 《素问·脉要精微论》曰："中盛脏满，气盛伤恐者，声如从室中言，是中气之湿也。言而微，终日乃复言者，此夺气也。"提出通过观察呼吸频率和声音来判断中气的虚实，指出了病情观察的要点。《素问·五脏生成》曰："五脏之气，故色见青如草兹者死，黄如枳实者死，黑如炲者死，赤如衃血者死，白如枯骨者死，此五色之见死也。青如翠羽者生，赤如鸡冠者生，黄如蟹腹者生，白如豕膏者生，黑如乌羽者生，此五色之见生也。"指出望色的要领以滋润光滑、颜色鲜明而含蓄为有生气，若色枯槁不泽、晦暗无神则为败象，以此判断疾病的轻重和预后的凶吉。

（6）《内经》与"治未病"思想 《素问·四气调神大论》曰："圣人不治已病治未病，不治已乱治未乱……夫病已成而后药之，乱已成而后治之，譬犹渴而穿井，斗而铸兵，不亦晚乎！"另外《灵枢·逆顺》也说："上工刺其未生者也；其次，刺其未盛者也……上工治未病，不治已病，此之谓也。"其确立了预防为主、"治未病"的思想。"治未病"是一种健康理念，也是中医养生的核心和关键，目的在于防患于未然，消病于未起，救疾于未萌。

（7）《内经》与护理技术 《灵枢》中有大量篇幅论述针灸学理论和临床治疗，标志着针灸学理论体系的基本形成。《素问·举痛论》曰："寒气客于背俞之脉，则脉泣，脉泣则血虚，血虚则痛。其俞注于心，故相引而痛。按之则热气至，热气至则痛止矣。"指出对寒邪侵袭所致的疼痛可通过按摩推拿来缓解。《素问·骨空论》曰："失枕，在肩上横骨间，折使揄臂齐肘正，灸脊中。"介绍了落枕患者灸治时的取穴方法。《素问·玉机真脏论》曰："今风寒客于人……或痹不仁肿痛，当是之时，可汤熨及火灸刺而去之。"指出风寒侵入经络，发生麻痹或肿痛等症状时，可用热熨及火罐、艾灸、针灸等方法以散邪。

（8）《内经》与音乐疗法 《内经》提出了五音疗疾，指出百病生于气、止于音，并根据宫、商、角、徵、羽五种调式的特性与五脏、五志的关系来选曲编排进行治疗。其中《灵枢·五音五味》中详细记载了宫、商、角、徵、羽五种不同音阶调治疾病的内容，《素问·金匮真言论》提出了这五种音阶的具体应用。

2. 东汉·张仲景《伤寒杂病论》 该书是我国最有影响的一部临床医学巨著，包括《伤寒论》与《金匮要略》。前者以六经辨伤寒，后者以脏腑论杂病，在形成中医辨证论治理论体系的同时，也为中医护理的辨证施护开了先河。

（1）《伤寒杂病论》与护理技术

①首创灌肠法：《伤寒论·辨阳明病脉证并治》曰："阳明病……当须自欲大便，宜蜜煎导而通之。若土瓜根及大猪胆汁，皆可为导。"又曰："又大猪胆一枚，泻汁，和少许汁醋，以灌谷道内，如一食顷，当大便出宿食恶物，甚效。"这是灌肠法的最早记载，以后逐渐发展，目前各种灌肠法用于临床护理不同病证。

②最早开展复苏术：《金匮要略·杂疗方》曰："徐徐抱解，不得截绳，上下安被卧

之。一人以脚踏其两肩,手少挽其发,常弦弦勿纵之。一人以手按据胸上,数动之。一人摩捋臂胫,屈伸之。若已僵,但渐渐强屈之,并按其腹。如此一炊顷,气从口出,呼吸眼开而犹引按莫置,亦勿苦劳之。"这段文字阐述了推拿结合体外心脏按压"救自缢死"的方法,呈现了人工呼吸、胸外心脏按压的雏形,这是迄今世界上最早关于心肺复苏抢救技术的记载。

③其他护理技术:该书记载了熏洗法、坐浴法、舌含法、热熨法、艾灸法、搐鼻法等。如用百合煎汁洗,治心肺阴虚之证候;狐惑病蚀于下者,用苦参汤外洗等。《金匮要略·杂疗方》中有"尸厥脉动而无气,气闭不通,故静而死也。治方:菖蒲屑,内鼻两孔中吹之,令人以桂屑着舌下"。后《医宗金鉴》注曰:"桂屑着舌下,是通心神、启阳气也。"所谓"以桂屑着舌下",即取肉桂末置于患者舌下,利用肉桂辛温芳香走窜之性,开心窍,通心阳,从而使尸厥得以复苏。

(2)《伤寒杂病论》与饮食调护　该书重视饮食调护,强调饮食的禁忌原则,并有专篇论述禽兽鱼虫和果实菜谷禁忌,提出了脏病食忌、四时食忌、冷热食忌、妊娠食忌及合食禁忌等,明确指出饮食也应辨证。《金匮要略·痰饮咳嗽病脉证并治》曰:"得快下后,糜粥自养。"指出对腹泻患者应先给予清淡饮食,待胃肠功能恢复后再逐渐恢复正常饮食。

(3)《伤寒杂病论》与用药调护　该书记载了大量方药的用药法,如汤药的煎煮法,服药的温度、时间、次数,药后的观察,服药的注意事项及饮食宜忌等,并确立了辨证施护原则。如服桂枝汤后,所载"服已须臾,啜热稀粥一升余,以助药力,温覆令一时许,遍身漐漐微似有汗者益佳""凡服汤发汗,中病即止,不必尽剂也",还指出服桂枝汤治疗期间"禁生冷、黏滑、肉面、五辛、酒酪、臭恶等物",为日后的服药护理及药后观察提了依据。张仲景提出的汗、吐、下、和、温、清、消、补八法的护理,也是辨证施护的重要内容。书中还记载了许多针灸处方,主张针药并用,辨证论治。这些成就丰富了中医护理适宜技术的理论体系。

3.《神农本草经》　是我国现存最早的药物学专著,对战国至东汉时期的药物学知识和用药经验进行了系统总结。书中载药365种,并根据药物毒性的大小分为上、中、下三品,将药物分为寒、凉、温、热四性,酸、苦、甘、辛、咸五味,七情和合,还提出"治寒以热药,治热以寒药"的用药原则,为后世中药的理论体系奠定了基础。特别在药物配合应用中提出了"七情和合"学说,"药有阴阳配合,子母兄弟,根茎花实,草石骨肉。有单行者,有相须者,有相使者,有相畏者,有相恶者,有相反者,有相杀者。凡此七情,和合视之"。对有毒性作用的药物,则要特别谨慎,强调必须从小剂量开始,逐渐增加剂量,以免造成药物中毒的严重后果。"若用毒药疗病,先起如黍粟,病去即止。不去倍之,不去十之,取去为度"。此外,对服药时间和方法也相当重视。因此,该书对用药护理具有指导作用。

4.华佗　东汉的华佗精通内、外、妇、儿诸科及针灸等,以擅长外科著称,首创酒服麻沸散作为外科手术的麻醉剂,为外科学和外科护理学的发展做出了巨大贡献,而且还是按摩治疗与自我按摩导引的倡导者。华佗在古代气功导引的基础上,模仿虎、猿、鹿、熊、鸟五种动物的活动姿态，创编了一套保健体操，使头、身、腰、四肢等各个关节都得到活动，取名"五禽戏"，主要起到"引挽腰体，动诸关节，以求难老""亦以除疾，并利蹄足"的作用，可延年益寿，亦可用来治疗骨伤科四肢关节等处的疾患。

三、魏晋隋唐时期

这一时期，政治、经济、文化有了进一步发展，涌现出众多名医和名著，推动了中医护理适宜技术理论体系的发展。魏晋时代的皇甫谧将《素问》《灵枢》和《明堂孔穴针灸治要》的针灸内容汇而为一，编撰成《针灸甲乙经》，收录349个腧穴的名称、定位及刺灸法，并对各科病证的针灸疗法进行归纳，是继《内经》之后对针灸学的第二次总结，在针灸学发展史上起到了承前启后的作用。

（一）晋·葛洪《肘后备急方》

1.《肘后备急方》与急救护理 书中抢救猝死自缢方曰："徐徐抱解其绳，不得断之，悬其发，令足去地五寸许，塞两鼻孔，以芦管内其口中至咽，令人嘘之。有顷，其腹中礌礌转，或是通气也，其举手捞人，当益坚捉持，更递嘘之。若活了能语，乃可置。若不得悬发，可中分发，两手牵之。"又方：皂荚末，葱叶吹其两鼻孔中，逆出，复内之。其中用芦管复苏是现代人工呼吸时的"口咽通气管"在古代的最早雏形。

2.《肘后备急方》与创面护理 书中记载了对外伤出血患者采用压迫止血，或烧灼止血，或外敷及内服药物止血止痛等。如"……苦酒渍棉塞鼻孔""疗金疮方……狼牙草茎叶熟捣，敷贴之，兼止血"。并明确提出外伤大出血者应禁食水及刺激性食物，患者宜安静，避免活动和情绪波动；对遇到蜂螫或蛇咬伤，多次提到对创口的清洗，如葛根煎汁药洗及盐水洗法等，反映出清洗伤口已成为当时创伤治疗的一种常规处理。

3.《肘后备急方》与二便失调的护理 古人认为，大便不通为内关，小便不通为外格，二便俱不通为关格。该书在二便失调的护理方面提出："小便不通，土瓜根捣汁，入少水解之，筒吹入下部""大便不通，上方吹入肛门内，二便不通，前后吹之，取通。"这些处理方法是目前所能见到的最早关于导尿术应用的中医文献。

4.《肘后备急方》与疾病的预防与治疗 该书提出了用海藻治疗瘿疾，是世界上最早用含碘的食物治疗与预防甲状腺疾病的记载；提出了用狗脑敷治被疯狗咬伤的患者，开创了用免疫法治疗狂犬病的先河；提出了对黄疸患者的尿用白纸染尿法鉴别的诊断记载，成为现代实验诊断和病情观察的先驱；对腹水患者的饮食也有较明确的规定，"勿食盐，常食小豆饭，饮小豆汁，鲤鱼佳也"。

5.《肘后备急方》与针灸 该书在腧穴取穴方面首创同身寸法，包括拇指同身寸法、中指同身寸法、肘腕同身寸法，以及绳量法、竹量法、风市简便取穴法。此外还有毫针法、指针法、放血法、挑针法和放腹水法，放血的工具有葱尖、葱黄、芦苇片、刀具。在出血量上要求见血即止，在疗效上见血立效，放腹水法则为较早的腹腔穿刺术；在灸法方面倡导隔物灸，隔蒜灸、隔盐灸为最早的文献记载，并发明了温灸器。

6.《肘后备急方》与推拿 该书记载了治卒心痛方。云："闭气忍之数十度，并以手大指按心下宛宛中，取愈。"记载了治卒腹痛方。云："使病人伏卧，一人跨上，两手抄举其腹，令病人自纵，重轻举抄之，令去床三尺许，便放之，如此二七度止。拈取其脊骨皮深取痛引之，从龟尾至顶乃止。未愈，更为之。"治卒腹痛方所介绍的"拈取其脊骨皮，深取痛引之"的方法，可谓最早的捏脊法。其表明推拿手法逐渐从简单的按压、摩擦向手指相对用力且双手协同操作的成熟化方向发展。葛洪还非常重视膏摩的应用，该书还对汉代以前的膏摩方进行总结，其中便有广为流传的"苍梧道士陈元膏"。

（二）南北朝·龚庆宣《刘涓子鬼遗方》

该书是我国现存最早的一部外科专著，记载了许多外科病证的护理，如对腹部外伤肠管脱出者，还纳时要注意保持环境清洁、安静，还应注意外敷药的干湿，干后即当更换。该书更强调饮食调护，如纳肠入腹后要"十日之内不可饮食，频食而宜少，勿使病人惊，惊则煞人"。这些护理原则和要求对中医外科护理的发展起到了很大的作用。"黄父痈疽论"强调痈疽患者须"绝房劳，慎风冷，勿自劳动"，这些均充实了中医外科护理的内容。

（三）隋·巢元方《诸病源候论》

该书是我国第一部病因病机证候学专著，总结了隋以前的医学成就，对临床各科病证进行了搜求、征集、编撰，并予以系统分类。同时也论述了各种疾病的护理，尤其在病情观察方面有了很大的发展。

1.《诸病源候论》与术后护理 在外科肠吻合术后的饮食护理方面，该书指出："当作研米粥饮之，二十余日，稍作强糜食之，百日后乃可进饭耳。饱食者，令人肠痛决漏。"这与现代护理手术后从流质、半流质过渡至软饭的饮食护理原则相一致。

2.《诸病源候论》与妇科护理 该书记录了北齐徐之才的"十月养胎法"，强调妇女妊娠期间当注意饮食起居及情志调养，这对保护产妇和胎儿的身心健康、防止流产具有积极作用。书中还介绍了乳痈的护理方法，"手助捻去其汁，并令旁人助嗍引之"，以使淤积的乳汁排出，使乳痈消散。该护理方法一直沿用至今。

3.《诸病源候论》与儿科护理 书中首列"养小儿候"，提出"小儿始生，肌肤未成，不可暖衣。暖衣则令筋骨缓弱，宜时见风日。若不见风日，则令肌肤脆软"。主张在风和日丽的时候，抱小儿于阳光下嬉戏，不可穿着过暖，要让小儿耐受风寒，不易得病。

4.《诸病源候论》与针灸推拿 该书记载了指针疗法抢救昏迷不醒者、捏脊疗法治疗小儿疳积、颠簸疗法治疗小儿腹痛等，并首次记载了下颌关节脱位的推拿整复手法。其他还有摩腹方法，如"两手相摩，令热，以摩腹，令气下""摩脐上下并气海，不限遍数，多为佳"等，将摩腹法作为保健推拿手法。

（四）唐·孙思邈《备急千金要方》

该书以"人命至重，有贵千金，一方济之，德逾于此"而命名。该书阐述了医德规范要求和所要达到的境界，更详细地论述了临床各科的护理、食疗及养生等。后世医家认为，该书是我国早期的临床医学百科全书。

1. 专论医德　孙思邈的"大医习业"和"大医精诚"两篇专论医德，其中阐述的医德规范要求和所要达到的境界至今为中医学生之入门必学。"凡大医治病，必当安神定志，无欲无求，先发大慈恻隐之心，誓愿普救含灵之苦。若有疾厄来求救者，不得问其贵贱贫富，长幼妍媸，怨亲善友，华夷愚智，普同一等，皆如至亲之想……如此，可为苍生大医，反此则是含灵巨贼"。他强调对患者要不分贫富贵贱，一视同仁；告诫医护人员不可将医术作为获取钱财的手段；对危急患者要急患者所急，想患者所想；在医疗作风上要有德有体，有高度的社会责任感。孙思邈高尚的医德一直流传后世，成为从医人员学习的典范。

2. 首创葱管导尿术　书中详细记载了用葱管导尿解除尿潴留的过程："凡尿不在胞中，为胞屈僻，津液不通，以葱叶除尖头，纳阴茎孔中深三寸，微用口吹之，胞胀，津液大通，便愈。"这段文字详细记载了导尿术的适应证、导尿工具，以及导尿管插入尿道的深度和具体操作步骤，比1860年法国人发明的橡皮管导尿术要早1200多年。

3. 儿科护理　孙思邈收集和总结唐代以前对小儿保健防病的经验，为儿科临证护理做出了巨大贡献。对初生婴儿，提出"先以绵裹指，拭儿口中及舌上青泥恶血……若不急拭，啼声一发，即入腹成百病也"，这与现代护理首先要保持新生儿呼吸道通畅不谋而合。在皮肤护理方面，提出小儿沐浴后，腋窝和阴部要扑上细粉干燥，以防湿疹。在母乳喂养方面，有更丰富完整的护理内容，首先要求喂奶的次数和量有一定的限制。乳母喂奶时，先要把宿乳挤掉，强调乳母的饮食、精神状态、健康状况与婴儿的身心发育关系密切，在乳母的选择上，提出狐臭、瘿瘘、疥疮、鼻渊、癫痫等患者皆不宜。随着婴儿年龄的增长，强调要适当增加辅食，充分体现了孙氏对小儿护理的重视。孙氏尤推崇按摩法治疗小儿疾病，如将按摩、膏摩应用于"鼻塞不通有涕出""心腹热""中客""重舌""新生儿不啼"等病证的治疗。

4. 妇产科护理　孙思邈对妇人怀孕养胎、分娩乃至产褥期的护理都进行了详细阐述。如妊娠妇女应"居处简静"，禁酒及冰浆；临产护理时，不能让不洁者进产房；对产后护理指出，"妇人产后百日以来，极须股勤，忧畏勿纵心犯触及即便行房"等。这些护理方法对现代妇产科护理仍有实践意义。

5. 养生保健　孙思邈提倡"预防为主"，对饮食、起居、衣着等亦有具体论述，如"食毕当行步踌躇……则食易消""饮食即卧，乃生百病""湿衣及汗衣皆不可久着""饥忌浴，饱忌沐""沐浴后不得触风冷"。此为养生保健提供了借鉴。该书对老年人的护理与养生也有较详细的论述，所谓"人年五十以上……情性变异，食饮无味，寝处不安"。在护理上应"常须慎护其事，每起速称其所须，不得令其意负不快"。消渴病所慎有三："一饮酒，二房劳，三咸食及面"，且强调"能慎此者，虽不服药而自可无他；不知此者，纵有金丹亦不可救"，至今对糖尿病的养生护理仍有重要的借鉴作用。孙氏还教导人们要"常习不唾地""食毕当漱口数过，令人牙齿不败，口香"。

6. 针灸　该书收集了前代针灸医家的经验和个人体会，并绘制了"明堂三人图"，将人体正面、侧面和背面的十二经脉用五种颜色标出，奇经八脉用绿色标明，成为历史上最早的彩色经络腧穴图，并创用"阿是穴"和"指寸法"。

（五）唐·王焘《外台秘要》

该书对于临证护理中的病情观察很有创见。如对黄疸病的观察，曾指出："每夜小便里浸少许帛，各书记日，色渐退白则瘥。"即用白帛每夜浸在病者的小便里以染色，然后按时间顺序记录下来，对比每日帛上黄色之深浅，以此判断病情的发展趋势。如果黄色渐退为白，则表示病愈。这一记载，可谓世界上最早的实验观察法，也说明我国早在唐代就开始有了简单的护理记录。另外还注意到，消渴病患者的尿是甜的，消渴病的治疗宜采取饮食疗法和生活起居调护。该书最为突出的贡献是对传染病的论述，如对伤寒、肺结核、疟疾、天花、霍乱等的病情观察均有较详尽的记载。

四、宋金元时期

宋金元时期是我国科学技术发展较快、成果较多的时期。医学界百家争鸣，各抒医理，其中著名的有金元四大医家。

（一）起居调护

宋元以后有较全面记载生活护理的专著，如陶谷的《清异录》、蒲虔贯的《保生要录》、钱襄的《侍疾要语》等。《保生要录》是我国较早也较全面的生活护理专著。该书在衣着、进食、睡眠等方面均有较详尽的论述。如"衣服厚薄欲得随时合度……是衣为汗湿，即时易之"。认为饮食不可强食强饮，不可先进热食而随餐冷物。进食不可太热太冷，太热则伤胃，太冷则伤筋，应避免偏食，偏食能使脏气不均。睡眠提倡用药枕，盛暑不可露卧。陈直的《寿亲养老新书》则记载了较多老年人的生活护理内容。《格致余论》对小儿更强调衣着冷热寒温适宜，提出"童子不衣裘帛"。尤其是裤子不宜选用丝织品和毛皮制品，因为丝毛制品比布温暖，而下半身主阴，得寒凉之气阴精易于生长，得温暖之气阴精反而易致暗耗。

（二）饮食调护

1.《太平圣惠方》 该书在介绍"服诸药忌"时指出：服药不可多食生胡荽及蒜杂生菜，不可多食肥猪、犬肉、油腻肥羹及鱼脍腥臊，也不可食诸滑物、果实等。中风患者出现失音、闷乱、口眼㖞斜等症时，张子和强调严禁进食"鸡、猪、鱼、兔、酒、醋、荞面动风引痰之物"。

2.李杲的《脾胃论》 该书提出了"安养心神，调治脾胃"的学术见解。①高度重视对脾胃的调养和护理，认为"内伤脾胃，百病乃生"，详细论述了脾胃内伤病的精神调养、饮食起居调理及用药宜忌等问题，强调无论有病还是无病都应注意饮食调理，不宜过食大咸、大辛之味。②提出日常摄养"宜温暖，避风寒，省语，少劳役"，要"安于淡泊，少思寡欲，省语以养气，不妄作劳以养形，虚心以维神"。如此方能使"血气自然谐和，邪无所容"。

3. 忽思慧的《饮膳正要》 该书是这一时期饮食营养的代表著作。该书提出了养生避忌、妊娠食忌、乳母食忌、饮酒避忌及各种珍奇食品的食谱，对每一食品的食用、药用、养生宜忌都做了详细阐述。该书十分重视饮食卫生的护理要求，提倡先饥后食，勿令食饱；先渴而饮，饮勿令过；不饱食而卧，尤其夜间不可多食；勿食不洁或变质之品，不可大醉；食毕宜用温水漱口，睡前刷牙，等等。

4. 朱震亨的《格致余论》 该书倡导"养生""节欲""茹淡"，指出"纵欲则失血伤津，寡欲能养血生津""人之所为者，皆烹饪调和偏厚之味，有致疾伤命之虞"。他主张幼年时不宜过于饱暖；青年时不宜早婚，婚后应节制房事；老人饮食尤当谨节等。他的学术思想对现代护理仍然有指导意义。

5. 寇宗奭的《本草衍义》 该书谈到水肿患者禁食盐，这与现代护理学中对患有高血压、心脏病、肾病等患者应食无盐或低盐饮食是一致的。

（三）用药调护

《太平圣惠方》是一部官修中医方剂著作，北宋王怀隐等撰。它发展了中药成药的保管法，这对现代护理学中的药物保管和使用具有良好的指导作用。《太平圣惠方》载："凡煮汤……常令文火小沸，令药味出。煮之调和，必须用意。然则利汤欲生，少水而多取；补汤欲熟，多水而少取。用新布绞之。服汤宁小热，即易消下，若冷，即令人呕逆。"在指出"服饵之法"时，认为"少长殊途，强羸各异，或宜补宜泻，或可汤可丸，加减不失其宜，药病相投必愈"。服药方法应根据患者情况灵活变通，不可千篇一律。

（四）外科护理

宋·东轩居士的《卫济宝书》介绍了"五善七恶"之说，并将其作为医护人员判断外科疾病善恶顺逆的标准。在"打针法"中提出，对所制作的刀、钩等外科手术器械要用"桑白皮、紫藤香煮一周时，以紫藤香末藏之"。这是世界上对外科手术器械进行煮沸消毒，并用香料药粉做灭菌贮藏备用的最早的文字记载。张子和的《儒门事亲》记载了对肛肠患者的护理。曰："脱肛，大肠热甚也，用酸浆水煎三五沸，稍热涤洗三五度，次以苦剂坚之，则愈。"说明我国很早就有坐浴疗法。

（五）妇儿护理

南宋·陈自明的《妇人大全良方》对妇产科进行了全面阐述。该书分篇论述了妊娠随月数服药及将息法、将护孕妇论、产前将护法、产后将护法，以及食忌、孕妇药忌等，突出了胎教的重要性，是宋代内容丰富的总结性妇产科专著。书中指出，"若遇经行，最宜谨慎，否则与产后症相类。若被惊怒劳役，则血气错乱，经脉不行，多致劳瘵等疾"，阐述了经期护理的重要性。对孕妇的护理，指出妊娠期前五月之膳食可与常人无大差异；后五月因胎儿发育加快，宜调五味以增进食欲，但须有节，以免胎儿发育过快而致难产。书中还以"妊娠逐月服药将息法""将护孕妇论"等为题，较详细地论述了妇女妊娠期在饮食、生活、情志等方面应注意的事项。对于产后护理，则强调产妇需充分休息，初产者可用手轻轻自上而下按摩腹部，以促进子宫复旧，减少产后出血，防止产后血晕，饮食以易消化的半流质为宜。这些护理措施，至今对妇产科护理仍具有临床指导意义。

钱乙所著的《小儿药证直诀》提出的治疗热病儿以"浴体法"为辅助疗法，与现代护理学的温水擦浴极为相似。他还主张小儿有热病时，应注意保持环境安静，"不欲惊动，弗令旁边多人"，并"静以候之"。

（六）推拿发展

《太平圣惠方》收集了大量的膏摩、药摩方，是对宋以前膏摩疗法的总结。摩膏的制备较唐代有了改进，膏摩应用向专病发展，而且对膏摩的部位也有了新的认识。《太平圣惠方》还首次载有摩腰方，后世的摩腰膏、摩腰丹都是在此基础上发展而来的。摩顶膏治疗眼疾的具体膏摩法也被首次提及，书中出现的铁匙等膏摩工具是对《金匮要略》以"匕"摩顶的进一步发展。

（七）针灸发展

北宋·王惟一对腧穴进行了重新考订，确立了354个经穴，著《铜人腧穴针灸图经》。他对宋以前的针刺法、灸法、配穴法等方面的成就进行了全面系统的总结，还发明了"男女右手中指第二节内侧两横纹相去为一寸"的"同身寸"法，作为国家级标准，供针灸教学和考试使用，大大地促进了针灸学向规范化和标准化方向发展，为针灸人才的培养开辟了新的途径。

五、明清时期

明清时期，随着对医药知识的深入，医家对疾病的护理体会亦趋加深。尤其在疾病的治疗康复、妇婴保健及老年人的将养方面，一些综合性著作及内、外、妇、儿、老年养生等专著中均有丰富的记述。

（一）明代

1. 陈实功的《外科正宗》 该书对痈疽的病源、诊断、调治及其他外科疾病的辨证施护进行了论述，条理清晰，内容翔实。如"疮愈之后，劳役太早，乃为羸症；入房太早，后必损寿；不避风寒，复生流毒""凡病虽在于用药调理，而又要关于杂禁之法，先要洒扫患房洁净……庶防苍蝇蜈蚣之属侵之"等。

2. 冷谦的《修龄要旨》 该书提出"养生十六宜"，即发宜多梳，面宜多擦，目宜常运，耳宜常弹，舌宜抵腭，齿宜数叩，津宜数咽，浊宜常呵，背宜常暖，胸宜常护，腹宜常摩，谷道宜常提，肢节宜常摇，足心宜常搓，皮肤宜常干，沐浴、大小便宜闭口勿言，可谓养生术的经验之谈，至今对养生康复护理有着重要的指导价值。

3. 吴有性的《温疫论》 该书在"论食""论饮""调理法"三篇专论中，详细论述了温疫病的护理措施。对于内热烦渴者，应给予"梨汁、藕汁、蔗浆、西瓜"，以清热止渴生津。温邪易伤津耗液，温病患者失液应予补充，这些描述与现代护理学的体液疗法颇为一致。由于传染病的流行，这一时期在预防交叉感染、消毒灭菌和预防接种方面有了突破性的进展。如对传染病患者的衣服用蒸汽消毒法处理，用焚烧檀香、沉香之类的药物进行空气消毒，以去除室内异味，使空气清香。

4. 针灸与推拿 明代是针灸推拿发展的又一个高峰期，无论是针灸还是推拿都达到了鼎盛时期，代表性著作有《神应经》《针灸大全》《针灸聚英》《针灸大成》《针方六集》《针灸问对》等。《针灸大成》是继《灵枢》《针灸甲乙经》之后对针灸学的又一次全面总结，是汇集诸家学术观点和实践经验编撰而成，是学习和研究针灸的重要文献。《古今医统》载有多种病证的导引按摩疗法，使推拿的应用更广泛。《活人心法》除收录导引术外，还增加了摩肾、按夹脊穴、叩背、摩腹等推拿手法。到了明代中后期，按摩科被政府取消，在一定程度上限制了推拿学科的发展。

（二）清代

1. 钱襄的《侍疾要语》 该书是现存中医文献中最早较全面论述中医护理的专书，阐述了对患者精神、生活、饮食、疾病、用药等方面的护理要点，强调情志护理对于患者康复的重要作用，并记录了采用音乐消除患者烦躁的护理方法。该书在病室环境设置、陪护制度、探视制度、夜班护理人员职责、患者卧位、人工喂养疗法及长期卧床患者预防压疮的具体措施等方面都有较详细的描述。

2. 吴鞠通的《温病条辨》 该书记载了热病的口腔护理："以新布蘸新汲凉水，再蘸薄荷细末，频擦舌上。"另记载："胃液干燥，外感已净者，牛乳饮主之。"此外，针对流行性热病的不同病程和病情，制订了十分具体而合理的饮食菜单。

3. 叶天士的《温热论》 该书阐明了温病的发生、发展规律，提出了温病卫、气、营、血四个阶段辨证论治和施护纲领，总结了温病察舌、验齿、辨斑疹等病情观察的方法，指出在观察舌象、判断病情、推测预后的同时还应做好口腔护理。这些都为中医护理学的病情观察增添了新的内容。叶天士在老年病的防护方面还强调颐养，饮食当"薄味"，力戒"酒肉厚味"，情志上"务宜怡悦开怀""戒嗔怒"。叶天士在《温热论》中指出，"舌白而薄者，外感风寒也……若白干薄者，肺津伤也""其热传营，舌色必绛""齿若光燥如石者，胃热甚也"等，对温病病情的观察、预后判断均有重要参考价值。

4. 陈耕道的《疫痧草》 该书指出："家有疫痧人，吸受病人之毒而发者为传染……亦有兄发痧而预使弟服药，盍因弟发痧而使他居之为妙乎！"清政府特设"查痘章京"一职，专查天花患者，并强令迁出四五十里以外居住。这些都是有效的隔离措施。

5. 针灸与推拿 清代后期，针灸明显衰退。当时医生多重药轻针，以"针刺火灸，究非奉君所宜"的荒诞理由，将太医院针灸科永远停止，禁止太医院用针灸治病。《针灸逢源》强调辨证取穴，针药并重，完整地列出了361个经穴，并沿用至今。推拿学在清代发展相对缓慢。清代推拿的成就主要体现在两个方面：一是小儿推拿理论体系的建构，小儿推拿手法渐多，并日趋完善。小儿推拿疗法从南方向全国发展，治疗病种扩大。二是以《医宗金鉴》"正骨八法"为代表的骨伤类手法在正骨科中确立了地位。

六、近代

1840年鸦片战争以后，我国被逐步沦为半殖民地半封建社会。随着"西学东渐"，中西文化出现大碰撞。

（一）中医学理论的发展呈现出新旧并存的趋势

1. 整理前人的学术成果　吴师机的《理瀹骈文》创立了数十种中医外治法，不仅满足了当时医疗上"内病外治"需求，也为中医护理提供了许多简便实用的操作技术。如"水肿，则捣葱一斤，坐于身下，水从小便出"；治痢用平胃散炒热缚脐上，冷则易之；治久痢人虚或血崩脱肛者，用补中益气汤煎药坐熏等，并讨论了中风后遗症的护理，如中风口眼㖞斜，用生瓜汁与大麦面调和成饼，烘热后熨贴胃脘部。此外，还重申瘟疫时证患者，宜分房别舍，健康人不得与之同住，亲朋亦不得入室，只留一两身体壮实者服侍患者，以阻断传染源，控制传染病的蔓延。

2. 出现了中西汇通和中医学理论科学化思潮　以唐宗海、朱沛文、恽铁樵、张锡纯为代表的中西汇通派认为，中西医互有优劣，可以殊途同归。张锡纯的《医学衷中参西录》就体现了中西医结合的思想。

（二）中医办学得到发展

这一时期，清末开办的京师同文馆可谓近代最早的医学院，由各国教会合办的北京协和医院（1917年）和齐鲁大学医学院（1911年）所附设的护士学校在全国颇有影响。尽管当时没有中医护士，但是在中医院或中医诊所工作的护士在中医师的指导下，运用各种中医护理技能为患者解除病痛，成为中医护理的先驱。

七、现代

中华人民共和国成立后，党和政府大力扶植和发展中医药事业，高度重视中医药的继承和创新，积极支持和推进中医药的学术进步和发展。《中医药发展战略规划纲要（2016—2030年）》明确了未来15年我国中医药发展的方向和工作重点，中医药在健康事业和经济社会发展中的作用越来越重要。

随着中医药事业的发展，中医护理得到快速发展。20世纪50年代，北京、南京、上海等地率先开办了中医护士学校和中医护理培训班。1958年，南京中医学院（现南京中医药大学）附属医院编著了中国第一部中医护理专著《中医护病学》，接着修订编写了《中医护理学概要》。1999年以后，全国各中医药院校陆续招收护理本科学生，至今全国已有23所中医药院校开设了本科护理专业。2003年以后各中医药院校在发展本科教育的基础上积极发展研究生教育，为国家培养了一大批具有中医护理理论和技能优势的中西医结合护理人才。

2010年，国家中医药管理局颁布的《中医医院中医护理工作指南（试行）》和出版的《中医护理常规技术操作规程》为规范和推动中医临床护理工作起到了积极的作用。近年来，中医护理临床实践得到进一步发展，各级中医和中西医结合医院在临床护理实践中积极发挥中医护理的特色和优势，开展专科专病中医护理，对常见病证实行辨证施护和健康教育，并运用中医护理技术和方法减轻患者痛苦，促进患者早日康复。2015年以来，国家中医药管理局组织确定了一些优势病证的中医护理方案（试行），促进了中医临床护理工作的规范化，推动了中医护理工作的开展。中医护理学术交流也日趋活跃，自1984年召开第一次全国中医、中西医结合护理学术交流会之后，各地先后成立了各级中医、中西医结合护理学术委员会，各级学会积极搭建平台，创造条件，组织、指导和引领中医护理学界开展学术研究和学术交流，对中医护理学科的发展起到了较大的促进作用。中医护理的科学研究也得到了较快发展，护理人员的科研意识及科研能力不断增强，科研项目数量及成果不断增加，学术氛围日益浓厚，现代护理与中医护理相结合，古为今用，洋为中用，积极探索，努力实践，使中医护理理论更加完善。

"十三五"期间，《中国护理事业发展纲要》（以下简称《纲要》）明确提出要"推动中医护理发展"。其目标和任务是：大力开展中医护理人才培养，促进中医护理技术创新和学科建设，推动中医护理发展。国家中医药管理局组织制定并实施了中医护理常规、技术规范和人才培养大纲等。中医医疗机构和综合医院、专科医院的中医科积极开展辨证施护和具有中医特色的专科护理，努力创新中医护理模式，提升中医护理水平，充分发挥中医护理在疾病治疗、慢病管理、养生保健、康复促进和健康养老等方面的作用。该《纲要》为中医护理的持续发展提供了坚实的基础。

改革开放为中医药的国际交流带来了契机，也为中医护理的国际化奠定了基础。中医护理的地位和作用正越来越受到国际卫生组织及护理界的关注，中医、中西医结合的护理学术交流日益频繁，中医护理学术日益繁荣。

八、针灸推拿学与护理的关系

针灸推拿学是以中医理论为指导，研究经络、腧穴及针灸、推拿方法，探讨运用针灸、推拿防治疾病规律的一门学科。它是中医学的重要组成部分，包括经络、腧穴、针灸推拿技术及临床治疗等部分，是一门操作性极强的学科。其中，许多实用技术方法简便，立竿见影，是中医护理适宜技术中不可缺少的内容之一。护理专业的学生具备一定的针灸推拿学知识，可以丰富护理实践的内容，提高护理技术水平和质量，对于中医护理技术工作的开展有着重要的意义。

（一）针灸推拿学对辨证施护的临床指导

护理人员应掌握经络和腧穴的理论知识。经络是人体气血运行、联络脏腑、沟通内外的通路。腧穴是人体脏腑经络之气输注出入的特殊部位，既是疾病的反应点，也是针灸推拿治疗的刺激点，对于疾病的诊断具有特殊的意义。掌握相关知识是科学辨证施护的开端，并可为有效的实施护理措施打下基础。

（二）针灸推拿学在中医护理临床应用的优势

针灸学在中医护理临床工作中具有明显优势。其一，针灸对某些病证，如中风、面瘫、呃逆等能获得某些护理方法难以达到的效果。其二，针灸可解决某些需要临床处置的问题，如术后无尿、产后无尿，既能缓解患者痛苦，又不干扰正常的护理计划。

推拿治疗无论在骨伤科、神经内科抑或儿科都有独特的疗效。如筋伤患者可通过推拿手法理筋整复；胃肠功能紊乱患者可通过腹部推拿，调节肠胃功能；中风偏瘫患者可通过推拿改善肌力等。

第二节 中医护理适宜技术的基本特点

中医护理学的基本特点包括两个方面：一是整体观念，二是辨证施护。中医护理适宜技术是中医护理的主要内涵，它的基本特点也是这两个方面。

一、整体观念

整体观念，即认为事物是一个整体，是一个系统。组成事物整体的各个要素是相互联系不可分割的，事物与事物之间也是密切联系、相互影响的。中医护理学的整体观念正是从这一观念出发，将研究对象"人"看作一个有机整体，重视人体五脏六腑之间的完整统一性，注重人与自然环境、人与社会环境的统一。

（一）人体是一个有机的整体

整体观念认为，人是一个有机的整体，以五脏为中心，通过经络的联系和沟通，将各脏腑、组织、器官及皮毛、筋肉、骨骼等联系成一个有机的整体，共同完成各项生理活动。

人体的各种功能互相协调，彼此为用。各脏腑、组织、器官都有着不同的生理功能。如心与小肠相表里，主血脉和神志，其体合脉，其华在面，开窍于舌。心主血脉功能正常，则神清气爽，面色红润光泽，脉搏和缓有力。但五脏各自的功能又都是整体活动的一个组成部分，它们之间在生理上是相互联系的。如心主血和肝藏血的关系，人体的血液来源于脾胃所化生的水谷精微，贮藏于肝，通过心以运行全身。心主血功能正常，则血行正常，肝有所藏；若肝不藏血，则心无所主。

在病理方面，各个脏腑、组织、器官是相互联系和影响的。如肝的疏泄功能失常，不仅会出现肝脏的病变，而且会影响到脾胃的功能，出现脘腹胀满、不思饮食、腹痛腹泻等症。因此，五脏之中，一脏有病，可影响到其他脏器。护理时不能孤立地只看局部病证，单纯地对症处理，而要根据脏腑与组织器官之间的关系整体地进行护理，如用清心泻小肠火的方法治疗口舌糜烂，通过补肾缓解耳鸣耳聋、牙齿松动等。同样，脏腑的病变也可采用外治的方法，针灸治疗疾病就是一个典型的例子。

(二)人与自然环境的统一性

自然界的任何变化，如时令的交替、气象的变迁、地理环境和生活环境的改变等，均可使人体发生一定的生理和病理反应。人体为适应自然界的变化，在生理上必须做出适应性的调节。《灵枢·邪客》说："人与天地相应也。"如1年间气候变化的规律是春温、夏热、秋凉、冬寒。在夏热之时，人体以出汗散热来适应。天气寒冷时，人体为了保温，腠理就密闭而少汗。所以在护理上应注意，夏天人体腠理开泄，解表不可发汗太过，冬令季节则要注意保暖。昼夜的变化对疾病也有一定的影响。一般疾病多白天病情较轻，夜晚较重。故《灵枢·顺气一日分为四时》云："夫百病者，多以旦慧，昼安，夕加，夜甚……朝则人气始生，病气衰，故旦慧；日中人气长，长则胜邪，故安；夕则人气始衰，邪气始生，故加；夜半人气入脏，邪气独居于身，故甚也。"也就是说，一日四时，早晨、中午、黄昏、夜半，人体阳气存在着生、长、衰、入的规律，因而病情也随之有慧、安、加、甚的变化。

另外，地域气候的差异、地理环境和生活习惯的不同，也在一定程度上影响着人体的生理活动和脏腑功能。南方地区，地势低平，气候温暖而湿润，故要保持居室干燥通风。例如，成都人喜吃麻辣火锅的饮食习惯，正是抵御南方潮湿环境侵袭的一种调节方法。北方地区，地势高而多山，气候寒冷干燥，人体的腠理多致密，故要多补水，多吃水果、蔬菜，在起居调护方面要注意居住环境保持一定的温度和湿度。

(三)人与社会关系的统一性

人是社会的组成要素，人能影响社会。同时，社会的变化对人的生理、心理、病理亦会带来相应的影响。人与社会环境是统一的、相互联系的。良好的心理状态、有力的社会支持、融洽的人际关系可使人精神振奋，勇于进取，有利于身心健康；不利的社会环境则可使人精神压抑，或紧张、恐惧，从而影响身心功能，危害身心健康，引发或加重疾病。所以，在护理工作中，不但要做好患者身体的护理，而且要在家庭、社区、社会等层面给予相应的护理指导，营造和谐的社会环境。

二、辨证施护

辨证施护由辨证和施护两部分组成。所谓辨证是指将四诊（望、闻、问、切）所收集的有关病史、症状、体征，通过分析、综合，辨清疾病的原因、性质、部位及邪正关系，进而概括、判断为某种性质的证。施护则是根据辨证的结果，确立相应的护理原则和方法，制订出护理计划和具体的护理措施，对患者实施护理。辨证是施护的前提与依据，施护是护理疾病的手段和方法，施护的效果可以检验辨证的正确与否。辨证施护的过程，就是认识和护理疾病的过程。辨证和施护在诊断与护理疾病的过程中既相互联系又相互依赖，是理论和实践相结合的体现，是中医护理工作的基本法则。只有辨证准确，才能细致、有效地做好护理工作。

"病""证""症"是中医学的三个不同的概念。"病"是疾病的总称，"证"是机体在疾病发展过程中某一阶段的病理概括，包括病变部位、病因、病性及邪正关系，反映疾病发展过程中某一阶段病理变化的本质。因此，"病"可以概括"证"。正如清代医家徐灵胎所言："证之总者为之病，而一病总有数证。""症"指的是症状，如头痛、恶寒、咳嗽、呕吐等。一般而言，这三者的关系是疾病在发生、发展过程中，受到外界环境和个体自身生理、心理、社会因素的影响，会表现出不同的"证"，而不同的"证"则会有不同的"症"状表现。辨证则着眼于"证"的分辨。

可见，中医护理适宜技术主要不是着眼于"病"的异同，而是着眼于"证"的不同。所谓"证同护亦同，证异护亦异"的实质是因"证"的概念中包含着病机在内的缘故，这种针对疾病发展过程中不同的矛盾用不同方法解决的护理方法，就是辨证施护的实质所在。

第三节 护治原则

中医护治原则是中医治疗疾病的原则在护理学上的扩展与应用，是建立在整体观念和辨证施护的基础上，运用中医理论指导临床护理实践经验的总结与概括。护治原则的主要内容包括扶正祛邪、护病求本、调整阴阳、三因制宜、预防为主等。

一、扶正祛邪

疾病发展的过程是正邪双方矛盾斗争的过程。正邪力量的消长盛衰决定着疾病的发生、发展与转归。邪胜于正则病进，正胜于邪则病退。因此，扶助正气、祛除邪气是疾病治疗和护理的根本原则。

（一）扶正祛邪的基本概念

扶正即扶助正气，是通过使用扶助正气的药物，运用益气、养血、滋阴、温阳及补益脏腑等方法，或配合针灸、推拿、气功、精神调摄、饮食调养、体育锻炼等以增强体质，提高抗病能力，达到战胜疾病、恢复健康的目的，适用于单纯正气虚而无外邪者，或邪气不盛的虚证，即所谓"虚则补之"。例如，患者气虚乏力，嘱其多休息，适当活动，保存人体正气，在饮食上，多食一些补气养血、滋阴壮阳的食物。

祛邪即祛除邪气，是通过使用祛除邪气的药物，运用发汗、涌吐、攻下、消导、祛痰、清热、利湿、活血化瘀等方法，或配合使用针灸、推拿、气功、食疗、手术等以祛除病邪，达到邪去正复的目的。适用于以邪实为主而正气未衰的实性病证，即所谓"实则泻之"。因为邪气所在的部位不同，故祛邪的方法也不同。例如，外感寒邪的患者用发汗解表法促进寒邪排出，方法有保暖、避风寒、汤药宜温热服等。

（二）扶正祛邪的临床运用

1. 扶正法 适用于以正气虚为主要矛盾，而邪气亦不盛的虚性病证或真虚假实证。扶正可扶助正气，有助于机体抗御和祛除病邪，如阴虚者宜滋阴、阳虚者宜补阳等。

2. 祛邪法 适用于以邪气盛为主要矛盾，而正气未衰的实性病证或真实假虚证。邪祛则正安，如邪在肌表，宜发汗解表；邪在胃肠，宜通腑泻下；有瘀血者，宜活血化瘀。祛邪时应注意因势利导，使邪有出路，并做到祛邪务尽，以免留邪为患，但也要注意中病即止，勿伤正气。

3. 扶正兼祛邪 即扶正为主，兼顾祛邪，适用于以正虚为主的虚实夹杂证。如癌病晚期，邪气虽盛而正气更虚时，则以扶正为主，兼顾祛邪。

4. 祛邪兼扶正 即祛邪为主，兼顾扶正，适用于以邪实为主的虚实夹杂证。如体虚外感，若强发其汗，必定重伤正气，故宜在发散药中酌加补正之品，祛邪兼顾扶正。

5. 先扶正后祛邪 即先补后攻，适用于正虚邪实、以正虚为主的病证。因正气过于虚弱，不耐攻伐，若兼以攻邪，则反而更伤正气，故应先扶正而后祛邪。如某些虫积患者，因久病正气虚衰，若直接驱虫恐难耐受，故宜先扶正健脾，使正气恢复，然后驱虫，以消积祛邪。

6. 先祛邪后扶正 即先攻后补，适用于虽然邪盛正虚，但正气尚能耐攻，或同时兼顾扶正反会助邪的病证。如瘀血所致的崩漏，虽有血虚之象，但瘀血不去，崩漏不止，故应先活血祛瘀，后养血补血以扶正。

二、护病求本

"本"为根本、本质之意。护病求本是辨证施护的基本原则。一般情况下，疾病的临床表现与它的本质是一致的，但也存在疾病的本质与临床表现相矛盾的情况，因而探求疾病之根本就显得极其重要。正如《素问·阴阳应象大论》所说："治病必求于本。"

（一）标本缓急

标本缓急是指分清疾病的标与本，有利于从复杂的疾病矛盾中找出和处理其主要矛盾或矛盾的主要方面。标与本是一个相对的概念，如就邪正而言，正气为本，邪气为标；就病因和症状而言，病因为本，症状为标；就发病先后而言，旧病、原发病为本，新病、继发病为标；就病位而言，脏腑病在内为本，肌表经络病在外为标。在护治时应辨别标与本，运用"治病求本，护病求本"的方法。在疾病的不同阶段，采用"急则护其标，缓则护其本，标本俱急则宜标本兼护"的原则开展护理工作。

1. 急则护其标 急则护其标是指标病甚急，如不先治（护）标病，即将危及生命或影响本病总体治疗的一种方法。如患者出现神昏、呼吸困难、虚脱或大出血时，应积极配合医生及时抢救，采取醒神开窍、吸氧、回阳救逆、止血等治标方法。

2. 缓则护其本 缓则护其本是指在标病不急的情况下，或对标病已进行了妥善处理后，护理的重点应针对疾病本质。临床上在治（护）本的同时，标病会随之消失或减轻。如痨病后期肺肾阴虚之咳嗽，肺肾阴虚为本，咳嗽为标，在病情稳定的情况下应针对肺肾阴虚之本，本病得愈，咳嗽自然得以缓解。

3. 标本兼护 标本兼护是指在标病本病俱急的情况下所采取的一种护理原则。如体虚感冒，素体气虚为本，反复外感为标，如专注体虚之本，单行补中益气之法，则可能助邪留邪。如专注外感之标，单行发散祛邪之法，恐"脾气益虚，腠理益疏，邪乘虚入"（李用粹《证治汇补·伤风》），所以需标本兼护，益气、解表并施。

（二）正护法与反护法

正护法与反护法是根据护理方法与病证现象之间的逆从关系提出的两种护理疾病的原则。

1. 正护法 正护法又称"逆护"，是指针对疾病本质，逆病证性质而选择护理措施的一种护理原则。适用于疾病的现象与本质相一致的病证，即寒证见寒象、热证见热象、虚证见虚象、实证见实象。正护法是临床上最常用的一种护理方法，常用的正治法有四种。

（1）寒者热之　寒性病证表现出寒象，用温热性质的方药、方法护理称为"寒者热之"。如寒证患者在护理上采用保暖的方法，室温宜高，最好住朝阳的房间，中药应温热服，饮食以性温之品为主，忌生冷之品。

（2）热者寒之　热性病证表现出热象，用寒凉性质的方药、方法护理称为"热者寒之"。如表热证采用辛凉解表、里热证采用苦寒攻里的方药和方法等。

（3）虚者补之　虚损病证表现出虚象，用补益性质的方药、方法护理称为"虚者补之"。如阳气虚衰采用扶阳益气、阴血不足采用滋阴养血的方药和方法等。

（4）实者泻之　邪实病证表现实证的征象，用攻邪泻实的方药、方法护理称为"实则泻之"。如瘀血证采用活血化瘀、火热毒盛采用清热解毒的方药和方法等。

2. 反护法 反护法又称"从护"，是指顺从疾病外在表现的假象性质而治的一种护理方法。适用于疾病的现象与本质不完全一致的病证，即寒证反见热象、热证反见寒象、虚证反见实象、实证反见虚象。反护法是针对疾病的本质而采取的护理方法，常用的反护法有四种。

（1）寒因寒用　是指用寒凉法护理具有假寒征象的病证，又称以寒治寒，适用于阳盛格阴之真热假寒证。例如，热厥证中，阳热盛极，邪热深伏于内，阻遏阳气不能外达，格阴于外，症见壮热、口渴喜冷饮、烦躁不安、便干溲赤、舌红、苔黄等真热的症状，同时又见四肢厥冷（但胸腹部扪之灼热，不欲近衣被）、脉沉等假寒征象。护理时应根据热盛的本质，依从外在的假寒征象而用寒凉之法进行护理。

（2）热因热用　是指用温热法护理具有假热征象的病证，又称以热治热，适用于阴盛格阳之真寒假热证。例如，格阳证中，阴寒壅盛于内，阳气浮越于外，症见四肢厥逆、下利清谷、脉微欲绝、舌淡、苔白等真寒症状，同时又见身反不恶寒、面红如妆等假热征象，护理时应根据阴寒内盛的本质，依从外在的假热征象用温热之法进行护理。

（3）塞因塞用　是指用补益法护理具有闭塞不通征象的病证，又称以补治塞，适用于因正虚而致闭塞不通的真虚假实证。例如，脾气虚弱，运化无力，出现纳呆、脘腹胀满、大便不畅等，采用健脾益气的方法调护，使脾气健运，诸症自消。塞因塞用主要针对病证虚损不足的本质而言。

（4）通因通用　是指用通利法护理具有通泄征象的病证，又称以通治通，适用于因邪实而致通泄的真实假虚证。例如，食积内停，阻滞胃肠，导致腹痛泄泻，泻下物臭秽如败卵，应用消导通下的方法调护，使食积去而泄自止。"通因通用"主要针对病证邪实的本质而言。

无论正护法还是反护法，都是针对疾病本质而提出的护理方法，其根本都属于"护病求本"范畴。

（三）同病异护与异病同护

同病异护与异病同护是指临床上一种病可以包括几种不同的证，不同的病在其发展过程中也可以出现同一种证，护理时不仅要辨病，更应辨证。这种针对疾病发展过程中不同质的矛盾用不同方法来解决的治疗护理方法，是辨证施治（护）的精神实质。

1. 同病异护 同病异护是指同一种疾病在不同的发展阶段及患者机体的反应性不同所表现的证不一样，采用不同的护理方法。例如，风温早期，发热、微恶风为风热在表，宜采取辛凉解表之法；中期，高热、咳嗽、气急、烦渴为肺热炽盛，护理的重点是密切观察病情变化，采取降温、清热等护理措施；后期，身热消退、干咳少痰、疲乏、脉细无力为邪热已去，气阴两伤，护理措施应以调养为主，选用补气养阴之品，以促进机体康复。

2. 异病同护 异病同护是指不同的疾病，在发生发展过程中出现相同或相似的病理变化，即表现为相同或相似的证型，可采取相同的护理方法。例如，久痢、久泻、脱肛、崩漏、子宫脱垂、胃下垂等几种不同的疾病，如果辨证均属气虚下陷，则都可采用补中益气升提的方法护理。

三、调整阴阳

调整阴阳是指纠正疾病过程中机体阴阳的偏盛偏衰，损其有余，补其不足，恢复和重建人体阴阳的相对平衡。人体阴阳的消长平衡是维持正常生命活动的基本条件，阴阳失调则是一切疾病发生、发展变化的内在根据。

（一）损其有余

损其有余又称"损其偏盛"，是指对阴或阳一方偏盛有余的病证采取"实则泻之"的施护方法。

1. 泻其阳盛 适用于"阳胜则热"的实热证。如温热之邪侵袭人体，可出现高热、烦躁、面赤、脉数等实热证，当采用"热者寒之"的方法，清泄偏盛之阳热，病室宜凉爽通风；汤药多选寒凉之品，宜凉服或微温服；或采用冰袋冷敷等。

2. 损其阴盛 适用于"阴胜则寒"的实寒证。如寒邪直中太阴，可出现面白形寒、脘腹冷痛、泻下清稀、舌淡苔白、脉沉紧等实寒证，当采用"寒者热之"的方法，温散偏盛之阴寒，病室应温暖朝阳；汤药多选温热之品，宜温热服用；注意保暖，多添衣被等。

在阳盛或阴盛的病变过程中，由于"阳胜则阴病""阴胜则阳病"常会相应引起阳虚或阴虚的病变发生,故护理时应在损其有余的同时兼顾不足。如阴盛则阳病,宜于温散阴邪的同时佐以扶阳;阳盛则阴病,宜于清泄阳热的同时佐以滋阴。

(二) 补其不足

补其不足又称"补其偏衰",是指对于阴或阳任何一方虚损不足的病证,采用"虚者补之"的施护方法。

1. 阴阳互制之调补阴阳

(1) 扶阳以制阴 指阳虚不能制约阴,则阴气相对偏亢,出现面色苍白、畏寒肢冷、神疲蜷卧、自汗、脉微等"阳虚则外寒"的虚寒证,可采取扶阳以抑阴的方法,即"阴病治阳""益火之源,以消阴翳"。

(2) 滋阴以制阳 指阴虚不能制约阳,则阳气相对偏亢,出现潮热、盗汗、五心烦热、口干舌燥、脉细数等"阴虚则内热"的虚热证,可采取滋阴以制阳的方法,即"阳病治阴""壮水之主,以制阳光"。

2. 阴阳互济之调补阴阳 根据阴阳互根理论,对阳偏衰患者进行施护时,在扶阳的同时可适当佐以滋阴,以促进阳气的化生,此称"阴中求阳"。对阴偏衰患者进行施护时,在滋阴的同时可适当佐以扶阳,以促进阴液的化生,此称"阳中求阴"。张景岳在《景岳全书》中言:"善补阳者,必于阴中求阳,则阳得阴助而生化无穷;善补阴者,必于阳中求阴,则阴得阳升而泉源不竭。"

3. 阴阳并补 由于阴阳之间存在互根互用关系,故阴阳偏衰进一步发展,阴阳互损,可产生阴阳两虚证,此时应采取阴阳并补的方法。但须分清主次,阳损及阴,以阳虚为主,应在补阳的基础上辅以滋阴;阴损及阳,以阴虚为主,应在滋阴的基础上辅以补阳。阴尽阳亡者,亡阳则重在益气回阳固脱,亡阴则用益气救阴固脱之法急救。

四、三因制宜

三因制宜即因时、因地、因人制宜。由于天时、气候因素、环境因素,以及患者个体的性别、年龄、体质等因素对疾病的发生发展变化与转归都有着不同程度的影响,因此临床护理时,必须对各方面因素进行综合分析,制订三因制宜的护理方案。

(一) 因时制宜

因时制宜是指根据不同季节气候的特点确定不同的护理原则。春夏秋冬更替,对人体的生理、病理都有一定的影响,需根据不同时节的特点,采取不同的护理措施。炎夏季节,人体肌腠疏泄,易于汗出,即使感受风寒而致病,辛温发散之品亦不宜过用,以防开泄太过,伤津耗气,变生他病。寒冬时节,人体肌腠致密,阳气内敛,不易发汗,同是感受风寒,可适当重用辛温之品发散风寒,以利病从汗解,在护理上尤应重视防寒保暖,饮食热粥以助药力;但若为热证,应慎用寒凉之品,以免苦寒伤阳。《灵枢·顺气一日分为四时》中指出:"夫百病者,多以旦慧、昼安、夕加、夜甚……朝则人气始生,病气衰,故旦慧;日中人气长,长则胜邪,故安;夕则人气始衰,邪气始生,故加；夜半人气入脏，邪气独居于身，故甚也。"护理时，根据一般疾病昼轻夜重的特点，尤应关注患者夜间的病情变化。

（二）因地制宜

因地制宜是指根据不同地区的地理环境特点制订不同的护理措施。不同地区，其地势、气候、水质、土质等各异，加之不同地区人们的生活工作环境、生活习惯和方式各不相同，对人体的生理活动和病理变化都会产生一定的影响。因此，对不同地区的患者进行护理时，应采取不同的护理措施。正如张从正在《儒门事亲》中阐述汗法宜忌时所说："南陲之地多热，宜辛凉之剂解之；朔方之地多寒，宜辛温之剂解之。"东南地区，气候潮湿温暖，人们腠理疏松，易为风、热、湿等邪气侵袭，在护理上，清凉与化湿护理法就应侧重，温热与助湿之剂必须慎用。西北地区，天寒地燥，人们腠理致密，易受风、寒、燥等邪气侵犯，在护理上，温热药的用量及对风寒的护理就要有所侧重，寒凉之剂必须慎用，还须注意保持室内适宜的温度和湿度，避免汗出当风。某些特殊疾病的发生与地域关系密切，如地方性甲状腺肿、大骨节病、克山病、血吸虫病等，护理时应根据疾病的本质及地域特点选择适宜的方法。

（三）因人制宜

因人制宜是指根据患者的年龄、性别、体质等不同特点而确定不同的护理原则。徐灵胎在《医学源流论·病同人异论》中指出："天下有同此一病，而治此则效，治彼则不效，且不唯无效，而反有大害者，何也？则以病同而人异也。"

不同的年龄，生理、病变特点亦不完全相同，小儿"稚阴稚阳"，生机旺盛，但"脏腑娇嫩，形气未充"，故护治小儿忌峻攻，慎补益，药量宜轻，还要密切注意病情变化，防止病情转变。青壮年体魄强壮，脏腑坚实，气血充足，病以实证居多，故可攻邪泻实为主，药量可稍重。老年人脏腑功能衰退，阴阳气血俱虚，患病多为虚证或正虚夹实，护理时应偏于扶正补虚，如要驱邪，需注意切勿损伤正气。女性有经、带、胎、产、乳的生理特点，月经期应注意休息，避免过度劳累或剧烈运动，注意个人卫生，慎用破血逐瘀之品。男性以肾精为本，病理上精气易泄易亏，会出现阳痿、早泄、遗精、滑精等，应注重节制房事，以养其精。人的体质因先天禀赋和后天因素的差异而不同，现代学者王琦在《中医体质学》中提出了体质九分法，将体质分为平和质、气虚质、阳虚质、阴虚质、痰湿质、湿热质、血瘀质、气郁质和特禀质九种基本类型，护理上可以根据不同体质的发病倾向、从化、传变等特点施护。

三因制宜的三个环节是密切相关不可分割的，因时、因地制宜强调天时、地理因素对人的重要性。因人制宜强调不应孤立地只看病证，还应重视个体的不同特征，从而更有效地实施适宜的护理措施。

五、预防为主

自古以来，中医学就对疾病预防给予高度重视。《素问·四气调神大论》曰："圣人不治已病治未病，不治已乱治未乱，此之谓也。夫病已成而后药之，乱已成而后治之，譬犹渴而穿井，斗而铸锥，不亦晚乎！"预防护理是在中医基本理论指导下，采取一定的措施，防止疾病的发生、发展、传变或复发。中医预防护理的内容主要包括未病先防和既病防变两个方面。

（一）未病先防

未病先防是指在疾病发生之前采取一定的预防措施，防止疾病的发生。疾病的发生关系到正邪两个方面，正气不足是疾病发生的内在因素，邪气侵袭是疾病发生的重要条件。因此，固护人体正气和防止病邪侵入是预防工作的两个重要方面。

1. 养生以固护正气 养生即调摄保养自身生命，是在中医理论的指导下，通过精神调摄、饮食调养、起居调护、形体锻炼等，增强体质，固护正气，提高人体对外界环境的适应能力及抗御外邪的能力，减少或避免疾病的发生，达到增进健康、延缓衰老的目的。《素问·刺法论》中说："正气存内，邪不可干。"人体正气的强弱与抗病能力密切相关。体质强壮，正气充足，脏腑功能健全，则机体抗病力强，外邪难以侵袭；体质羸弱，正气亏虚，脏腑功能低下，则机体抗病力弱，易受外邪侵袭。

（1）顺应自然 《灵枢·邪客》说："人与天地相应也。"人类的生命活动与自然界息息相关。人们要了解和掌握自然界的变化规律，顺四时而养生，顺应自然变化，以达到增强机体正气、避免外邪侵害、预防疾病发生的目的。

（2）调摄情志 人的精神情志活动是以精、气、血、津液为物质基础，与脏腑功能活动、气血运行等关系密切。情志变化与疾病的发生有着密切关系，七情太过或不及是导致疾病发生的重要因素之一。《素问·上古天真论》说"恬惔虚无，真气从之，精神内守，病安从来"，强调了调摄情志对人体的重要性，认为应尽量减少不良的精神刺激和过度的情绪变化。愉快的情绪可使人体气机调畅，气血平和，脏腑功能协调，正气充盛，预防疾病的发生；不良的情绪可导致人体气机不畅，功能紊乱，抗病能力下降。

（3）合理饮食 孙思邈在《备急千金要方·食治》中指出："安身之本，必资于食……不知食宜者，不足以存生也。"陈直在《养老奉亲书》中说："善治药者，不如善治食者。"饮食有节，即寒热调和，五味均衡，不可偏食；食量适中，不可过饱、过饥；饮食要因人因时而异；要注意饮食卫生，防止"病从口入"。饮食不节，易导致消化不良，影响脾胃生化气血的功能，从而导致疾病的发生。

（4）起居有常 "常"是指常度，起居有常主要是指起卧作息和日常生活的各个方面有一定的规律，并合乎自然界和人体的生理常度。有规律的生活不仅能提高工作效率，还有利于身心健康，使阴阳平衡，正气充足，增强机体抗御外邪的能力。

（5）房事有节 人体的生长发育及衰老程度与肾中精气的盛衰有着直接的关系。房事有节，有利于个人的健康、民族的繁衍、家庭的和睦和社会的安定。性生活消耗肾精，肾中精气是人体生命活动的原动力、全身阴阳之根本，过于消耗，必致肾虚早衰，因此必须做到房事有节。

（6）强身健体 运动是健康之本，适当的形体锻炼可达到增强体质、颐养正气的目的。"动而不衰"是中华民族养生、健身的传统观点。运用各种健身方法进行体育锻炼，可使人体气血调畅，经脉疏通，脏腑安和，达到"形神合一""形动神静"，从而使身体健康，益寿延年，同时也能预防疾病。数千年来，我国古代医家发明了多种健身方法，如五禽戏、气功、太极拳、八段锦、易筋经等。合理的运动不仅能促进血脉流通，气机调畅，增强机体的抗病能力，还能减少疾病的发生。

2. 防止病邪侵袭

（1）慎避外邪　邪气是导致疾病发生的重要条件。《素问·上古天真论》说："虚邪贼风，避之有时。"要尽量避免病邪的侵害。要顺应四时变化，防止六淫之邪的侵害，如春天防风，夏天防暑，秋天防燥，冬天防寒；在气候反常或遇到传染病流行之时，要做好隔离措施，防止环境、水源和食物等的污染。

（2）药物预防　我国很早以前就开始了药物预防工作，《素问·刺法论》有"小金丹……服十粒，无疫干也"的记载。民间用雄黄、艾叶、苍术等烟熏以消毒防病，用板蓝根、大青叶预防流感、腮腺炎，用茵陈、贯众预防肝炎，马齿苋预防菌痢等，简便易行，且行之有效。我国古代先民发明了"人痘接种法"，用于预防天花，是我国对世界预防医学做出的卓越贡献。

（二）既病防变

既病防变是指在疾病发生之后，力求早期诊断，早期治疗，防止疾病的进一步发展与传变。

1. 观察病情，早期诊治　疾病初期，病情较轻，病位表浅，正气未衰，如果积极治疗，较易治愈。《素问·阴阳应象大论》中说："故邪风之至，疾如风雨，故善治者治皮毛，其次治肌肤，其次治筋脉，其次治六腑，其次治五脏。治五脏者，半死半生也。"因此，要掌握疾病发生发展变化的过程，了解疾病传变的规律，做到早诊断、早治疗，护理人员要密切观察病情变化，给予恰当的护理。

2. 及时护理，控制传变　任何疾病的发展都有一定的内在规律，在实施护理过程中，要密切观察病情变化，掌握疾病发生发展和传变规律，实施预见性治疗与护理，"先安未受邪之地"。如《金匮要略·脏腑经络先后病脉证》云："见肝之病，知肝传脾，当先实脾。"指出治疗肝病时，应配合调理脾胃之品，使脾气旺盛而不受邪，从而达到良好的治疗效果。既病防变的另一个目的是防止传染性疾病的传播。

第二章 经络腧穴

经络腧穴是以中医基础理论、中医诊断学和解剖学等为基础，与刺法灸法、针灸治疗学、推拿学等内容相衔接，是临床各科尤其是针灸科、推拿科的核心基础，内容包括经络的组成、经络的作用和临床应用、腧穴概述、腧穴的定位方法等。经络是经脉和络脉的总称，是人体运行气血、联络脏腑、沟通内外、贯穿上下的通路。经络纵横交错，遍布全身，以运行气血、濡养全身。《灵枢·经别》云："夫十二经脉者，人之所以生，病之所以成，人之所以治，病之所以起，学之所始，工之所以止也。"说明经络对生理、病理、诊断、治疗等方面均具有重要意义，为历代医家所重视。腧穴是人体脏腑经络之气输注出入的特殊部位，既是疾病的反应点，也是针灸防治疾病的刺激点。《灵枢·小针解》云："节之交，三百六十五会者，络脉之渗灌诸节者也。"说明经络与腧穴是密切联系的。人体的腧穴均分别归属于各经络，而经络又隶属于一定脏腑，这样就使腧穴、经络、脏腑间的相互联系成为不可分割的关系。

第一节 经络系统的组成

经络系统由经脉和络脉组成，其中经脉包括十二经脉、奇经八脉，以及附属于十二经脉的十二经别、十二经筋、十二皮部。络脉包括十五络脉和难以计数的浮络、孙络等（图 2-1）。

一、十二经脉

十二经脉是手三阴经（肺、心包、心）、手三阳经（大肠、三焦、小肠）、足三阳经（胃、胆、膀胱）、足三阴经（脾、肝、肾）的总称，它们是经络系统的主体，故又称为"正经"。

（一）十二经脉的命名

十二经脉是古人根据阴阳消长所衍化的三阴三阳，结合经脉循行于上肢和下肢的特点，以及与脏腑相属络的关系而确定的。如循于上肢内侧的经脉属阴，根据阴气的盛衰特征，分别为手太阴、手少阴、手厥阴。其中手太阴与肺相属，称之为手太阴肺经；手少阴与心相属，称之为手少阴心经；手厥阴与心包相属，称之为手厥阴心包经。手阳明大肠经、手太阳小肠经、手少阳三焦经、足阳明胃经、足太阳膀胱经、足少阳胆经、足太阴脾经、足少阴肾经、足厥阴肝经也以这个原则而命名。

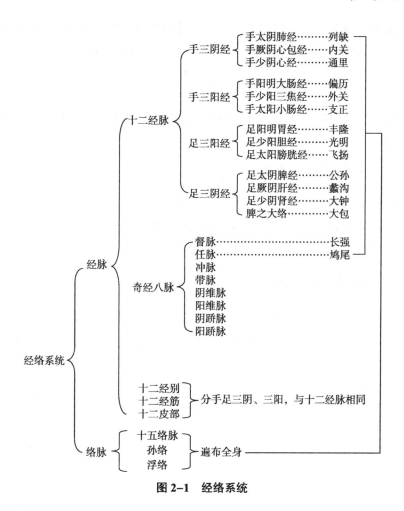

图 2-1 经络系统

（二）十二经脉在体表分布的规律

十二经脉在体表左右对称地分布于头面、躯干和四肢，纵贯全身。凡属五脏的经脉称为阴经，分布于四肢内侧和胸腹，上肢内侧为手三阴经，下肢内侧为足三阴经。凡属六腑的经脉称为阳经，分布于四肢外侧和头面、躯干，上肢外侧为手三阳经，下肢外侧为足三阳经。按立正姿势，大指在前、小指在后的体位，将上下肢的内外侧均分为前、中、后三个区线，十二经脉在四肢的排列是：手足阳经为阳明在前、少阳在中、太阳在后，手足阴经为太阴在前、厥阴在中、少阴在后。其中足三阴经在足内踝上 8 寸以下为厥阴在前、太阴在中、少阴在后，至内踝上 8 寸以上，太阴交出于厥阴之前。

（三）十二经脉表里属络关系

十二经脉在体内与脏腑相连属，其中阴经属脏主里，阳经属腑主表，一脏配一腑，一阴配一阳，形成了脏腑阴阳表里属络关系，即手太阴肺经与手阳明大肠经相表里，足阳明胃经与足太阴脾经相表里，手少阴心经与手太阳小肠经相表里，足太阳膀胱经与足少阴肾经相表里，手厥阴心包经与手少阳三焦经相表里，足少阳胆经与足厥阴肝经相表里。互为表里的经脉在生理上密切联系，病变时相互影响，治疗时相互为用。

（四）十二经脉与脏腑器官的联络

十二经脉除了与体内的五脏六腑相属络外，尚与其经脉循行分布部位的组织器官有着密切的联络。

（五）十二经脉的循行走向与交接规律

十二经脉的循行方向是：手三阴经从胸走手，手三阳经从手走头，足三阳经从头走足，足三阴经从足走腹胸。其交接的规律为：相表里的阴经与阳经在手足末端交接，同名的阳经与阳经在头面部交接，相互衔接的阴经与阴经在胸中交接。

（六）十二经脉的循环流注

十二经脉的流注是从肺经开始到肝经为止，再由肺经逐经相传，构成了周而复始、如环无端的传注系统，将气血周流全身，使人体不断地得到营养物质而维持各组织器官的功能活动（图2-2）。

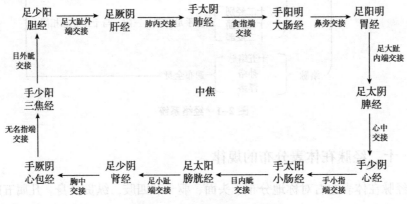

图2-2　十二经脉衔接、流注

二、奇经八脉

奇经八脉即别道奇行的经脉，有督脉、任脉、冲脉、带脉、阴维脉、阳维脉、阴跷脉、阳跷脉共八条，故称奇经八脉。

"奇"有"异"之意，即奇特、奇异，表明它们与十二经不同，不直接隶属于十二脏腑，也无阴阳表里络属关系，但与奇恒之腑（脑、髓、骨、脉、胆、女子胞）有密切联系，故称"奇经"，也称"别道奇行"的经脉。八脉中的督脉、任脉、冲脉皆起于胞中，同出于会阴，称为"一源三歧"。

奇经八脉纵横交错地循行分布于十二经脉之间，主要作用体现在两方面：其一，沟通十二经脉之间的联系，将部位相近、功能相似的经脉联系起来，起到统摄有关经脉气血、协调阴阳的作用。其二，对十二经脉气血有着蓄积和渗灌的调节作用。奇经八脉犹如湖泊水库，十二经脉之气则犹如江河之水。奇经八脉循行分布和功能见表2-1。

表2-1 奇经八脉循行分布和功能

脉名	循行分布概况	功能
任脉	腹、胸、颏下正中，总任六阴经	调节全身阴经经气，称"阴脉之海"
督脉	腰、背、头面正中，总督六阳经	调节全身阳经经气，称"阳脉之海"
带脉	起于胁下，环腰一周，状如束带	约束纵行躯干的诸条经脉
冲脉	与足少阴经相并上行，环绕口唇，且与任、督、足阳明等有联系	涵蓄十二经气血，称"十二经之海"或"血海"
阴维脉	小腿内侧，并足太阴、厥阴上行至咽喉，汇合于任脉	调节六阴经经气
阳维脉	足跗外侧，并足少阳经上行，至项后汇合于督脉	调节六阳经经气
阴跷脉	足跟内侧，伴足少阴等经上行，至目内眦与阳跷脉汇合	调节肢体运动，司眼睑开阖
阳跷脉	足跟外侧，伴足太阳等经上行，至目内眦与阴跷脉汇合	

奇经八脉中的任脉和督脉各有其所属的腧穴，与十二经相提并论，合称"十四经"。十四经均有一定的循行路线、病候和所属腧穴，是经络系统中的主要部分（图2-1）。

三、十五络脉

十二经脉和任、督二脉各自别出一络，加上脾之大络，总计15条，称为十五络脉，分别以其发出处的腧穴命名。

十二经脉的别络均从本经四肢肘膝关节以下的络穴分出，走向其相表里的经脉，即阴经别络于阳经，阳经别络于阴经。任脉的别络从鸠尾分出后散布于腹部；督脉的别络从长强分出后散布于头，左右别走足太阳经；脾之大络从大包分出后散布于胸胁。此外，还有从络脉分出的浮行于浅表部位的浮络和细小的孙络，遍布全身，难以计数。

四肢部十二经别络的作用是加强十二经中表里两经的联系，沟通表里两经的经气，补充十二经脉循行的不足。躯干部的任脉络、督脉络和脾之大络分别沟通腹、背和全身经气，输布气血，以濡养全身组织。

四、十二经别

十二经别是十二正经离、入、出、合的别行部分，是正经别行深入体腔的支脉。十二经别多从四肢肘膝关节以上的正经别出（离），经过躯干深入体腔与相关的脏腑联系（入），再浅出于体表上行头项部（出），在头项部阳经经别合于本经的经脉，阴经的经别合于其表里的阳经经脉（合），由此将十二经别汇合成六组，称为"六合"。足太阳、足少阴经别从腘窝部分出，入走肾与膀胱，上出于项，合于足太阳膀胱经；足少阳、足厥阴经别从下肢分出，行至毛际，入走肝胆，上系于目，合于足少阳胆经；足阳明、足太阴经别从髀部分出，入走脾胃，上出鼻頞，合于足阳明胃经；手太阳、手少阴经别从腋部分出，入走心与小肠，上出目内眦，合于手太阳小肠经；手少阳、手厥阴经别分别从所属正经分出，进入胸中，入背的走三焦，上出耳后，合于手少阳三焦经；手阳明、手太阴经别从所属正经分出，入走肺与大肠，上出缺盆，合于手阳明大肠经。

由于十二经别有离、入、出、合于表里之间的特点，不仅加强了十二经脉的内外联系，更加强了经脉所属络的脏腑在体腔深部的联系，补充了十二经脉在体内外循行的不足。由于十二经别通过表里相合的"六合"作用，使得十二经脉中的阴经与头部发生了联系，从而扩大了手足三阴经穴位的主治范围。如手足三阴经穴位之所以能主治头面和五官疾病，与阴经经别合于阳经而上头面的循行是分不开的。又由于其加强了十二经脉对头面的联系，故而突出了头面部经脉和穴位的重要性及其主治作用。

五、十二经筋

十二经筋是十二经脉之气濡养筋肉骨节的体系，是附属于十二经脉的筋膜系统。其循行分布均起始于四肢末端，结聚于关节骨骼部，走向头面躯干，行于体表，不入内脏。其有刚筋、柔筋之分，刚（阳）筋分布于项背和四肢外侧，以手足阳经经筋为主；柔（阴）筋分布于胸腹和四肢内侧，以手足阴经经筋为主。足三阳经筋起于足趾，循股外上行结于頄（面）；足三阴经筋起于足趾，循股内上行结于阴器（腹）；手三阳经筋起于手指，循臑外上行结于角（头）；手三阴经筋起于手指，循臑内上行结于贲（胸）。经筋具有约束骨骼、屈伸关节、维持人体正常运动功能的作用。

六、十二皮部

十二皮部是十二经脉功能活动反映于体表的部位，也是络脉之气散布之所在。

十二皮部的分布区域是以十二经脉体表的分布范围为依据的，也就是十二经脉在皮肤上的分属部分，故《素问·皮部论》指出："欲知皮部，以经脉为纪者，诸经皆然。"由于十二皮部居于人体最外层，又与经络气血相通，故是机体的卫外屏障，起着保卫机体、抗御外邪和反映病证的作用。

第二节　经络的作用和临床运用

一、经络的生理功能

（一）联络脏腑，沟通肢窍

《灵枢·海论》指出："夫十二经脉者，内属于腑脏，外络于肢节。"人体的五脏六腑、四肢百骸、五官九窍、皮肉筋骨等组织器官之所以能够保持相对的协调与统一，完成正常的生理活动，是依靠经络系统的联络沟通而实现的。经络中的经脉、经别与奇经八脉、十五络脉，纵横交错，入里出表，通上达下，联系人体的各脏腑组织；经筋、皮部联系肢体筋肉皮肤，加之细小的浮络和孙络，形成了一个统一的整体。

（二）运行气血，濡养周身

《灵枢·本脏》指出："经脉者，所以行气血而营阴阳，濡筋骨，利关节者也……"气血是人体生命活动的物质基础，全身各组织器官只有得到气血的濡润，才能完成正常的生理功能。经络是人体气血运行的通路，能将营养物质输布到全身各组织脏器，从而完成和调于五脏、洒陈于六腑的生理功能。

（三）抗御外邪，保卫机体

经络能"行气血而营阴阳"，营气行于脉中，卫气行于脉外，使营卫之气密布周身。外邪侵犯人体由表及里，先从皮毛开始，卫气充实于络脉，络脉散布于全身、密布于皮部，当外邪侵犯机体时，卫气首当其冲发挥其抗御外邪、保卫机体的屏障作用。

二、经络的临床应用

（一）说明病理变化

经络是人体通内达外的一个通道，生理功能失调时，其又是病邪传输的途径，具有反映病候的特点，故临床某些疾病的病理过程常常在经络循行通路上出现明显的压痛，或结节、条索状等反应物，以及相应的部位皮肤色泽形态、温度、电阻等变化。通过望色、循经触摸反应物和按压等，可推断疾病的病理变化。

（二）指导辨证归经

由于经络有一定的循行部位及所属络的脏腑，故根据体表相关部位发生的病理变化，可判断疾病所在的经脉。如头痛一症，痛在前额者多与阳明经有关，痛在两侧者多与少阳经有关，痛在后项者多与太阳经有关，痛在巅顶者多与督脉、足厥阴经有关。临床可根据所出现的证候，结合所联系的脏腑进行辨证归经。如咳嗽、鼻流清涕，胸闷，或胸外上方、上肢内侧前缘疼痛等与手太阴肺经有关，脘腹胀满、胁肋疼痛、食欲不振、嗳气吞酸等与足阳明胃经和足厥阴肝经有关。

（三）指导针灸治疗

针灸治病是通过针刺和艾灸等刺激体表腧穴，以疏通经气，调节人体脏腑气血功能，从而达到治疗疾病的目的。通常根据经脉循行和主治特点进行循经取穴，《四总穴歌》所云的"肚腹三里留，腰背委中求，头项寻列缺，面口合谷收"就是循经取穴的体现。由于经络、脏腑与皮部有密切联系，故经络、脏腑的疾患可以用皮肤针叩刺皮部或皮内埋针进行治疗，如胃脘痛可用皮肤针叩刺中脘、胃俞穴，也可在该穴皮内埋针；经络瘀滞、气血痹阻，可以刺其络脉出血进行治疗，如目赤肿痛刺太阳穴出血、软组织挫伤在损伤局部刺络拔罐等；经筋疾患多因疾病在筋膜肌肉，表现为拘挛、强直、弛缓，故可"以痛为腧"，取局部痛点或穴位进行针灸治疗。

第三节 腧穴概述

一、腧穴的概念

腧穴是指人体脏腑经络气血输注于体表的特殊部位，既是疾病的反应点，也是针灸、推拿防治疾病的刺激部位。"腧"有转输的含义，义通"俞""输"。"穴"有孔隙的意思。腧穴与经络、脏腑关系密切，腧穴不是孤立于体表的点，而是与体内脏腑组织器官有一定内在联系，并相互疏通的特殊部位。脏腑病证可通过经络反映到体表腧穴，针灸体表腧穴也可通过经络作用于脏腑。《灵枢·海论》云："夫十二经脉者，内属于腑脏，外络于肢节。"明确指出了脏腑、经络、腧穴之间的关系。

二、腧穴的分类

人体的腧穴很多，大体上可分为十四经穴、经外奇穴和阿是穴三类。

（一）十四经穴

凡归属于十二经脉和任、督二脉的腧穴，即为归属于十四经的腧穴，称为"十四经穴"，简称"经穴"，共有362个，是腧穴的主要部分。十四经穴有明确的位置和具体的名称，均分布于特定的经脉循行路线上，具有治疗本经和相应脏腑病证的共同作用。

（二）经外奇穴

未归属于十四经的腧穴，但有明确的位置和具体的名称，尚未归入十四经系统中的经验有效穴称为经外奇穴，简称奇穴。奇穴的主治范围比较单一，多数对某些病证有特殊疗效，如定喘穴平喘、腰痛点治疗急性腰扭伤等。有的奇穴并不是指一个穴位，而是包含多个穴位，如八风、十奇穴等。

（三）阿是穴

既无具体名称亦无明确位置，而是根据病痛局部或与病痛相关的压痛点所取腧穴，称阿是穴，又称不定穴、天应穴。阿是穴是经外奇穴的补充，适于治疗局部筋肉关节之浅在病证，临床疗效满意。阿是穴多在病变附近，也可在与其距离较远的部位。

三、腧穴命名

腧穴命名是古人以其部位及作用为基础，结合自然界事物及医学理论等，采用比拟、象形和会意的方法而确定的。

比拟法：用某些相类似的事物比拟所要命名的腧穴。如有的腧穴分布在肢体的凸出部位附近，可比拟为丘、山；有的腧穴分布在肢体的凹陷部位，比拟为沟、谷、溪。

象形法：是以物象比喻腧穴所在部位的（如骨骼、肌肉及皮肤皱纹等）形象特点。如动物象形的伏兔、鱼际等，植物象形的攒竹、丝竹空等。

会意法：根据经络腧穴的生理功能、病理现象、治疗作用和解剖部位等特点，通过会意的方法，使腧穴的特点从名称上反映出来，便于记忆。如鼻旁的迎香、口旁的地仓等。

腧穴的命名主要以腧穴位置、腧穴性能、中医学基础理论为依据。

1. 根据腧穴所在部位解剖名称或相关部位的特点命名，如乳下的乳根、腕旁的腕骨等。

2. 根据腧穴的生理功能、病理变化及治疗作用命名，如听会、期门、筋缩等。

3. 根据部位或治疗作用，结合阴阳、脏腑、气血、经络、五行等中医学基础理论命名，如肾俞、百会、血海等。

4. 根据腧穴的位置，以及与相邻之间的位置关系前后、上下等方位术语命名，如前顶、后顶、上髎、中髎、下髎等。

四、腧穴的主治作用

因腧穴所处的部位、归属的经脉和特定穴类别的不同，其主治病证也不相同。归纳起来，腧穴的主治作用大致有近治作用、远治作用和特殊作用三个方面。

（一）近治作用

近治作用又称局部作用，是指腧穴具有治疗其所在部位及邻近组织、器官病证的作用，这是所有腧穴主治作用的共同特点，即"腧穴所在，主治所在"。如眼区的睛明、承泣、攒竹等穴均能治疗眼疾；耳区的耳门、听宫、听会、翳风等穴均能治疗耳疾；胃脘部的中脘、建里、梁门等穴均能治疗胃病等。

（二）远治作用

远治作用又称循经作用，是指腧穴具有治疗本经循行所涉及的远隔部位的脏腑、组织器官病证的作用，即"经脉所通，主治所及"。十四经腧穴中，尤其是十二经脉在四肢肘、膝关节以下的腧穴远治作用突出，甚至具有全身作用。如足三里穴位于下肢，不仅能治疗下肢病证，而且能治疗、调整整个消化系统功能，对调节人体的免疫系统也效果显著。合谷穴位于上肢，不仅能治疗手腕部病证，还可治疗头面部、颈部病证及发热等。

（三）特殊作用

特殊作用是指某些腧穴具有双向良性调整作用和相对的特异治疗作用。所谓双向良性调整作用，是指同一腧穴对机体不同的病理状态可以起到两种相反而有效的治疗作用。如针刺天枢穴既可在泄泻时止泻，也可在便秘时通便；针刺内关穴，心动过速时可减慢心率，心动过缓时则能使心率加快等。腧穴的治疗作用还具有相对的特异性，如大椎穴能退热、至阴穴可矫正胎位等。

五、特定穴

特定穴是指十四经穴中具有特定称号、特殊治疗作用的腧穴，其主治规律强，运用范围广，在临床选穴方面具有重要的指导意义。特定穴包括五输穴、原穴、络穴、郄穴、八脉交会穴、下合穴、背俞穴、募穴、八会穴、交会穴等十类。

（一）五输穴

十二经脉在四肢肘、膝关节以下各有五个特定腧穴，即井、荥、输、经、合，合称五输穴，简称"五输"。五输穴按照井、荥、输、经、合的顺序，从四肢末端向肘、膝方向依次排列。人体共有60个五输穴。

（二）原穴

"原"含本原、原气之意。原穴是脏腑原气输注、经过和留止的部位，十二经脉的原穴多分布在腕、踝关节附近，共有12个，称为"十二原"。阴经之原穴为五输穴中的腧穴输穴，同穴名、同部位，实为一穴，即所谓"阴经以输为原"。阳经之原穴位于五输穴中的输穴之后，即另置一原。原穴与脏腑原气有着密切关系，可以直接反映脏腑原气的变化情况，临床上可用于治疗相关脏腑疾病，也可协助诊断。

（三）络穴

"络"有联络之意。络穴是络脉从经脉别出的部位，位于四肢肘膝关节以下，具有沟通表里两经的作用。络穴不仅能主治本经病证，还能治疗其相表里经脉的病证。如手太阴经的络穴列缺，既可治疗肺经的咳嗽、喘息，又可治疗手阳明大肠经的头项强痛等病证。十二经各有一个络穴，腹部任脉络穴鸠尾、督脉络穴长强，脾之大络大包穴，共十五穴，合称"十五络穴"。

（四）郄穴

"郄"有空隙之意，郄穴是十二经脉和奇经八脉中阴跷脉、阳跷脉、阴维脉、阳维脉各经经气深聚的部位。郄穴多分布于四肢肘膝部以下，共16个。

（五）下合穴

下合穴又称六腑下合穴，是六腑之气下合与足三阳经的六个腧穴，主要分布在下肢膝关节附近。

（六）背俞穴、募穴

背俞穴是脏腑之气输注于背腰部的腧穴，位于背腰部足太阳膀胱经的第一侧线上，位置大体与相关脏腑所在部位相接近。募穴是脏腑之气结聚于胸腹部的腧穴，又称腹募穴。脏腑各有一个募穴，分布于胸腹部，大部分募穴分布于任脉上，位置也与其相关脏腑所处部位相接近。背俞穴、腹募穴均分布在人体躯干部，并与该脏腑一前一后相对应。

（七）八会穴

八会穴指脏、腑、气、血、筋、脉、骨、髓的精气聚会的八个腧穴。脏、腑、气、血、骨之会穴位于躯干部，筋、脉、髓之会穴位于四肢部。

（八）八脉交会穴

八脉交会穴是指十二经脉与奇经八脉脉气相通的八个腧穴，又称"交经八穴"，分布于四肢部腕踝关节的上下。

（九）交会穴

交会穴是指两经或数经经脉相交或会合处腧穴，多分布于头面、躯干部。

第四节　腧穴的定位方法

常用的腧穴定位方法分为四种：体表解剖标志定位法、骨度折量定位法、指寸定位法和简便取穴法。

一、体表解剖标志定位法

体表解剖标志定位法是以人体解剖学的各种体表标志为依据确定腧穴位置的方法，也称自然标志定位法，可分为固定标志定位和活动标志定位两种。

1. 固定标志定位　固定标志是指不受人体活动影响而固定不移的标志。各部位有骨节和肌肉所形成的凸起、凹陷、五官轮廓、发际、指（趾）甲、乳头、肚脐等。如两乳中间取膻中，眉头定攒竹，肩胛冈平第三胸椎棘突、肩胛骨下角平第七胸椎棘突、髂嵴平第四腰椎棘突可作为背腰部腧穴的取穴标志。

2. 活动标志定位　活动标志是指需采取相应活动，使各部的关节、肌肉、皮肤出现空隙、凹陷、皱纹等标志。如在耳屏与下颌关节之间微张口呈凹陷处取听宫；屈肘，在肘横纹外侧端取曲池；拇指跷起时，在拇长伸肌腱与拇短伸肌腱之间的凹陷处取阳溪穴等。

二、骨度折量定位法

骨度折量定位法是以体表骨节为主要标志，测量周身各部的长度和宽度，并依其尺寸按比例折算作为定穴的标准，又称"骨度法"。常用骨度折量分寸见表2-2、图2-3。

表 2-2 常用骨度折量分寸

部位	起止点	折量寸	度量法	说明
头面部	前发际正中至后发际正中	12	直寸	用于确定头部经穴的纵向距离
	眉间（印堂）至前发际正中	3	直寸	
	第7颈椎棘突下（大椎）至后发际正中	3	直寸	用于确定前或后发际及其头部经穴的纵向距离
	眉间（印堂）至后发际正中第7颈椎棘突下（大椎）	18	直寸	
	前两额发角（头维）之间	9	横寸	用于确定头前部经穴的横向距离
	耳后两乳突（完骨）之间	9	横寸	用于确定头后部经穴的横向距离
胸腹胁部	胸骨上窝（天突）至胸剑联合中点（歧骨）	9	直寸	用于确定胸部任脉经穴的纵向距离
	胸剑联合中点（歧骨）至脐中	8	直寸	用于确定上腹部经穴的纵向距离
	脐中至耻骨联合上缘（曲骨）	5	直寸	用于确定下腹部经穴的纵向距离
	两乳头之间	8	横寸	用于确定胸腹部经穴的横向距离
	腋窝顶点至第11肋游离端（章门）	12	直寸	用于确定胁肋部经穴的纵向距离
背腰部	肩胛骨内缘（近脊柱侧点）至后正中线	3	横寸	用于确定背腰部经穴的横向距离
	肩峰至后正中线	3	横寸	用于确定肩背部经穴的横向距离
上肢部	腋前、后纹头至肘横纹（平肘尖）	9	直寸	用于确定上臂部经穴的纵向距离
	肘横纹（平肘尖）至腕掌（背）侧横纹	12	直寸	用于确定前臂部经穴的纵向距离
下肢部	耻骨联合上缘至股骨内上髁上缘	18	直寸	用于确定下肢内侧足三阴经穴的纵向距离
	胫骨内侧髁下方至内踝尖	13	直寸	
	股骨大转子至腘横纹	19	直寸	用于确定下肢外后侧足三阳经穴的纵向距离（臀横纹至腘横纹相当14寸）
	腘横纹至外踝尖	16	直寸	用于确定下肢外后侧足三阳经穴的纵向距离

三、指寸定位法

指寸定位法是指依患者本人手指所规定的分寸量取腧穴的定位方法，又称"手指同身寸取穴法"，常用的有以下3种。

1. 中指同身寸（图 2-4） 当患者拇指、中指屈曲成环形时，中指中节桡侧两横纹之间的距离作为1寸。

2. 拇指同身寸（图 2-5） 以患者拇指的指间关节宽度作为1寸。

3. 横指同身寸（图 2-6） 又名一夫法，是当患者将食指、中指、无名指和小指并拢时，以中指中节横纹为标准，其四指的宽度作为3寸。

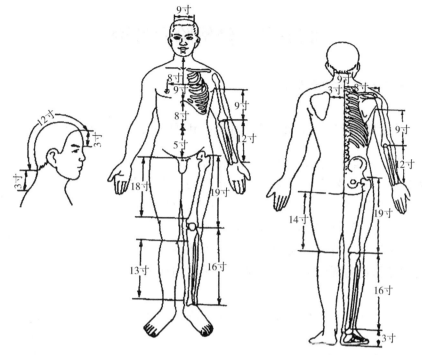

图 2-3 常用骨度折量分寸示意图

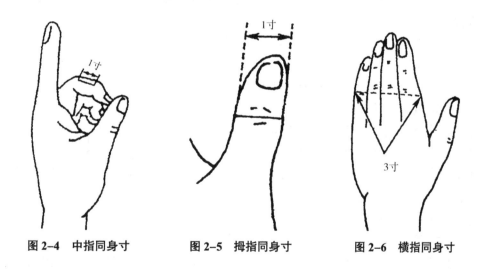

图 2-4 中指同身寸　　图 2-5 拇指同身寸　　图 2-6 横指同身寸

四、简便取穴法

临床上有些穴位可以采用一些简便快捷的取穴方法，称为"简便取穴法"。如人体直立，双手自然下垂，中指指端取风市；沉肩屈肘，于平肘尖处取章门等。此法是医者根据长期临床实践总结积累的取穴经验，是一种辅助取穴方法。

第五节　经络腧穴各论

一、十二经穴及常用腧穴

（一）手太阴肺经（Lung Meridian of Hand-Taiyin, LU.）

【经脉循行】起自中焦，下络大肠，还循胃口，上膈属肺。从肺系，横出腋下，下循臑内，行少阴、心主之前，下肘中，循臂内上骨下廉，入寸口。上鱼，循鱼际，出大指之端。其支者，从腕后，直出次指内廉，出其端。

【主治】咳、喘、咯血、咽喉疼痛等肺系疾病，胃肠部疾病及循经脉走向部位的其他病证，如手臂内侧前缘痛等。

【穴位】本经起于中府，止于少商，左右各11穴（图2-7）。

1. LU5- 尺泽　合穴

【定位】仰掌，微屈肘。在肘横纹中，肱二头肌腱桡侧凹陷处。

【主治】咳嗽，气喘，咯血，潮热，咽喉肿痛，胸部胀痛，小儿惊风，吐泻，肘臂挛痛。

【操作】直刺0.5～0.8寸；或点刺出血；可灸。

2. LU6- 孔最　郄穴

【定位】微屈肘，掌心相对，或伸前臂仰掌。在前臂掌面桡侧，尺泽与太渊连线上，腕横纹上7寸。

【主治】咳嗽，气喘，咯血，咽喉肿痛，失音，痔疮，热病无汗，头痛，肘臂挛痛。

【操作】直刺0.5～0.8寸；可灸。

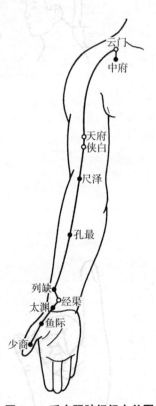

图2-7　手太阴肺经经穴总图

3. LU7- 列缺　络穴；八脉交会穴；通任脉

【定位】在前臂桡侧缘，桡骨茎突上方，腕横纹上1.5寸。当肱桡肌与拇长展肌腱之间。两手虎口自然平直交叉，一手食指按在另一手桡骨茎突上，指尖下凹陷中是穴。

【主治】咳嗽，气喘，咽喉肿痛，口眼㖞斜，偏头痛，项强，牙痛。

【操作】向肘部斜刺0.2～0.8寸；可灸。

4. LU9- 太渊　输穴；原穴；八会穴之脉会

【定位】在腕掌侧横纹桡侧，桡动脉搏动处。

【主治】咳嗽，气喘，咯血，胸痛，咽喉肿痛，腕臂痛，无脉症。

【操作】避开桡动脉，直刺0.2～0.3寸；可灸。

5. LU11- 少商 井穴

【定位】在拇指末节桡侧，距指甲角 0.1 寸。

【主治】咳嗽，气喘，喉痹，鼻衄，中暑，发热，昏迷，癫狂，指腕挛急。

【操作】浅刺 0.1 寸，或点刺出血；可灸。

手太阴肺经经脉其他穴位见表 2-3。

表 2-3 手太阴肺经经脉其他穴位

序号	穴位名称	定位	主治
1	LU1- 中府	在胸前壁外上方，前正中线旁开 6 寸，平第 1 肋间隙处	①咳嗽、气喘、胸痛等肺部疾病。②肩背痛
2	LU2- 云门	在胸前壁的外上方，肩胛骨喙突上方，锁骨下窝凹陷处，距前正中线 6 寸 简便取穴：以手叉腰，在锁骨外端下缘出现一个三角形的凹陷，凹陷的正中即是云门	①咳嗽，气喘，胸痛，胸中烦闷。②肩背痛。③喉痹，瘿气
3	LU3- 天府	在臂内侧面，肱二头肌桡侧缘，腋前纹头下 3 寸处	①气喘，鼻衄。②瘿气。③上臂内侧痛
4	LU4- 侠白	在臂内侧面，肱二头肌桡侧缘，腋前纹头下 4 寸处，或肘横纹上 5 寸处	①气喘，吐血，鼻衄。②瘿气。③上臂内侧痛。④支气管炎，支气管哮喘
5	LU8- 经渠	在前臂掌面桡侧，桡骨茎凸与桡动脉之间凹陷处，腕横纹上 1 寸	①咳嗽，气喘，喉痹。②胸背痛。③支气管炎，扁桃体炎。④手腕痛
6	LU10- 鱼际	在手拇指本节（第一掌指关节）后凹陷处，约当第一掌骨中点桡侧，赤白肉际处	①咳嗽，咯血，失音，喉痹，咽干，发热。②支气管炎，肺炎，扁桃体炎。③心悸。④小儿单纯性消化不良

（二）手阳明大肠经（Large Intestine Meridian of Hand-Yangming, LI.）

【经脉循行】起于食指桡侧端，沿食指桡侧上行，经过第 1、2 掌骨之间，向上进入两筋（拇长伸肌腱和拇短伸肌腱）之间，沿前臂外侧前缘，至肘部外侧，再沿上臂外侧前缘至肩部，沿肩峰前缘，向上行至肩部，与诸阳经交会于大椎穴，再向下进入缺盆部，络于肺，通过横膈，属大肠。缺盆部支脉，从缺盆部上行至颈旁，经面颊进入下齿之中，回绕至上唇，交于人中，左脉向右，右脉向左，分布在鼻翼旁，与足阳明胃经相接。

【主治】头面五官疾患、热病、皮肤病、肠胃病、神志病等及经脉循行部位的其他病证。

【常用穴位】本经起于商阳，止于迎香，左右各 20 穴（图 2-8）。

1. LI1- 商阳 井穴

【定位】在手指，食指末节桡侧，距指甲角 0.1 寸。

【主治】热病，中风昏迷；手指麻木；齿痛、咽喉肿痛等五官疾患。

【操作】浅刺 0.1～0.2 寸，或点刺出血。

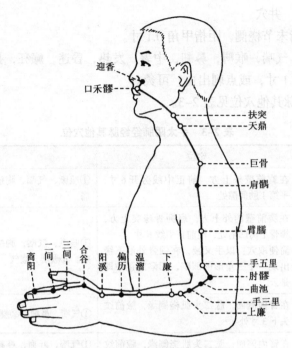

图 2-8　手阳明大肠经经穴总图

2. LI4- 合谷　原穴

【定位】又名虎口。在手背，第1、第2掌骨间，当第2掌骨桡侧的中点处。简便取穴法：将一手的拇指指间关节横纹放在另一手拇指、食指之间的指蹼缘上，当拇指尖下是穴。

【主治】腹痛，便秘；上肢痿痹，手指挛痛；皮肤瘙痒，瘾疹，湿疹；无汗，多汗；痛证；热病；闭经，滞产；头痛、鼻衄、目赤肿痛，耳聋，口眼㖞斜，齿痛。

【操作】直刺 0.5～1 寸，针刺时手呈半握拳状，孕妇不宜针。

3. LI10- 手三里

【定位】在前臂背面桡侧，肘横纹下2寸，阳溪与曲池连线上。

【主治】齿痛，颊肿；腹痛，吐泻；上肢不遂，肘臂痛。失音。

【操作】直刺 0.5～0.8 寸；可灸。

4. LI11- 曲池　合穴

【定位】在肘横纹外侧端，屈肘呈直角，在尺泽与肱骨外上髁连线中点处。

【主治】腹痛，吐泻；目赤肿痛，齿痛，咽喉肿痛，耳聋；皮肤瘙痒，瘾疹；热病；眩晕，癫狂；上肢不遂，肘臂疼痛无力。

【操作】直刺 1～1.5 寸；可灸。

5. LI15- 肩髃

【定位】在肩部，三角肌上，臂外展或向前平伸时，肩峰外侧缘呈现前后两个凹陷，前下方的凹陷即是本穴。

【主治】肩臂痛，上肢不遂；瘰疬；瘾疹。
【操作】直刺或向下斜刺 0.5～0.8 寸；可灸。

6. LI20- 迎香

【定位】在面部，鼻翼外缘中点旁，当鼻唇沟中。
【主治】胆道蛔虫症；鼻衄、鼻塞、鼻渊等鼻病；口㖞、面瘫。
【操作】直刺或向上斜刺 0.2～0.5 寸；不宜灸。

手阳明大肠经经脉其他穴位见表 2-4。

表 2-4 手阳明大肠经经脉其他穴位

序号	穴位名称	定位	主治
1	LI2- 二间	微握拳，在手食指本节（第 2 掌指关节）前，桡侧凹陷处	①鼻衄，齿痛，咽喉肿痛，目赤肿痛。②热病
2	LI3- 三间	微握拳，在手食指本节（第 2 掌指关节）后，桡侧凹陷处	①鼻衄，齿痛，咽喉肿痛。②身热
3	LI5- 阳溪	在腕区，腕背侧远端横纹桡侧，桡骨茎突远端，手指向上翘起时，当拇短伸肌腱与拇长伸肌腱之间的凹陷中	①头痛，咽喉肿痛，齿痛，目赤肿痛。②手腕痛
4	LI6- 偏历	在前臂，腕背侧远端横纹上 3 寸，阳溪与曲池连线上	①手臂酸痛。②目赤、耳聋、耳鸣、鼻衄、咽痛。③水肿，小便不利
5	LI7- 温溜	在前臂，腕背侧远端横纹上 5 寸，阳溪与曲池连线上	①头痛，面肿，咽喉肿痛，口舌肿痛。②急性肠鸣、腹痛。③上肢不遂，肩背痛
6	LI8- 下廉	在前臂，肘横纹下 4 寸，阳溪与曲池连线上	①头痛，眩晕，目痛。②腹胀，腹痛。③肘臂痛麻，上肢不遂
7	LI9- 上廉	在前臂，肘横纹下 3 寸，阳溪与曲池连线上	①头痛。②腹痛，肠鸣，泄泻。③肘臂酸痛麻木，上肢不遂
8	LI12- 肘髎	在臂外侧，屈肘，曲池上方 1 寸，当肱骨边缘处	肘臂部酸痛、麻木、挛急
9	LI13- 手五里	在臂外侧，当曲池与肩髃连线上，曲池上 3 寸处	①肘臂痛。②瘰疬
10	LI14- 臂臑	在臂外侧，三角肌止点处，当曲池与肩髃连线上，曲池上 7 寸	①肩臂痛，上肢不遂。②瘰疬。③目疾
11	LI16- 巨骨	在肩胛区，当锁骨肩峰端与肩胛冈之间凹陷中	①肩背痛。②瘰疬，瘿气
12	LI17- 天鼎	在颈部，横平环状软骨，胸锁乳突肌后缘	①咽喉肿痛，暴喑。②瘰疬，瘿气
13	LI18- 扶突	在胸锁乳突肌区，横平喉结，胸锁乳突肌前缘与后缘中间	①咽喉肿痛，暴喑。②瘰疬，瘿气。③咳喘，气喘
14	LI19- 口禾髎	在面部，横平人中沟上 1/3 与下 2/3 交点，鼻孔外缘直下	①鼻衄，鼻塞。②口㖞，口噤

(三) 足阳明胃经 (Stomach Meridian of Foot-Yangming, ST.)

【经脉循行】起于鼻旁,上行至鼻根,入目内眦,与足太阳经相交,向下沿着鼻柱外侧,入上齿中,返回环绕口唇,入下唇交会于承浆穴,返回沿下颌下缘至大迎穴,沿下颌角上行至耳前,过上关穴,沿发际至前额。面部支脉,自大迎穴前方下行至人迎穴,沿喉咙向下,行至大椎,折向前行,入缺盆,深入体腔,向下通过横膈,属于胃,联络脾。缺盆部直行支脉,从缺盆出体表,沿乳中线下行,夹脐两旁(旁开2寸),下行至腹股沟处的气街穴。胃下口部支脉,从胃下口幽门处分出,经腹腔内下行到气街穴,与直行之脉会合,而后下行,沿大腿外侧前侧,至膝膑,沿胫骨外侧前缘,下行至足背,入足次趾外侧端。胫部支脉,自膝下3寸处分出,下行至中趾外侧端。足跗部支脉,从足背上冲阳穴分出,入足大趾内侧端,与足太阴脾经相接。

【主治】胃肠病、头面五官病、神志病、热病及经脉循行部位的其他病证。

【常用穴位】本经起于承泣,止于厉兑,左右各45穴(图2-9)。

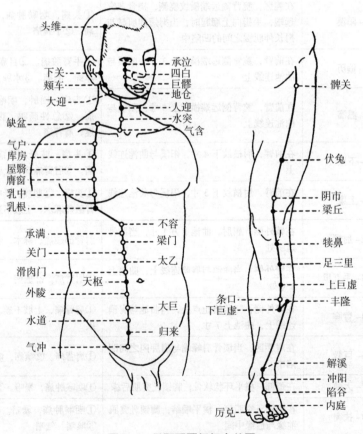

图2-9 足阳明胃经经穴总图

1. ST1- 承泣

【定位】在面部,目正视,瞳孔直下,当眼球与眶下缘之间。

【主治】目赤肿痛，迎风流泪，近视，夜盲；口眼㖞斜，面肌痉挛。

【操作】患者闭目，术者用左手拇指向上轻推固定眼球，右手持针紧靠眶下缘缓慢直刺 0.5～1 寸，不宜提插、捻转，以防刺破血管引起血肿；出针时须用棉球稍加按压，以防出血；禁灸。

2. ST2- 四白

【定位】在面部，目正视，瞳孔直下，眶下孔凹陷处。

【主治】目赤肿痛，迎风流泪，视物不清，目翳；口眼㖞斜，面痛，面肌痉挛；头痛，眩晕。

【操作】直刺或微向上斜刺 0.3～0.5 寸；可灸。

3. ST4- 地仓

【定位】在面部，口角旁旁开 0.4 寸。

【主治】口眼㖞斜，流涎，齿痛，面痛。

【操作】斜刺或平刺 0.5～0.8 寸；或向迎香、颊车方向透刺 1～2 寸。

4. ST6- 颊车

【定位】正坐，或仰卧。在面颊部，下颌角前上方约一横指，当咀嚼时咬肌隆起，按之凹陷处。

【主治】口眼㖞斜，颊肿，齿痛，牙关紧闭，颈项强痛，失音。

【操作】直刺 0.3～0.4 寸，或向地仓方向斜刺 0.5～0.7 寸；可灸。

5. ST7- 下关

【定位】正坐或仰卧。在面部耳前，当颧弓与下颌切迹所形成的凹陷中。

【主治】齿痛，牙关开阖不利，口眼㖞斜，耳聋，耳鸣，聤耳，眩晕。

【操作】直刺 0.3～0.5 寸；可灸。

6. ST7- 头维

【定位】正坐或仰卧。在头侧部，当额角发际上 0.5 寸，头正中线旁 4.5 寸。

【主治】头痛，眼痛，目眩，迎风流泪，眼睑瞤动，视物不明。

【操作】向下或向后，平刺 0.5～0.8 寸；不宜灸。

7. ST25- 天枢　大肠募穴

【定位】仰卧。在腹中部，距脐中 2 寸。

【主治】绕脐腹痛，腹胀肠鸣，肠痈痢疾，泄泻，便秘，痛经，月经不调。

【操作】直刺 0.8～1.2 寸；可灸。

8. ST29- 归来

【定位】仰卧。在下腹部，当脐中下 4 寸，距前正中线 2 寸。

【主治】少腹疼痛，疝气，茎中痛，月经不调，经闭，阴挺，白带，睾丸炎，卵巢炎，子宫内膜炎，腹股沟疝。

【操作】直刺 0.8～1.2 寸；可灸。

9. ST34- 梁丘　郄穴

【定位】仰卧。伸下肢，或正坐屈膝。屈膝，在大腿前面，当髂前上棘与髌底外侧的连线上，髌底上2寸。

【主治】膝肿痛，下肢不遂，胃痛，乳痈，急性胃炎，胃痉挛，乳腺炎，膝关节及其周围软组织疾患。

【操作】直刺0.5～0.8寸；可灸。

10. ST36- 足三里　合穴

【定位】仰卧。伸下肢，或正坐屈膝。在小腿前外侧，当犊鼻下3寸，距胫骨前缘外一横指。

【主治】膝胫酸痛，下肢不遂，胃痛，呕吐，腹胀，肠鸣，泄泻，便秘，痢疾，水肿，咳喘痰多，乳痈，头晕，耳鸣，心悸，癫狂，中风，体虚羸瘦。

【操作】直刺0.5～1.5寸；可灸。

11. ST40- 丰隆

【定位】仰卧。伸下肢，或正坐屈膝。在小腿前外侧，当外踝尖上8寸，条口外，距胫骨前缘二横指。

【主治】下肢痿痹，痰多，哮喘，咳嗽，胸痛，头痛，眩晕，癫狂，痫证。

【操作】直刺0.5～1.2寸；可灸。

足阳明胃经经脉其他穴位见表2-5。

表2-5　足阳明胃经经脉其他穴位

序号	穴位名称	定位	主治
1	ST3- 巨髎	正坐，或仰靠，或仰卧位。在面部，瞳孔直下，平鼻翼下缘处，当鼻唇沟外侧	①口眼㖞斜，眼睑瞤动。②颊痛，齿痛。③鼻衄
2	ST5- 大迎	正坐，微仰头，或仰卧位。在下颌角前方，咬肌附着部的前缘，当面动脉搏动处 简便取穴：当闭口鼓气时，下颌角前下方即出现一沟形凹陷，取穴	①面肿，颊肿。②齿痛，牙关紧闭
3	ST9- 人迎	仰靠或仰卧。在颈部，结喉旁，当胸锁乳突肌前缘，颈总动脉搏动处	①咽喉肿痛。②瘰疬，瘿气。③胸满喘息。④高血压
4	ST10- 水突	仰靠或仰卧。在颈部，胸锁乳突肌的前缘，当人迎与气舍连线的中点	①咽喉肿痛。②咳喘。③瘿瘤
5	ST11- 气舍	仰靠或仰卧。在颈部，锁骨内侧端的上缘，胸锁乳突肌的胸骨头与锁骨头之间	①咽喉肿痛。②瘿瘤，瘰疬。③喘息。④呃逆。⑤颈项强痛
6	ST12- 缺盆	正坐或仰卧。在锁骨上窝中央，距前正中线4寸	①咳嗽气喘。②缺盆中痛。③咽喉肿痛。④瘰疬
7	ST13- 气户	仰卧。在胸部，当锁骨中点下缘，距前正中线4寸	①咳嗽，气喘，胸胁胀痛。②支气管炎，支气管哮喘。③呃逆
8	ST14- 库房	仰卧。在胸部，当第一肋间隙，距前正中线4寸	①咳嗽，气喘。②咳唾脓血，胸胁胀痛。③支气管炎，支气管哮喘
9	ST15- 屋翳	仰卧。在胸部，当第二肋间隙，距前正中线4寸	①咳嗽，气喘，咳唾血痰。②胸胁胀满，乳痈

续表

序号	穴位名称	定位	主治
10	ST16-膺窗	仰卧。在胸部,当第三肋间隙,距前正中线4寸	①咳嗽,气喘。②胸胁胀满,乳痈
11	ST17-乳中	仰卧。在胸部,当第四肋间隙,乳头中央,距正中线4寸	不针不灸,只作胸部取穴定位标准
12	ST18-乳根	仰卧。在胸部,当乳头直下,乳房根部,第五肋间隙,居前正中线4寸	①咳嗽,气喘。②胸痛,乳痈,乳汁少
13	ST19-不容	仰卧。在上腹部,当脐上6寸,距前正中线2寸	胃痛,呕吐,食欲不振,腹胀
14	ST20-承满	仰卧。在上腹部,当脐中上5寸,距前正中线2寸	胃痛,呕吐,食欲不振,腹胀,肠鸣
15	ST21-梁门	仰卧。在上腹部,当脐中上4寸,距前正中线2寸	胃痛,呕吐,食欲不振,便溏
16	ST22-关门	仰卧。在上腹部,当脐中上3寸,距前正中线2寸	①腹痛,腹胀,肠鸣,泄泻,食欲不振。②水肿
17	ST23-太乙	仰卧。在上腹部,当脐中上2寸,距前正中线2寸	①胃痛,消化不良。②癫狂。③心烦
18	ST24-滑肉门	仰卧。在上腹部,当脐中上1寸,距前正中线2寸	①胃痛,呕吐。②癫狂
19	ST26-外陵	仰卧。在下腹部,当脐中下1寸,距前正中线2寸	①腹痛,疝气。②痛经
20	ST27-大巨	仰卧。在下腹部,当脐中下2寸,距前正中线2寸	①小腹胀满,疝气。②小便不利。③遗精,早泄。④不眠
21	ST28-水道	仰卧。在下腹部,当脐中下3寸,距前正中线2寸	①小腹胀满,疝气。②痛经。③小便不利
22	ST30-气冲	仰卧。在腹股沟稍上方,当脐中下5寸,距前正中线2寸	①腹痛,疝气。②阴肿,阳痿,月经不调,不孕
23	ST31-髀关	仰卧,伸下肢。在大腿前面,当髂前上棘与髌底外侧端的连线上,屈股时,平会阴,居缝匠肌外侧凹陷处	①髀股痿痹,足麻不仁。②腰腿疼痛,筋急不得屈伸。③下肢瘫痪
24	ST32-伏兔	仰卧,伸下肢,或正坐屈膝。在大腿前面,当髂前上棘与髌底外侧端的连线上,髌底上6寸	①腿膝寒冷、麻痹,腰胯疼痛。②疝气。③下肢瘫痪
25	ST33-阴市	仰卧,伸下肢,或正坐屈膝。在大腿前面,当髂前上棘与髌底外侧端的连线上,髌底上3寸	①腿膝麻痹,屈伸不利。②疝气腹胀,腹痛。③下肢瘫痪
26	ST35-犊鼻	正坐,屈膝90°。在膝部,髌骨与髌韧带外侧凹陷中	①膝痛,屈伸不利。②脚气
27	ST37-上巨虚	仰卧,伸下肢,或正坐屈膝。在小腿前外侧,当犊鼻下6寸,距胫骨前缘一横指	①下肢痿痹,脚气。②腹痛,肠鸣,痢疾,腹泻,便秘,肠痈

续表

序号	穴位名称	定位	主治
28	ST38-条口	仰卧,伸下肢,或正坐屈膝。在小腿前外侧,当犊鼻下8寸,距胫骨前缘一横指	①下肢痿痹,跗肿,转筋。②脘腹疼痛。③肩臂痛
29	ST39-下巨虚	仰卧,伸下肢,或正坐屈膝。在小腿前外侧,当犊鼻下9寸,距胫骨前缘一横指	①下肢痿痹。②小腹痛,腰脊痛引睾丸,泄泻,痢疾。③乳痈
30	ST41-解溪	仰卧,伸下肢,或正坐平放足底。在足背与小腿交界处的横纹中央凹陷中,当拇长伸肌腱与趾长伸肌腱之间	①下肢痿痹,踝部肿痛。②头痛,眩晕,腹胀,便秘。③癫痫
31	ST42-冲阳	仰卧或正坐平放足底。在足背最高处,当拇长伸肌腱与趾长伸肌腱之间,足背动脉搏动处	①足痿无力,脚背红肿。②胃痛。③口眼㖞斜,面肿齿痛。④癫狂
32	ST43-陷谷	仰卧或坐位,平放足底。在足背,当第二、三跖骨结合部前方凹陷处	①足背肿痛。②肠鸣腹痛。③面浮身肿,目赤肿痛
33	ST44-内庭	仰卧或坐位,平放足底。在足背,当第二、三趾间,趾蹼缘后方赤白肉际处	①足背肿痛。②齿痛,㖞斜,喉痹。③鼻衄。④胃痛,腹胀,泄泻,痢疾,热病
34	ST45-厉兑	仰卧或坐位,平放足底。在足第二趾末节外侧,距趾甲角0.1寸	①足胫寒冷。②齿痛,咽喉肿痛。③鼻衄。④腹胀。⑤热病,多梦,癫狂

(四)足太阴脾经(Spleen Meridian of Foot-Taiyin, SP.)

【经脉循行】起于足大趾末端,沿着大趾内侧赤白肉际,经过大趾本节后的第一跖指关节后面,上行至内踝前边,再上行小腿内侧,沿胫骨后交出足厥阴经的前面,经膝股部内侧前缘进入腹部,属于脾,络于胃,通过横膈上行,夹食管两旁,连系舌根,散布于舌下。腹部支脉,从胃部分出,上过横膈,流注于心中,与手少阴心经相接。

【主治】脾胃病,妇科病,前阴病及经脉循行部位的其他病证。

【常用穴位】本经起于隐白,止于大包,左右各21穴(图2-10)。

1. SP1-隐白　井穴

【定位】仰卧或正坐平放足底,足大趾末节内侧,距趾甲角0.1寸。

【主治】腹胀,呕吐,泄泻,月经过多,崩漏,便血,癫狂,多梦,惊风。

【操作】点刺0.1寸,或用三棱针点刺出血;可灸。

2. SP3-太白　输血、原穴

【定位】仰卧或正坐平放足底。在足内侧缘,当足大指本节(第一跖趾关节)后下方赤白肉际凹陷处。

【主治】胃痛,腹胀,腹痛,肠鸣,呕吐,泄泻,痢疾,便秘,痔漏,胸胁胀痛,体重节痛。

【操作】直刺0.8~1寸;可灸。

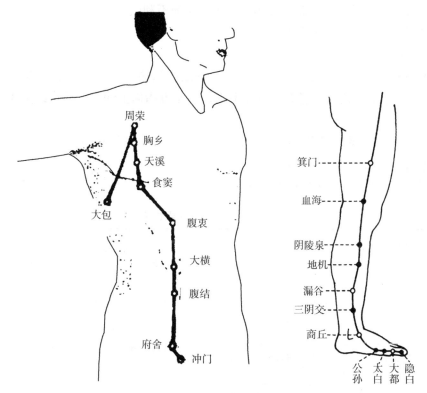

图 2-10 足太阴脾经经穴总图

3. SP4- 公孙 络穴，八脉交会穴

【定位】仰卧或正坐平放足底。在足内侧缘，当第一跖骨基底的前下方。

【主治】胃痛，呕吐，饮食不化，肠鸣腹胀，腹痛，痢疾，泄泻，心烦失眠，水肿。

【操作】直刺 0.5～1 寸；可灸。

4. SP6- 三阴交 肝、脾、肾三经交会穴

【定位】正坐或仰卧。在小腿内侧，当足内踝尖上 3 寸，胫骨内侧缘后方。

【主治】下肢痿痹，脚气，肠鸣腹胀，泄泻，月经不调，带下，经闭，痛经，阴挺，不孕，滞产，小便不利，遗尿，遗精，阳痿，疝气，失眠。

【操作】直刺 0.5～1 寸；可灸。孕妇不宜针。

5. SP8- 地机 郄穴

【定位】正坐或仰卧。在小腿内侧，当内踝尖与阴陵泉的连线上，阴陵泉下 3 寸。

【主治】腿膝麻木、疼痛，腹胀，腹痛，泄泻，水肿，小便不利，月经不调，痛经，遗精。

【操作】直刺 1～1.5 寸；可灸。

6. SP9- 阴陵泉 合穴

【定位】正坐或仰卧。在小腿内侧，当胫骨内侧踝后下方凹陷处。

【主治】膝痛，腹胀，泻泄，黄疸，水肿，小便不利或失禁。

【操作】直刺 1～2 寸；可灸。

7. SP10- 血海

【定位】仰卧或正坐屈膝。在大腿内侧，髌底内侧端上 2 寸。简便取穴法：患者屈膝，医者以左手掌心按在患者右膝髌骨上缘，二至五指向上伸直，拇指约呈 45°斜置，拇指尖下是穴。

【主治】月经不调，经闭，崩漏，湿疹，瘾疹，丹毒，股内侧痛。

【操作】直刺 1～1.2 寸；可灸。

足太阴脾经经脉其他穴位见表 2-6。

表 2-6　足太阴脾经经脉其他穴位

序号	穴位名称	定位	主治
1	SP2- 大都	在足底内侧缘，当足大趾本节（第一跖趾关节）前下方赤白肉际凹陷处	①腹胀，胃痛，呕吐，泄泻，便秘。②热病，心烦，体重肢肿
2	SP5- 商丘	在足内踝前下方凹陷中，当舟骨结节与内踝尖连线的中点处	①足踝肿痛。②腹胀，肠鸣，泄泻，便秘，黄疸，痔疾
3	SP7- 漏谷	在小腿内侧，当内踝尖与阴陵泉的连线上，距内踝尖 6 寸，胫骨内侧缘后方	①下肢痿痹。②腹胀，肠鸣，小便不利，疝气。③遗精，水肿
4	SP11- 箕门	在大腿内侧，当血海与冲门连线上，血海上 6 寸	①腹股沟肿痛。②小便不通，遗溺，五淋
5	SP12- 冲门	在腹股沟外侧，距耻骨联合上缘中点 3.5 寸，当髂外动脉搏动处的外侧	①腹痛，疝气，小便不利。②崩漏，带下，胎气上冲
6	SP13- 府舍	在下腹部，当脐中下 4 寸，冲门上方 0.7 寸，距前正中线 4 寸	①腹痛。②疝气，腹满积聚
7	SP14- 腹结	在下腹部，大横下 1.3 寸，距前正中线 4 寸	①腹痛。②泄泻。③疝气
8	SP15- 大横	在腹中部，距脐中 4 寸	①腹痛。②泄泻。③便秘
9	SP16- 腹哀	在上腹部，当脐中上 3 寸，距前正中线 4 寸	①腹痛，肠鸣。②便秘，痢疾，消化不良
10	SP17- 食窦	在胸外腹部，当第五肋间隙，距前正中线 6 寸	①腹胀，肠鸣，嗳气，反胃。②水肿，胸胁胀痛
11	SP18- 天溪	在胸外侧部，当第四肋间隙，距前正中线 6 寸	①咳嗽，胸胁疼痛。②乳痈，乳汁少
12	SP19- 胸乡	在胸外侧部，当第三肋间隙，距前正中线 6 寸	胸胁胀痛
13	SP20- 周荣	在胸外侧部，当第二肋间隙，距前正中线 6 寸	①咳嗽，气喘。②胸胁胀痛，胁痛
14	SP21- 大包	在侧胸部，腋中线上，当第六肋间隙处	①胸胁痛，气喘。②全身疼痛，四肢无力

(五)手少阴心经(Heart Meridian of Hand-shaoyin, HT.)

【经脉循行】起于心中,出属心系,向下通过横膈,联络小肠。上行支脉,从心系向上,沿咽喉至目系。其直行主干,从心系上行至肺,再向下浅出腋下,沿上臂内侧后缘到达肘窝,沿前臂内侧后缘至掌后腕豆骨部,进入掌内,沿小指桡侧至末端,与手太阳小肠经相接。

【主治】心、胸、神志病及经脉循行部位的其他病证。

【常用穴位】本经起于极泉,止于少冲,左右各9个穴位(图2-11)。

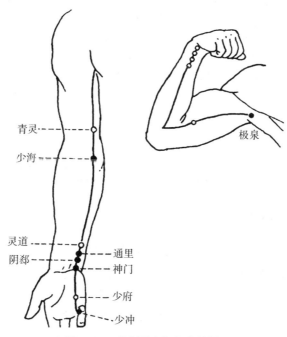

图 2-11 手少阴心经经穴总图

1. HT1- 极泉

【定位】正坐或仰卧位,上臂外展。在腋窝顶点,腋动脉搏动处。

【主治】心痛,心悸,胁肋疼痛,肘臂冷痛,上肢不遂,瘰疬。

【操作】避开动脉,直刺0.2～0.3寸;可灸。

2. HT2- 少海 合穴

【定位】正坐。屈肘,在肘横纹内侧端与肱骨内上髁连线的中点处。

【主治】心痛、头痛,肘臂挛痛、麻木,腋胁痛,癫狂,痫证。

【操作】直刺或斜刺0.5～1寸;可灸。

3. HT5- 通里 络穴

【定位】正坐,仰掌。在前臂掌侧,当尺侧腕屈肌腱的桡侧缘,腕横纹上1寸。

【主治】暴喑,舌强不语,心悸怔忡,头痛目眩,腕臂痛。

【操作】直刺0.2～0.5寸;可灸。

4. HT7- 神门 输穴，原穴

【定位】正坐，仰掌。在腕部，腕掌侧横纹尺侧端，尺侧腕屈肌腱的桡侧凹陷处。
【主治】心痛，心烦，心悸怔忡，健忘失眠，胸胁痛，痴呆，癫狂，痫证，腕痛。
【操作】直刺0.2～0.5寸；可灸。
手少阴心经经脉其他穴位见表2-7。

表2-7 手少阴心经经脉其他穴位

序号	穴位名称	定位	主治
1	HT-2 青灵	在臂内侧，当极泉与少海的连线上，肘横纹上3寸，肱二头肌的内侧沟中	①目黄。②头痛。③胁痛，肩臂痛，腋下肿痛
2	HT-4 灵道	在前臂掌侧，当尺侧腕屈肌腱的桡侧缘，腕横纹上1.5寸	①心悸怔忡，心痛。②暴喑，腕臂挛急，手麻不仁
3	HT-6 阴郄	在前臂掌侧，当尺侧腕屈肌腱的桡侧缘，腕横纹上0.5寸	①腕臂痛。②心悸、心痛等心病。③吐血，衄血。④骨蒸盗汗
4	HT-8 少府	在手掌面，第四、五掌骨之间，握拳时，当小指尖处	①小指挛痛，掌中热。②心悸，胸痛
5	HT-9 少冲	在手小指末节桡侧，距指甲角0.1寸	①心悸、心痛、癫狂、昏迷等心与神志病证。②热病。③胸胁痛

（六）手太阳小肠经（Small Intestine Meridian of Hand-Taiyang, SI.）

【经脉循行】起于手小指外侧端，沿着手背尺侧至腕部，出于尺骨茎突，直上沿着前臂外侧后缘，经尺骨鹰嘴与肱骨内上髁之间，沿上臂外侧后缘，出于肩关节，绕行肩胛部，交会于肩上，向下进入锁骨上窝，联系心脏，沿着食管，通过横膈，到达胃部，属于小肠。颈部支脉，从缺盆上行，沿着颈部，上经面颊至目外眦，弯向后进入耳中。面颊部支脉，从面颊部分出，上向颧骨抵于鼻旁，至目内眦，与足太阳膀胱经相接。

【主治】头、项、耳、目、咽喉病，热病，神志病以及经脉循行部位的其他病证。
【常用穴位】本经起于少泽，止于听宫，左右各19个穴位（图2-12）。

1. SI1- 少泽 井穴

【定位】俯掌。在手小指末节尺侧，距指甲角0.1寸。
【主治】①头痛、目翳、咽喉肿痛、耳鸣、耳聋等头面五官病证。②昏迷、热病等急证、热证。③乳痈、乳汁少等乳疾。
【操作】斜刺0.1寸，或点刺出血；可灸。

2. SI3- 后溪 输穴；八脉交会穴，通于督脉

【定位】在手掌尺侧，微握拳，当小指末节（第五掌指关节）后的远侧掌横纹头赤白肉际。
【主治】①手指及肘臂挛急。②耳聋，目赤。③头项强痛、腰背痛、手指及肘臂挛痛等痛证。④癫狂痫。
【操作】直刺0.5～1寸；可灸。

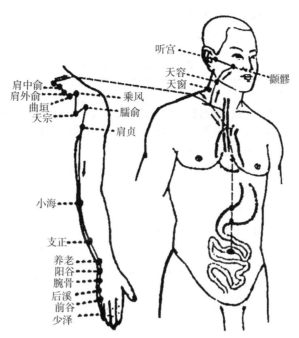

图 2-12 手太阳小肠经经穴总图

3. SI6- 养老　郄穴

【定位】侧腕对掌。在前臂背面尺侧，当尺骨小头近端桡侧凹陷中。

【主治】①腕臂痛。②目视不明、面痛、头痛项强等头面五官病证。③肩痛，背痛，急性腰痛。

【操作】直刺或斜刺 0.5～0.8 寸；可灸。

4. SI7- 小海　合穴

【定位】微屈肘。在肘内侧，当尺骨鹰嘴与肱骨内上髁之间凹陷处。

【主治】①肘臂疼痛。②癫痫。③耳鸣，耳聋。

【操作】直刺 0.3～0.5 寸；可灸。

5. SI9- 肩贞

【定位】正坐，自然垂臂。在肩关节后下方，臂内收时，腋后纹头上 1 寸。

【主治】①肩臂疼痛，上肢不遂。②瘰疬。

【操作】直刺 1～1.5 寸；可灸。

6. SI11- 天宗

【定位】正坐，自然垂臂。在肩胛部，当冈下窝中央凹陷处，与第四胸椎相平。

【主治】①肩胛疼痛，肩背部损伤。②乳痛，乳癖。③咳嗽，气喘。

【操作】直刺或斜刺 0.5～1 寸；可灸。

7. SI19- 听宫

【定位】正坐或仰卧。在面部，耳屏前，下颌骨髁状突的后方，张口时呈凹陷处。

【主治】①耳鸣、耳聋、聤耳等耳疾。②齿痛，面痛。

【操作】微张口，直刺 1～1.5 寸；可灸。

手太阳小肠经经脉其他穴位见表 2-8。

表 2-8 手太阳小肠经经脉其他穴位

序号	穴位名称	定位	主治
1	SI2- 前谷	在手尺侧，微握拳，当小指本节（第五掌指关节）前的掌指横纹头赤白肉际	①手指麻木。②头痛，癫痫。③目痛，目翳。④咽喉肿痛。⑤产后无乳
2	SI4- 腕骨	在手掌尺侧，当第 5 掌骨基底与钩骨之间的凹陷处，赤白肉际	①指挛腕痛。②头痛，项痛，耳鸣，目翳。③黄疸。④热病，消渴。⑤疟疾
3	SI5- 阳谷	在手腕尺侧，当尺骨茎突与三角骨之间的凹陷处	①腕痛，齿痛。②颈颔肿。③头痛目眩，耳鸣，耳聋。④热病，癫狂
4	SI7- 支正	在前臂背面尺侧，当阳谷与小海的连线上，腕背横纹上 5 寸	①肘臂手指挛痛。②头痛，目眩。③消渴，癫狂
5	SI10- 臑俞	在肩部，当腋后纹头直上，肩胛冈下缘凹陷中	①肩臂疼痛，肩肿。②瘰疬
6	SI12- 秉风	在肩胛部，冈上窝中央，天宗直上，举臂有凹陷处	①肩胛疼痛。②上肢酸麻
7	SI13- 曲垣	在肩胛部，冈上窝内侧端，当臑俞与第 2 胸椎棘突连线的中点处	①肩胛拘挛疼痛。②肩背痛
8	SI14- 肩外俞	在背部，当第 1 胸椎棘突下，旁开 3 寸	①肩背酸痛。②颈项强直
9	SI15- 肩中俞	在背部，当第 7 颈椎棘突下，旁开 2 寸	①肩背疼痛。②咳嗽，气喘。③目视不明，落枕
10	SI16- 天窗	在颈外侧部，胸锁乳突肌的后缘，扶突后，与喉结平	①颈项强直。②咽喉肿痛，暴喑。③耳鸣，耳聋
11	SI17- 天容	在颈外侧部，在下颌角的后方，胸锁乳突肌的前缘凹陷中	①咽喉肿痛，颊痛，颈项肿痛。②耳鸣，耳聋
12	SI18- 颧髎	在面部，当目外眦直下，颧骨下缘凹陷处	①口眼㖞斜，眼睑𥇛动。②齿痛，颊肿

（七）足太阳膀胱经（Bladder Meridian of Foot-Taiyang，BL.）

【经脉循行】本经从头走足。起于目内眦，上行额部，交会于头顶。头顶部支脉，从头顶分出至耳上角。头顶部直行支脉，从头顶入内络脑，再浅出沿枕部下行，沿着肩胛内侧，夹脊旁，到达腰部，进入脊旁肌肉，络于肾，属于膀胱。腰部支脉，从腰部分出，夹脊旁，通过臀部，进入腘窝中。后项支脉，从左右肩胛内侧分别下行，穿过脊旁肌肉，经过髋关节部，沿大腿外侧后缘下行，与腰部下行支脉会合于腘窝中，向下通过腓肠肌，出于外踝后方，沿第 5 跖骨粗隆至小趾外侧，与足少阴肾经相接。

【主治】①脏腑病证：十二脏腑及其相关组织器官病证。②神志病、狂、痫等。③头面五官病：头痛、鼻塞等。④经脉循行部位的其他病证：项、背、腰、下肢病证等。

【常用穴位】本经起于睛明，止于至阴，左右各 67 个穴位（图 2-13）。

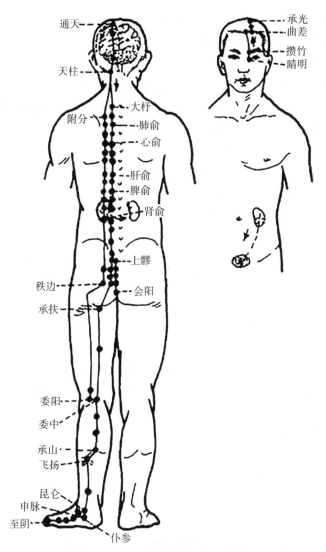

图 2-13 足太阳膀胱经经穴总图

1. BL1- 睛明

【定位】正坐或仰卧。在面部，目内眦角稍上方凹陷处。

【主治】目赤肿痛、流泪、视物模糊、近视、夜盲等目疾；急性腰痛。

【操作】嘱患者闭目，术者左手将眼球推向外侧固定，右手将针沿眼眶边缘缓缓刺入 0.3～0.5 寸，不宜提插或大幅度捻转；禁灸。

2. BL13- 肺俞　肺背俞穴

【定位】正坐或俯卧。在背部，第三胸椎棘突下，旁开 1.5 寸。

【主治】咳嗽、气喘、咯血等肺疾；瘾疹、瘙痒等皮肤病；骨蒸潮热、盗汗。

【操作】斜刺 0.5～0.8 寸；可灸。

3. BL14- 厥阴俞　心包背俞穴

【定位】正坐或俯卧。在背部，当第四胸椎棘突下，旁开 1.5 寸。

【主治】胸闷，心痛，心悸，咳嗽，呕吐。

【操作】斜刺 0.5～0.8 寸；可灸。

4. BL15- 心俞　心背俞穴

【定位】正坐或俯卧。在背部，当第五胸椎棘突下，旁开 1.5 寸。

【主治】心痛、心悸、失眠、健忘、癫痫等心与神志病证；咳嗽、咯血等肺疾。

【操作】斜刺 0.5～0.8 寸；可灸。

5. BL17- 膈俞　八会穴之血会

【定位】正坐或俯卧。在背部，当第七胸椎棘突下，旁开 1.5 寸。

【主治】呕吐、呃逆、气喘、吐血等上逆之症；血证；瘾疹，皮肤瘙痒；阴虚证。

【操作】斜刺 0.5～0.8 寸；可灸。

6. BL18- 肝俞　肝背俞穴

【定位】正坐或仰卧。在背部，当第九胸椎棘突下，旁开 1.5 寸。

【主治】脊背痛；胁痛、黄疸等肝胆病证；目赤肿痛、视物模糊、迎风流泪、夜盲等目疾；癫狂痫。

【操作】斜刺 0.5～0.8 寸；可灸。

7. BL19- 胆俞　胆背俞穴

【定位】正坐或仰卧。在背部，当第十胸椎棘突下，旁开 1.5 寸。

【主治】脊背痛；黄疸、口苦、胁痛等肝胆病证；肺痨，潮热。

【操作】斜刺 0.5～0.8 寸；可灸。

8. BL20- 脾俞　脾背俞穴

【定位】俯卧。在背部，当第十一胸椎棘突下，旁开 1.5 寸。

【主治】背痛；腹胀、纳呆、呕吐、腹泻、痢疾等脾胃肠病证；水肿，黄疸。

【操作】斜刺 0.5～1 寸；可灸。

9. BL21- 胃俞　胃背俞穴

【定位】俯卧。在背部，当第十二胸椎棘突下，旁开 1.5 寸。

【主治】背痛；胃脘痛、呕吐、腹胀、肠鸣等胃肠病证。

【操作】斜刺 0.5～0.8 寸；可灸。

10. BL21- 肾俞　肾背俞穴

【定位】俯卧。在腰部，当第二腰椎棘突下，旁开 1.5 寸。

【主治】头晕、耳鸣、耳聋、腰酸背痛等肾虚病证；遗尿、遗精、阳痿、早泄、不育等泌尿生殖疾患；月经不调、带下、不孕等妇科病证；消渴。

【操作】直刺 0.8～1 寸；可灸。

11. BL31- 上髎

【定位】俯卧。在骶部，当髂后上棘与后正中线之间，适对第一骶后孔处。

【主治】腰痛、月经不调、阴挺、带下等妇科病证；遗精、阳痿、二便不利等泌尿生殖疾患。

【操作】直刺 1～1.5 寸；可灸。

12. BL32- 次髎
【定位】俯卧。在骶部，当髂后上棘内下方，适对第二骶后孔处。
【主治】腰骶痛，下肢痿痹；痛经、月经不调、带下等妇科病证；遗精、阳痿等男科病证；小便不利；疝气。
【操作】直刺 1～1.5 寸；可灸。

13. BL33- 中髎
【定位】俯卧。在骶部，当次髎下内方，适对第三骶后孔处。
【主治】腰痛，月经不调，带下，二便不利。
【操作】直刺 1～1.5 寸；可灸。

14. BL34- 下髎
【定位】俯卧。在骶部，当中髎下内方，适对第四骶后孔处。
【主治】腰痛，腹痛；二便不利，带下，痛经。
【操作】直刺 1～1.5 寸；可灸。

15. BL40- 委中　合穴，膀胱下合穴
【定位】俯卧。在腘横纹中点，当股二头肌腱与半腱肌肌腱中间。
【主治】腰背痛、下肢痿痹等腰腿病证；小便不利，遗尿；腹痛，急性吐泻；瘾疹，丹毒。
【操作】直刺 1～1.5 寸；或三棱针点刺出血；可灸。

16. BL54- 秩边
【定位】俯卧。在臀部，平第四骶后孔，骶正中嵴旁开三寸。
【主治】腰骶痛、下肢痿痹等腰腿病证；便秘，痔疾，阴痛；小便不利，癃闭。
【操作】直刺 1.5～3 寸；可灸。

17. BL57- 承山
【定位】俯卧。在小腿后面正中，委中与昆仑之间，当伸直小腿或足跟上提时，腓肠肌肌腹下出现尖角凹陷处。
【主治】腰腿拘急，足跟痛；痔疾，便秘。
【操作】直刺 1～2 寸；可灸。

18. BL60- 昆仑　经穴
【定位】俯卧或侧卧。在足部外踝后方，当外踝尖与跟腱之间的凹陷处。
【主治】足跟痛，腰痛，头痛，项强，目眩，鼻衄，癫痫，难产。
【操作】直刺 0.5～0.8 寸；可灸。

19. BL64- 京骨　原穴
【定位】仰卧或俯卧。在足外侧，第五跖骨粗隆下方，赤白肉际处。
【主治】腰痛，头痛，项强，目翳，癫痫。
【操作】直刺 0.3～0.5 寸；可灸。

足太阳膀胱经经脉其他穴位见表 2-9。

表 2-9　足太阳膀胱经经脉其他穴位

序号	穴位名称	定位	主治
1	BL2-攒竹	在面部，眉头凹陷中，眶上切迹处	①眼睑下垂、目赤肿痛、迎风流泪等目疾。②头痛，眉棱骨痛。③呃逆
2	BL3-眉冲	在头部，当攒竹直上入发际0.5寸，神庭与曲差连线之间	①头痛，眩晕，目视不明。②鼻塞。③癫痫
3	BL4-曲差	在头部，当前发际正中直上0.5寸，旁开1.5寸，即神庭与头维连线的内1/3与中1/3的交点上	①头痛，眩晕，目视不明。②鼻塞，鼻衄
4	BL5-五处	在头部，当前发际正中直上1寸，旁开1.5寸	①头晕，目眩，目视不明。②痫证
5	BL6-承光	在头部，当前发际正中直上2.5寸，旁开1.5寸	①头晕，目眩，目视不明。②鼻塞。③热病
6	BL7-通天	在头部，当前发际正中直上4寸，旁开1.5寸	①头痛，眩晕。②鼻塞，鼻衄，鼻渊
7	BL8-络却	在头部，当前发际正中直上5.5寸，旁开1.5寸	①眩晕，耳鸣，视物不明。②癫狂
8	BL9-玉枕	在后头部，当后发际正中直上2.5寸，旁开1.3寸，平枕外隆凸上缘的凹陷处	①头痛，目痛。②鼻塞
9	BL10-天柱	正坐，在颈部，大筋（斜方肌）外缘之后发际凹陷中，约当后发际正中旁开1.3寸。	①项强，肩背痛，头痛。②鼻塞，热病。③癫狂，痫证
10	BL11-大杼	在背部，当第1胸椎棘突下，旁开1.5寸	①咳嗽。②肩背痛，颈项强急
11	BL12-风门	在背部，当第2胸椎棘突下，旁开1.5寸	①胸背痛，头痛，项强。②咳嗽，发热，头痛
12	BL16-督俞	在背部，当第6胸椎棘突下，旁开1.5寸	①胸闷，心痛，呃逆。②腹痛，腹胀，肠鸣
13	BL22-三焦俞	在腰部，当第1腰椎棘突下，旁开1.5寸	①腰背强痛。②腹胀，肠鸣，呕吐，泄泻，痢疾，小便不利，水肿
14	BL24-气海俞	在腰部，当第3腰椎棘突下，旁开1.5寸	①耳鸣，耳聋。②腰痛，遗精，阳痿，遗尿，小便不利，水肿，月经不调，带下。③咳喘少气
15	BL25-大肠俞	在腰部，当第4腰椎棘突下，旁开1.5寸	①腰痛，腰腿不利。②痛经，崩漏。③痔疮
16	BL26-关元俞	在腰部，当第5腰椎棘突下，旁开1.5寸	①腰痛。②腹胀。③泄泻，小便不利，遗尿。④消渴
17	BL27-小肠俞	在骶部，当骶正中嵴旁1.5寸，平第1骶后孔	①腰腿痛，小腹胀痛。②痢疾，泄泻，痔疾。③遗精，遗尿，尿血，带下

续表

序号	穴位名称	定位	主治
18	BL28-膀胱俞	在骶部,当骶正中嵴旁1.5寸,平第2骶后孔	①腰脊强痛,腹痛。②泄泻,便秘,癃闭,遗尿
19	BL29-中膂俞	在骶部,当骶正中嵴旁1.5寸,平第3骶后孔	①腰骶强痛。②疝气。③泄泻,痢疾
20	BL30-白环俞	在骶部,当骶正中嵴旁1.5寸,平第4骶后孔	①腰腿痛。②疝气。③带下,月经不调,遗精,遗尿
21	BL35-会阳	在骶部,尾骨端旁开0.5寸	①痔疾,便血,痢疾,泄泻。②带下,阳痿
22	BL36-承扶	在大腿后面,臀下横纹的中点	①腰、骶、臀、股部疼痛。②下肢瘫痪。③痔疾
23	BL37-殷门	在大腿后面,当承扶与委中的连线上,承扶下6寸	①腰痛。②下肢痿痹
24	BL38-浮郄	在腘横纹外侧端,委阳上1寸,股二头肌腱的内侧	①腘筋挛急,臀股麻木。②便秘
25	BL39-委阳	在腘横纹外侧端,当股二头肌腱的内侧	①腿足挛痛,腰脊强痛。②小腹胀满,小便不利
26	BL41-附分	在背部,当第2胸椎棘突下,旁开3寸	①肩背拘急,颈项强痛。②肘臂麻木不仁
27	BL42-魄户	在背部,当第3胸椎棘突下,旁开3寸	①咳嗽,气喘。②肺结核。③肩背痛
28	BL43-膏肓	在背部,当第4胸椎棘突下,旁开3寸	①肺痨,咳嗽,气喘,咯血,盗汗。②肩胛背痛。③健忘。④遗精。⑤完谷不化
29	BL44-神堂	在背部,当第5胸椎棘突下,旁开3寸	①咳嗽,气喘,胸闷。②脊背强痛
30	BL45-譩譆	在背部,当第6胸椎棘突下,旁开3寸	①咳嗽,气喘,鼻衄。②肩背痛。③目眩。④疟疾。⑤热病
31	BL46-膈关	在背部,当第7胸椎棘突下,旁开3寸。	①胸闷。②脊背强痛。③饮食不下,呕吐,嗳气
32	BL47-魂门	在背部,当第9胸椎棘突下,旁开3寸	①背痛,胸胁胀痛。②饮食不下,呕吐,泄泻
33	BL48-阳纲	在背部,当第10胸椎棘突下,旁开3寸	①肠鸣,腹痛,泄泻,黄疸。②消渴
34	BL49-意舍	在背部,当第11胸椎棘突下,旁开3寸	①背痛。②腹胀,肠鸣,泄泻,呕吐,饮食不下
35	BL50-胃仓	在背部,当第12胸椎棘突下,旁开3寸	①背痛。②脘腹痛,腹胀,水肿,小儿积食
36	BL51-肓门	在腰部,当第1腰椎棘突下,旁开3寸	①腰痛,腹痛。②痞块,便秘。③妇人乳疾
37	BL52-志室	在腰部,当第2腰椎棘突下,旁开3寸。	①腰脊强痛。②遗精,阳痿,阴肿,小便不利,水肿

续表

序号	穴位名称	定位	主治
38	BL53-胞肓	在臀部，平第2骶后孔，骶正中嵴旁开3寸	①肠鸣，腹胀，二便不利。②阴肿，腰脊痛
39	BL55-合阳	在小腿后面，当委中与承山的连线上，委下中2寸	①下肢痿痹。②腰脊痛，疝痛，崩漏
40	BL56-承筋	在小腿后面，当委中与承山的连线上，腓肠肌肌腹中央，委中下5寸	①腰腿拘急，疼痛。②痔疾
41	BL58-飞扬	在小腿后面，当外踝后，昆仑穴直上7寸，承山外下方1寸处	①腰腿疼痛，头痛，目眩，癫狂。②痔疾。③鼻衄
42	BL59-跗阳	在小腿后面，外踝后，昆仑穴直上3寸	①下肢痿痹，外踝肿痛。②腰腿疼痛，头痛
43	BL61-仆参	在足外侧，外踝后下方，昆仑穴直下，跟骨外侧，赤白肉际处	①足跟痛，下肢痿痹。②癫痫
44	BL62-申脉	在足外侧，外踝直下方凹陷中	①腰痛。②目赤痛，头痛，眩晕，失眠，癫狂，痫证
45	BL63-金门	在足外侧，当外踝前缘直下，骰骨下缘处	①外踝痛，下肢痹痛，腰痛。②头痛，癫痫，小儿惊风
46	BL65-束骨	在足外侧，足小趾本节（第五跖趾关节）的后方，赤白肉际处	①腰腿痛。②头痛，颈强，目眩，癫狂
47	BL66-足通谷	在足外侧，足小趾本节（第五跖趾关节）的前方，赤白肉际处	①头痛，目眩，项强，癫狂。②鼻衄
48	BL67-至阴	在足小趾末节外侧，距趾甲角0.1	①头痛，目痛，鼻塞，鼻衄。②胎位不正，难产

（八）足少阴肾经（Kidney Meridian of Foot-shaoyin, KI.）

【经脉循行】起于足小趾下，斜行足心，经舟骨粗隆下，沿内踝后分出，进入足跟，再向上行于小腿内侧，经腘窝内侧，沿大腿内侧后缘上行，穿过脊柱，属于肾，络膀胱（腧穴通路：还出于前，从横骨穴处向上行于腹部前正中线旁开0.5寸，胸部前正中线旁开2寸，止于锁骨下缘俞府穴处）。肾脏部直行支脉，从肾上行，穿过肝和横膈，进入肺中，沿着喉咙上行，止于舌根两旁。肺部支脉，从肺分出，络于心，流注于胸中，与手厥阴心包经相接。

【主治】①头面五官病证：头痛、目眩、咽喉肿痛、齿痛、耳聋、耳鸣等。②妇科病、前阴病等：月经不调、遗精、阳痿、小便频数等。③经脉循行部位的其他病证：下肢厥冷、内踝肿痛等。

【常用穴位】本经起于涌泉，止于俞府，左右各27个穴位（图2-14）。

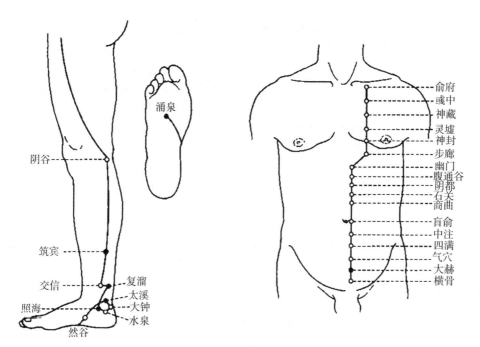

图 2-14　足少阴肾经经穴总图

1. KI1- 涌泉　井穴

【定位】仰卧或正坐，跷足。在足底部，卷足时足前部凹陷处，约当足底二趾与三趾趾缝纹头端与足跟连线的前 1/3 与后 2/3 交点上。

【主治】足心热；咽喉肿痛，舌干，失音；便秘，小便不利；昏厥、中暑、小儿惊风、癫痫狂等急症及神志病证；头痛，眩晕，失眠。

【操作】直刺 0.5～1 寸；可灸。

2. KI3- 太溪　输穴，原穴

【定位】坐位平放足底，或仰卧。在足内侧，内踝后方，当内踝尖与跟腱之间的凹陷处。

【主治】内踝肿痛，下肢厥冷；腰脊痛；月经不调；遗精，阳痿；头痛，目眩，失眠，健忘，咽喉肿痛，齿痛，耳鸣，耳聋；小便频数，便秘；咳嗽，气喘，消渴。

【操作】直刺 0.5～1 寸；可灸。

3. KI6- 照海　八脉交会穴，通阴跷脉

【定位】正坐平放足底。在足内侧，内踝尖下方凹陷处。

【主治】月经不调、痛经、带下、阴挺等妇科病证；小便频数，癃闭；失眠，癫痫；喉干痛，目赤肿痛。

【操作】直刺 0.5～1 寸；可灸。

足少阴肾经经脉其他穴位见表 2-10。

表 2-10　足少阴肾经经脉其他穴位

序号	穴位名称	定位	主治
1	KI2-然谷	在足内侧，足舟骨粗隆下方，赤白肉际	①下肢痿痹，足跗痛。②月经不调，阴挺，阴痒。③小便不利，遗精，阳痿。④咯血，咽喉肿痛。⑤小儿脐风。⑥消渴
2	KI4-大钟	在足内侧，内踝后下方，当跟腱附着部的内侧前方凹陷处	①足跟痛，腰脊痛。②月经不调，癃闭，遗尿。③咯血，气喘。④痴呆
3	KI5-水泉	在足内侧，内踝后下方，当太溪直下1寸，跟骨结节内侧凹陷处	①足跟痛。②月经不调，痛经，阴挺，小便不利。③眼目昏花；④腹痛
4	KI7-复溜	在小腿内侧，太溪直上两寸，跟腱的前方	①下肢痿痹，腰脊强痛。②泄泻，肠鸣，水肿，腹胀。③盗汗，身热无汗
5	KI8-交信	在小腿内侧，太溪直上两寸，复溜前0.5寸，胫骨内侧缘的后方	①股膝胫内侧痛。②月经不调，崩漏，阴挺。③泄泻，便秘，疝气
6	KI9-筑宾	在小腿内侧，当太溪与阴谷的连线上，太溪上5寸，腓肠肌肌腹的内下方	①小腿内侧痛，疝痛。②呕吐，癫狂，痫证
7	KI10-阴谷	在腘窝内侧，屈膝时，当半肌腱与半膜肌腱之间	①膝股内侧痛。②阳痿，疝痛，月经不调，崩漏，小便难，阴部痛痒
8	KI11-横骨	在下腹部，当脐中下5寸，前正中线旁开0.5寸	①少腹胀痛，疝气。②阴部痛，腹痛，遗精，阳痿，遗尿，小便不通
9	KI12-大赫	在下腹部，当脐中下4寸，前正中线旁开0.5寸	①月经不调，带下，痛经，不孕，阴部痛，子宫脱垂，遗精，阳痿。②泄泻，痢疾
10	KI13-气穴	在下腹部，当脐中下3寸，前正中线旁开0.5寸	①月经不调，带下，小便不通，腰痛，不孕，阳痿，泄泻。②痢疾
11	KI14-四满	在下腹部，当脐中下2寸，前正中线旁开0.5寸	①腹痛。②月经不调，带下，不孕，遗精，遗尿。③疝气，便秘。④水肿
12	KI15-中注	在下腹部，当脐中下1寸，前正中线旁开0.5寸	①腰腹疼痛；②月经不调；③便秘，泄泻，痢疾
13	KI16-肓俞	在中腹部，当脐中旁开0.5寸	①腹痛、腹胀、腹泻、便秘等肠腑病证。②月经不调。③疝气
14	KI17-商曲	在上腹部，当脐中上2寸，前正中线旁开0.5寸	①腹痛。②泄泻。③便秘
15	KI18-石关	在上腹部，当脐中上3寸，前正中线旁开0.5寸	①腹痛，胃痛，呕吐，便秘。②不孕
16	KI19-阴都	在上腹部，当脐中上4寸，前正中线旁开0.5寸	①腹胀，肠鸣，腹痛，便秘。②不孕
17	KI20-腹通谷	在上腹部，当脐中上5寸，前正中线旁开0.5寸	①腹痛，腹胀。②呕吐
18	KI21-幽门	在上腹部，当脐中上6寸，前正中线旁开0.5寸	①胃痛。②呕吐。③腹痛，腹胀。④泄泻，痢疾
19	KI22-步廊	在胸部，当第5肋间隙，前正中线旁开2寸	①胸胁胀痛，胸痛，乳痈。②咳嗽，气喘。③呕吐

续表

序号	穴位名称	定位	主治
20	KI23-神封	在胸部，当第4肋间隙，前正中线旁开2寸	①咳嗽，气喘，胸胁支满，乳痈。②呕吐。
21	KI24-灵墟	在胸部，当第3肋间隙，前正中线旁开2寸	①咳嗽，气喘，胸胁支满，乳痈。②呕吐
22	KI25-神藏	在胸部，当第2肋间隙，前正中线旁开2寸	①胸痛，咳嗽，气喘。②呕吐
23	KI26-彧中	在胸部，当第1肋间隙，前正中线旁开2寸	①咳嗽，气喘。②胸胁胀痛
24	KI27-俞府	在胸部，当锁骨下缘，前正中线旁开2寸	①胸痛，咳嗽，气喘。②呕吐

（九）手厥阴心包经（Pericardium Meridian of Hand-Jueyin, PC.）

【经脉循行】起于胸中，属于心包，向下穿过横膈，从胸至腹依次联络上、中、下三焦。胸部支脉，从胸部向外侧循行，至腋下3寸处，向上抵腋窝中，沿上臂内侧，行于手太阴经与手少阴经之间，进入肘窝中，再向下行于前臂桡侧腕屈肌腱与掌长肌腱之间，进入掌中，循行至中指末端。掌中支脉，从掌中分出，沿着无名指尺侧至末端，与手少阳三焦经相接。

【主治】①心胸、神志病：心痛、心悸、心烦、胸闷、癫狂等。②胃腑病证：胃痛、呕吐等。③经脉循行部位的其他病证：上臂内侧痛、肘臂挛麻、腕痛、掌中热等。

【常用穴位】本经起于天池，止于中冲，左右各9个穴位（图2-15）。

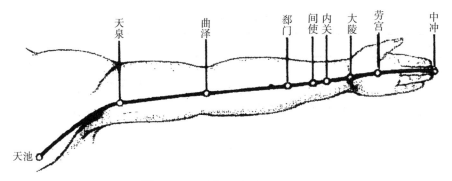

图2-15 手厥阴心包经经穴总图

1. PC3-曲泽　合穴

【定位】正坐或仰卧。在肘横纹中，当肱二头肌腱的尺侧缘。

【主治】①肘臂胁痛，上肢颤动。②心痛、心悸、善惊等心系病证。③胃痛、呕血、呕吐等胃腑热性病证。④中暑，热病。

【操作】直刺0.8～1寸，或点刺出血；可灸。

2. PC6-内关 络穴；八脉交会穴，通阴维脉

【定位】正坐或仰卧。仰掌，在前臂掌侧，当曲泽与大陵的连线上，腕横纹上2寸，掌长肌腱与桡侧腕屈肌腱之间。

【主治】①肘臂挛痛。②心痛、心悸等心系病证。③失眠、郁证、癫狂等神志病证。④胃痛、呕吐、呃逆等胃腑病证。

【操作】直刺0.5～1寸；可灸。

3. PC7-大陵 输穴，原穴

【定位】正坐或仰卧。仰掌，在腕横纹的中点处，当掌长肌腱与桡侧腕屈肌腱之间。

【主治】①肘臂挛痛。②心痛，心悸，癫狂痫。③胃痛，呕吐。

【操作】直刺0.3～0.5寸；可灸。

4. PC8-劳宫 荥穴

【定位】正坐或仰卧。仰掌，在手掌心，当第2、第3掌骨之间偏于第3掌骨，握拳屈指时中指尖处。

【主治】①鹅掌风。心痛、心烦、癫狂痫等心与神志疾患。②口疮，口臭。③中风昏迷、中暑等急症。

【操作】直刺0.3～0.5寸；可灸。

5. PC9-中冲 井穴

【定位】正坐或仰卧。在手中指末节尖端中央。

【主治】①中风昏迷、舌强不语、中暑、昏厥、小儿惊风等急症。②热病。

【操作】浅刺0.1寸；或点刺出血。

手厥阴心包经经脉其他穴位见表2-11。

表2-11 手厥阴心包经经脉其他穴位

序号	穴位名称	定位	主治
1	PC1-天池	在胸部，当第4肋间隙，乳头外1寸，前正中线旁开5寸	①胸闷、胸痛、咳嗽、气喘等胸肺病证。②乳痈。③瘰疬
2	PC2-天泉	在臂内侧，当腋前纹头下2寸，肱二头肌的长头与短头之间	①心悸，咳嗽。②胸胁胀痛，臂痛
3	PC4-郄门	在前臂掌侧，当曲泽与大陵的连线上，腕横纹上5寸	①心痛，心悸，癫狂痫。②咯血，呕血，衄血。③疔疮
4	PC5-间使	在前臂掌侧，当曲泽与大陵的连线上，腕横纹上3寸。掌长肌腱与桡侧腕屈肌腱之间	①心痛，心悸，癫狂痫。②胃痛，呕吐。③热病，疟疾

（十）手少阳三焦经（Sanjiao Meridian of Hand-Shaoyang, TE.）

【经脉循行】起于无名指尺侧端，向上出于第4、第5掌骨间，沿着腕背，出于前臂外侧尺骨与桡骨之间，向上通过肘尖，沿上臂外侧上达肩部，交出足少阳经之后，向

前进入缺盆部，分布于胸中，络于心包，向下通过横膈，从胸至腹，依次属于上、中、下三焦，再下行经面部至眼眶下。耳部支脉，从耳后入耳中，浅出至耳前，经上关穴，在面颊部与前条支脉相交，至目外眦，与足少阳胆经相接。

【主治】①头面五官病：头、目、耳、颊、咽喉病等。②热病。③经脉循行部位的其他病证：胸胁痛、肩臂外侧痛、上肢挛急、麻木等。

【常用穴位】本经起于关冲，止于丝竹空，左右各23个穴位（图2-16）。

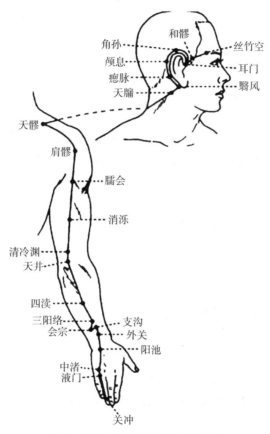

图 2-16 手少阳三焦经经穴总图

1. TE3- 中渚 输穴

【定位】俯掌，掌心向下。在手背部，当环指关节（掌指关节）的后方，第4、第5掌骨间凹陷处。

【主治】①肩背肘臂酸痛，手指不能屈伸。②头痛、目赤肿痛、耳鸣、耳聋等头面五官病证。

【操作】直刺0.3～0.5寸；可灸。

2. TE4- 阳池 原穴

【定位】正坐或仰卧。俯掌，在腕背横纹中，当指伸肌腱的尺侧凹陷处。

【主治】①腕痛，肩臂痛。②目赤肿痛，耳聋，喉痹。③消渴，口干。

【操作】直刺 0.3～0.5 寸；可灸。

3. TE5- 外关　络穴；八脉交会穴，通阳维脉

【定位】正坐或仰卧。俯掌，在前臂背侧，当阳池与肘尖的连线上，腕背横纹上 2 寸，尺骨与桡骨之间。

【主治】①上肢痿痹不遂。②头痛、目赤肿痛、耳鸣、耳聋等头面五官病证。③热病。④瘰疬。

【操作】直刺 0.5～1 寸；可灸。

4. TE14- 肩髎

【定位】正坐或俯卧、侧卧位。在肩髃后方，当臂外展时，于肩峰后下方呈现凹陷处。

【主治】臂痛，肩重不能举。

【操作】向肩关节直刺 1～1.5 寸；可灸。

5. TE17- 翳风

【定位】正坐，侧伏或侧卧。在耳垂后方，当乳突与下颌角之间的凹陷处。

【主治】①耳鸣、耳聋等耳疾。②颊肿、口眼㖞斜、齿痛、牙关紧闭等面、口病证。③瘰疬。

【操作】直刺 0.8～1.2 寸；可灸。

6. TE11- 耳门

【定位】正坐，侧伏或侧卧。在面部，耳屏上切迹前方，下颌骨髁状突后缘，张口凹陷处。

【主治】①耳鸣、耳聋、聤耳等耳疾。②齿痛。

【操作】直刺 0.5～1 寸；可灸。

7. TE23- 丝竹空

【定位】正坐或仰卧。在面部，当眉梢凹陷处。

【主治】①头痛、眩晕、目赤肿痛、眼睑瞤动等头目病证。②癫痫。

【操作】平刺 0.5～1 寸；不灸。

手少阳三焦经经脉其他穴位见表 2-12。

表 2-12　手少阳三焦经经脉其他穴位

序号	穴位名称	定位	主治
1	TE1- 关冲	在手环指末节尺侧，距指甲角 0.1 寸	①头痛、目赤肿痛、耳鸣、耳聋等头面五官病证。②热病，中暑，昏迷
2	TE2- 液门	在手背部，当第 4、第 5 指间，指蹼缘后方赤白肉际处	①手背痛。②喉痛。③头痛，目赤，耳鸣，齿龈肿痛。④疟疾。⑤热病
3	TE6- 支沟	在前臂背侧，当阳池与肘尖的连线上，腕背横纹上 3 寸，尺骨与桡骨之间	①手指震颤，肘臂痛，胁肋痛。②暴喑。③耳鸣，耳聋，落枕。④热病。⑤便秘

续表

序号	穴位名称	定位	主治
4	TE7-会宗	在前臂背侧,当腕骨横纹上3寸,支沟尺侧,尺骨的桡侧端	①上肢痹痛。②耳鸣,耳聋。③痫证
5	TE8-三阳络	在前臂背侧,当腕骨横纹上4寸,尺骨与桡骨之间	①手臂痛。②暴喑。③耳聋。④齿痛
6	TE9-四渎	在前臂背侧,当阳池与肘尖的连线上,肘尖下5寸,尺骨与桡骨之间	①手臂痛。②咽喉肿痛。③暴喑,暴聋。④齿痛
7	TE10-天井	在臂外侧,屈肘,当肘尖直上1寸凹陷处	①肘臂痛。②耳聋,偏头痛。③瘰疬。④瘾疹。⑤癫痫
8	TE11-清冷渊	在臂外侧,屈肘,当肘尖直上2寸,即天井上1寸	①肩臂痛。②头痛,目痛,目黄
9	TE12-消泺	在臂外侧,当清冷渊与臑会连线的中点处	①肩背痛,颈项强痛。②头痛,齿痛
10	TE13-臑会	在臂外侧,当肘尖与肩髎的连线上,肩髎下3寸,三角肌的后下缘	①肩臂痛,肩胛疼痛。②瘿气,瘰疬
11	TE15-天髎	在肩胛部,肩井与曲垣的中间,当肩胛骨上角处	①肩臂痛。②颈项强痛
12	TE16-天牖	在颈侧部,当乳突的后方直下,平下颌角,胸锁乳突肌的后缘	①项强,头晕,头痛,面肿,目痛。②瘰疬。③暴聋
13	TE18-瘈脉	在头部,耳后乳突中央,当角孙至翳风之间,沿耳轮连线的中、下1/3的交点处	①耳鸣,耳聋,头痛。②小儿惊痫
14	TE19-颅息	在头部,当角孙至翳风之间,沿耳轮连线的上、中1/3的交点处	①耳鸣,耳聋,头痛。②小儿惊痫
15	TE20-角孙	在头部,折耳郭向前,当耳尖直上入发际处	①颊肿。②目翳。③齿痛,偏头痛。④项强
16	TE22-和髎	在头侧部,当鬓发后缘,平耳郭根之前方,颞浅动脉的后缘	①头痛,耳鸣。②牙关拘急,颌肿

(十一)足少阳胆经(Gallbladder Meridian of Foot-Shaoyang,GB.)

【经脉循行】起于目外眦,向上达额角部,返回下行至耳后,沿颈项部至肩上,向下进入缺盆部。耳部支脉,从耳后进入耳中,出走耳前,至目外眦后方。外眦部支脉,从目外眦分出,下行至大迎穴,同手少阳经会合于目眦下,下经颊车,由颈部向下会合前脉于缺盆,然后向下进入胸中,穿过横膈,络于肝,属于胆,经胁肋内,下行至腹股沟动脉部,经外阴部毛际,横行入髋关节部。缺盆部直行支脉,自缺盆下行至腋,沿着侧胸,经过季胁,与前脉会合于髋关节部,再向下沿大腿外侧、膝外缘下行经腓骨前,至外踝前,沿足背部,止于第4趾外侧端。足背部支脉,从足背上分出,沿第1、第2跖骨间,出于足大趾末端,穿过趾甲至趾背毫毛部,与足厥阴肝经相接。

【主治】①头面五官病证：侧头、目、耳、咽喉病等。②肝胆病证：黄疸、口苦、胁痛等。③热病，神志病。④经脉循行部位的其他病证：下肢痿痛、麻木、不遂等。

【常用穴位】本经起于瞳子髎，止于足窍阴，左右各 44 个穴位（图 2-17）。

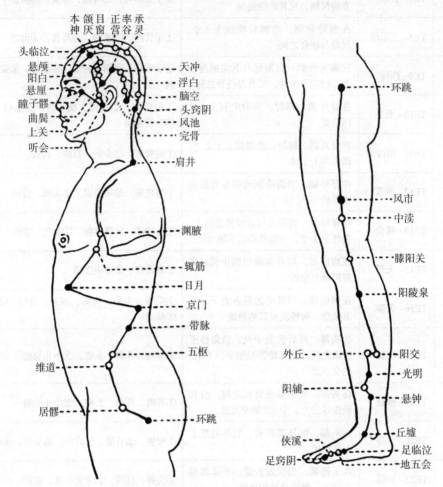

图 2-17 足少阳胆经经穴总图

1. GB2- 听会

【定位】正坐或仰卧。在面部，当耳屏间切迹的前方，下颌骨髁状突的后缘，张口有凹陷处。

【主治】耳鸣、耳聋、聤耳等耳疾；齿痛，口眼㖞斜。

【操作】直刺 0.5～0.8 寸；可灸。

2. GB7- 曲鬓

【定位】正坐或仰卧。在头部，当耳前鬓角发际后缘的垂线与耳尖水平线交点处。

【主治】①偏头痛。②颔颊肿，齿痛。③口噤。④暴喑。

【操作】平刺 0.5～0.8 寸；可灸。

3. GB12– 完骨

【定位】正坐、侧伏或侧卧。在头部，当耳后乳突的后下方凹陷处。

【主治】①头痛、颈项强痛、喉痹、齿痛、口㖞等头项五官疾病。②癫痫。

【操作】斜刺 0.5～0.8 寸；可灸。

4. GB20– 风池

【定位】正坐、俯伏或俯卧。在项部，当枕骨之下，与风府相平，胸锁乳突肌与斜方肌上端之间的凹陷处。

【主治】①颈项强痛。②中风、癫痫、头痛、眩晕、耳鸣等内风所致病证。③感冒、鼻塞、鼽衄、目赤肿痛、口眼㖞斜等外风所致病证。

【操作】向对侧眼睛方向斜刺 0.5～0.8 寸；可灸。

5. GB21– 肩井

【定位】正坐、俯伏或俯卧。在肩上，前直乳中，当大椎与肩峰端连线的中点上。

【主治】①颈项强痛，肩背疼痛，上肢不遂。②难产、乳痈、乳癖等妇产科及乳房疾患。③瘰疬。

【操作】直刺 0.5～0.8 寸；深部正当肺尖，慎不可深刺，孕妇禁针；可灸。

6. GB24– 日月

【定位】仰卧。在上腹部，当乳头直下，第 7 肋间隙，前正中线旁开 4 寸。

【主治】①胁痛、黄疸等肝胆病证。②胃痛、呕吐、吞酸、呃逆等肝胆犯胃病证。

【操作】斜刺 0.5～0.8 寸，不可深刺；可灸。

7. GB25– 京门

【定位】侧卧。在侧腰部，章门后 1.8 寸，当第 12 肋骨游离端的下方。

【主治】①腰痛，胁痛。②腹胀、泄泻、小便不利、水肿。

【操作】斜刺 0.5～0.8 寸，不可深刺；可灸。

8. GB30– 环跳

【定位】俯卧或侧卧。在股外侧部，侧卧屈股，当股骨大转子最凸点与骶管裂孔连线的外 1/3 与中 1/3 交点处。

【主治】①腰胯疼痛、下肢痿痹、半身不遂等腰腿疾患。②风疹。

【操作】直刺 2～2.5 寸；可灸。

9. GB31– 风市

【定位】俯卧或侧卧。在大腿外侧部的中线上，当腘横纹上 7 寸，或直立垂手时，中指尖处。

【主治】①下肢痿痹、麻木及半身不遂等下肢疾患。②遍身瘙痒。

【操作】直刺 1～1.5 寸；可灸。

10. GB34– 阳陵泉 合穴；胆下合穴；八会穴之筋会

【定位】俯卧或侧卧。在小腿外侧，当腓骨头前下方凹陷处。

【主治】①膝肿痛、下肢痿痹、麻木等下肢、膝关节疾患。②黄疸、胁痛、口苦、呕吐、吞酸等肝胆犯胃病证。③小儿惊风。

【操作】直刺或斜向下刺 1～1.5 寸；可灸。

11. GB39- 悬钟

【定位】仰卧或侧卧。在小腿外侧，当外踝尖上 3 寸，腓骨前缘。

【主治】①下肢痿痹。②胸胁满痛，颈项强痛。③痴呆、中风等髓海不足疾患。

【操作】直刺 0.5～0.8 寸；可灸。

12. GB40- 丘墟　原穴

【定位】仰卧。在足外踝的前下方，当趾长伸肌腱的外侧凹陷处。

【主治】①下肢痿痹，外踝肿痛。②胸胁痛，腋下肿，颈项痛。③目赤肿痛，目翳。

【操作】直刺 0.5～0.8 寸；可灸。

足少阳胆经经脉其他穴位见表 2-13。

表 2-13　足少阳胆经经脉其他穴位

序号	穴位名称	穴位	主治
1	GB1- 瞳子髎	在面部，目外眦旁，当眶外侧缘处	①目赤肿痛、目翳等目疾。②头痛
2	GB3- 上关	在耳前，下关直上，当颧弓的上缘凹陷处	①耳鸣，聤耳。②齿痛，口噤，口眼㖞斜。③偏头痛
3	GB4- 颔厌	在头部鬓发上，当头维与曲鬓弧形连线的上 1/4 与下 3/4 交点处	①偏头痛，眩晕。②目外眦痛，耳鸣，齿痛。③癫痫
4	GB5- 悬颅	在头部鬓发上，当头维与曲鬓弧形连线的中点处	①偏头痛。②面肿。③目外眦痛。④齿痛
5	GB6- 悬厘	在头部鬓发上，当头维与曲鬓弧形连线的上 3/4 与下 1/4 交点处	①偏头痛。②面肿。③目外眦痛。④耳鸣。⑤上齿痛
6	GB8- 率谷	在头部，当耳尖直上入发际 1.5 寸，角孙直上方	①偏头痛。②眩晕。③小儿急慢性惊风
7	GB9- 天冲	在头部，当耳根后缘直上入发际 2 寸，率谷后 0.5 寸处	①头痛，齿龈肿痛。②瘿气，惊恐，癫痫
8	GB10- 浮白	在头部，当耳后乳突的后上方，天冲与完骨的弧形连线的中 1/3 与上 1/3 交点处	①头痛，项强，耳鸣。②齿痛。③瘰疬。④咳逆。⑤足不能行
9	GB11- 头窍阴	在头部，当耳后乳突的后上方，天冲与完骨的中 1/3 与下 1/3 交点处	①头痛，耳鸣，耳聋。②胸胁痛，眩晕
10	GB13- 本神	在头部，当前发际上 0.5 寸，神庭旁开 3 寸，神庭与头维连线的内 2/3 与外 1/3 的交点处	①头痛，目眩，颈项强痛，胸胁痛。②癫痫，小儿惊风，半身不遂
11	GB14- 阳白	在前额部，当瞳孔直上，眉上 1 寸	①头痛。②目赤肿痛，目眩，眼睑瞤动，口眼㖞斜
12	GB15- 头临泣	在头部，当瞳孔直上入前发际 0.5 寸，神庭与头维连线的中点处	①头痛。②目痛，目翳，流泪，鼻渊，小儿惊痫

续表

序号	穴位名称	穴位	主治
13	GB16-目窗	在头部,当前发际上1.5寸,头正中线旁开2.25寸	①头痛,小儿惊痫。②目眩,目赤肿痛,近视。③面浮肿
14	GB17-正营	在头部,当前发际上2.5寸,头正中线旁开2.25寸	①偏头痛,目眩。②齿痛,唇吻强急
15	GB18-承灵	在头部,当前发际上4寸,头正中线旁开2.25寸	①头痛,目痛,眩晕。②鼻渊,鼻衄
16	GB19-脑空	在头部,当枕外隆凸的上缘外侧,头正中线旁开2.25寸,平脑户	①头痛,目眩,颈项强痛。②癫痫
17	GB22-渊腋	在侧胸部,举臂,当腋中线上,腋下3寸,第4肋间隙中	①腋下肿,胸满,胁痛。②臂痛不举
18	GB23-辄筋	在侧胸部,渊腋前1寸,平乳头,第4肋间隙中	①腋肿,胸满胁痛。②呕吐,吞酸,喘息
19	GB26-带脉	在侧腹部,章门下1.8寸,当第11肋骨游离端下方垂线与脐水平线的交点上	①腹痛,腰胁痛。②经闭,月经不调,带下,疝气
20	GB27-五枢	在侧腹部,当髂前上棘的前方,横平脐下3寸处	①少腹痛,疝气,便秘。②阴挺,带下,月经不调
21	GB28-维道	在侧腹部,当髂前上棘的前下方,五枢前下0.5寸	①少腹痛,腰胯痛,疝气。②阴挺,带下,月经不调
22	GB29-居髎	在髋部,当髂前上棘与股骨大转子最凸点连线的中点处	①腰痛。②下肢痿痹。③疝气
23	GB32-中渎	在大腿外侧,当风市下2寸,或腘横纹上5寸,股外侧肌与股二头肌之间	①下肢痿痹。②麻木。③半身不遂
24	GB33-膝阳关	在膝外侧,当阳陵泉上3寸,股骨外上髁上方的凹陷处	①膝膑肿痛。②腘筋挛急。③小腿麻木
25	GB35-阳交	在小腿外侧,当外踝尖上7寸,腓骨后缘	①膝胫痛,下肢痿痹。②胸胁痛,癫狂,惊悸
26	GB36-外丘	在小腿外侧,当外踝尖上7寸,腓骨前缘,平阳交	①下肢痿痹,脚气。②颈项痛,胸胁痛,癫痫
27	GB37-光明	在小腿外侧,当外踝尖上5寸,腓骨前缘	①下肢痿痹。②目痛,夜盲,乳房胀痛
28	GB38-阳辅	在小腿外侧,当外踝尖上4寸,腓骨前缘稍前方	①下肢外侧痛,腋下痛,胸胁痛,偏头痛,目外眦痛。②瘰疬
29	GB41-足临泣	在足背外侧,当足四趾本节(第4跖趾关节)的后方,小趾伸肌腱的外侧凹陷处	①足跗肿痛,偏头痛,目痛,胁肋痛。②乳痈。③瘰疬。④疟疾
30	GB42-地五会	在足背外侧,当足四趾本节(第4跖趾关节)的后方,第4、第5跖骨之间,小趾伸肌内侧缘	①足跗肿痛,头痛,目赤痛,胁痛。②耳鸣,耳聋。③乳痈

续表

序号	穴位名称	穴位	主治
31	GB43-侠溪	在足背外侧,当第4、第5趾间,趾蹼缘后方赤白肉际处	①足跗肿痛,胸胁痛。②头痛,耳鸣,耳聋,目痛,眩晕。③热病
32	GB44-足窍阴	在足第4趾末节外侧,距趾甲角0.1寸	①足跗肿痛。②偏头痛,目赤肿痛,耳鸣,耳聋,喉痹,胁痛,热病,多梦

(十二)足厥阴肝经(Liver Meridian of Foot-Jueyin, LR.)

【经脉循行】起于足大趾外侧,沿足背经内踝前上行,至内踝上8寸交于足太阴经之后,上经腘窝内缘,沿大腿内侧,上入阴毛中,环绕阴器,上达小腹,夹胃两旁,属于肝,络于胆,再向上穿过横膈,分布于胁肋,沿着喉咙的后面,上入鼻咽部,连于目系,从额部浅出,与督脉交会于颠顶部。目系支脉,从目系分出,下循面颊,环绕唇内。肝部支脉,从肝分出,穿过横膈,向上流注于肺,与手太阴肺经相接。

【主治】①肝胆病:黄疸,胸胁胀痛,呃逆及肝风内动所致的中风、头痛、眩晕、惊风等。②妇科病、前阴病:月经不调、痛经、崩漏、带下、遗尿、小便不利等。③经脉循行部位的其他病证:下肢痹痛、麻木、不遂等。

【常见穴位】本经起于大敦,止于期门,左右各14个穴位(图2-18)。

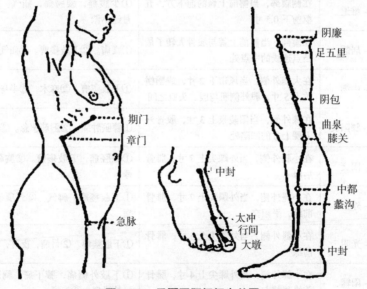

图2-18 足厥阴肝经经穴总图

1. LR1-大敦 井穴

【定位】在足大趾末节外侧,距趾甲角0.1寸。

【主治】①疝气,少腹痛。②遗尿,癃闭,五淋,尿血。③月经不调,崩漏,缩阴,阴挺。④癫痫。

【操作】斜刺0.1~0.2寸,或点刺出血;可灸。

2. LR2- 行间　荥穴

【定位】正坐或仰卧。在足背侧，当第1、第2趾间，趾蹼缘的后方，赤白肉际处。

【主治】①足跗肿痛，下肢痿痹。②胸胁满痛。③中风、癫痫、头痛、目眩、目赤肿痛、口㖞等肝经风热病证。④月经不调、痛经、闭经、崩漏、带下等妇科病证。⑤阴中痛，疝气。⑥遗尿，癃闭。

【操作】直刺0.5～0.8寸；可灸。

3. LR3- 太冲　输穴；原穴

【定位】正坐或仰卧。在足背侧，当第1、第2跖骨间隙的后方凹陷处。

【主治】①足跗肿痛，下肢痿痹。②胸胁满痛。③中风、癫痫、头痛、目眩、目赤肿痛、口㖞等肝经风热病证。④月经不调、痛经、闭经、崩漏、带下等妇科病证。⑤阴中痛，疝气。⑥遗尿，癃闭。⑦黄疸、胁痛、腹胀、呃逆等肝胃病证。

【操作】直刺0.5～0.8寸；可灸。

4. LR5- 蠡沟　络穴

【定位】正坐或仰卧。在小腿内侧，当足内踝尖上5寸，胫骨内侧面的中央。

【主治】①月经不调，赤白带下，阴挺，阴痒。②小便不利，疝气，睾丸肿痛。

【操作】平刺0.5～0.8寸；可灸。

5. LR8- 曲泉　合穴

【定位】正坐或仰卧。屈膝，在膝内侧，当膝关节内侧面横纹内侧端，股骨内上髁的后缘，半腱肌、半膜肌止端的前缘凹陷处。

【主治】①膝髌肿痛，下肢痿痹。②月经不调，痛经，带下，阴挺，阴痒，产后腹痛。③遗精，阳痿，疝气，小便不利。

【操作】直刺1～1.5寸；可灸。

6. LR13- 章门　脾募穴；八会穴之脏会

【定位】仰卧。在侧腹部，当第11肋游离端的下方。

【主治】①腹痛、腹胀、腹泻、呕吐等肠胃病证。②胁痛、黄疸、痞块等肝脾病证。

【操作】直刺0.5～0.8寸；可灸。

足厥阴肝经经脉其他穴位见表2-14。

表2-14　足厥阴肝经经脉其他穴位

序号	穴位名称	定位	主治
1	LR4-中封	在足背侧，当足内踝前，商丘与解溪连线之间，胫骨前肌腱的内侧凹陷处	①内踝肿痛，阴茎痛，腹痛。②疝气，小便不利，遗精，黄疸
2	LR6-中都	在小腿内侧，当足踝尖上7寸，胫骨内侧面的中央	①胫寒痹痛，胁痛。②疝气，腹痛，泄泻。③崩漏，恶露不尽
3	LR7-膝关	在小腿内侧，当胫骨内上髁的后下方，阴陵泉后1寸，腓肠肌内侧头的上部	①膝髌肿痛。②下肢痿痹
4	LR9-阴包	在大腿内侧，当股骨内上髁上四寸，股内肌与缝匠肌之间	①腹痛，腰骶痛。②小便不利，遗尿。③月经不调

续表

序号	穴位名称	定位	主治
5	LR10-足五里	在大腿内侧，当气冲直下3寸，大腿根部，耻骨结节的下方，长收肌的外缘	①少腹胀痛，小便不利。②睾丸肿痛，阴挺，阴囊湿疹。③倦怠嗜卧
6	LR11-阴廉	在大腿内侧，当气冲直下2寸，大腿根部，耻骨结节的下方，长收肌的外缘	①下肢挛急，股内侧痛。②少腹疼痛，月经不调，带下
7	LR12-急脉	在耻骨结节的外侧，当气冲外下方腹股沟股动脉搏动处，前正中线旁开2.5寸	①股内侧痛，少腹痛，疝气。②外阴痛痒，阴挺
8	LR14-期门	在胸部，当乳头直下，第6肋间隙，前正中线旁开4寸	①胸胁胀痛，乳痈。②呕吐，吞酸，呃逆，腹胀，腹泻

二、任脉（Ren Meridian, CV.）

【经脉循行】起于小腹内，下出会阴部，向上行于阴毛部，沿着腹内，向上经过关元等穴，到达咽喉部，再上行环绕口唇，经过面部，进入眼眶下，联系于目。

【主治】①脏腑病：腹部、胸部相关内脏病。②妇科病、前阴病：月经不调、痛经、崩漏、带下、遗精、阳痿、小便不利、遗尿等。③颈及面口病：瘿气、梅核气、咽喉肿痛、暴喑、口㖞、齿痛等；神志病：癫痫、失眠等。④虚证：部分腧穴有强壮作用，主治虚劳、虚脱等。

【常见穴位】本经起于会阴，止于承浆，一名一穴，共24个穴位（图2-19）。

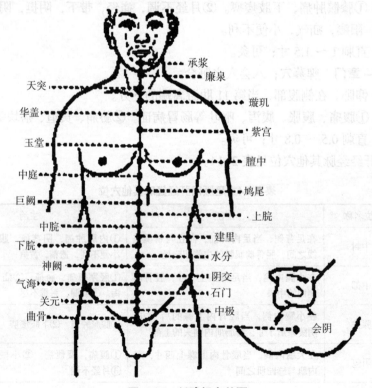

图2-19　任脉经穴总图

1. CV2- 曲骨

【定位】仰卧位。在下腹部，在前正中线上，耻骨联合上缘的中点处。

【主治】①带下，月经不调，痛经。②小便淋沥，遗尿。③遗精，阳痿。④疝气，少腹胀满。

【操作】直刺 0.5～1 寸，针前排尿，孕妇禁针；可灸。

2. CV3- 中极　膀胱募穴

【定位】仰卧位。在下腹部，前正中线上，当脐中下 4 寸。

【主治】①遗尿、小便不利、癃闭等泌尿系病证。②遗精、阳痿、不育等男科病证。③月经不调、崩漏、阴挺、阴痒、不孕、产后恶露不止、带下等妇科病证。

【操作】直刺 0.5～1 寸，孕妇慎用。

3. CV4- 关元　小肠募穴

【定位】仰卧位。在下腹部，前正中线上，当脐中下 3 寸。

【主治】①腹泻、痢疾、脱肛、便血等肠腑病证。②月经不调、痛经、经闭、崩漏、带下、阴挺、产后恶露不尽、胞衣不下等妇科病证。③遗精、阳痿、早泄等男科病证。④小便不利、遗尿等泌尿系病证。⑤疝气。⑥中风脱证、羸瘦无力等元阳虚损病证。⑦保健灸等常用穴。

【操作】直刺 0.5～1 寸；针前排尿，孕妇禁针；可灸。

4. CV6- 气海　肓之原穴

【定位】仰卧位。在下腹部，前正中线上，当脐中下 1.5 寸。

【主治】①水谷不化、绕脐疼痛、腹泻、痢疾、便秘等肠腑病证。②月经不调、痛经、经闭、崩漏、带下、阴挺、产后恶露不止、胞衣不下等妇科病证。③遗精、阳痿、早泄等男科病证。④小便不利、遗尿等泌尿系病证。⑤疝气。⑥虚脱、形体羸瘦、脏气衰惫、乏力等元气虚损病证。⑦保健灸常用穴。

【操作】直刺 1～2 寸，孕妇慎用；可灸。

5. CV10- 下脘

【定位】仰卧位。在上腹部，前正中线上，当脐中上 2 寸。

【主治】①腹痛、腹胀、腹泻、呕吐、完谷不化、小儿疳积等脾胃病证。②痞块。

【操作】直刺 1～2 寸；可灸。

6. CV12- 中脘　胃募穴；八会穴之腑会

【定位】仰卧位。在上腹部，前正中线上，当脐中上 4 寸。

【主治】①胃痛、纳呆、呕吐、吞酸、呃逆、小儿疳积等脾胃病证。②黄疸。③癫狂，脏躁。

【操作】直刺 1～1.5 寸；可灸。

7. CV13- 上脘

【定位】仰卧位。在上腹部，前正中线上，当脐中上 6 寸。

【主治】胃痛、纳呆、呕吐、呃逆等胃腑病证；癫痫。

【操作】直刺 1～1.5 寸；可灸。

8. CV17- 膻中

【定位】仰卧位。在胸部,当前正中线上,平第4肋间,两乳头连线的中点。

【主治】①产后乳少、乳痈、乳癖等胸乳病证。②咳嗽、气喘、胸闷、心痛、噎膈、呃逆等胸中气机不畅病证。

【操作】平刺0.3～0.5寸;可灸。

9. CV22- 天突

【定位】仰卧位。在颈部,当前正中线上,胸骨上窝中央。

【主治】①咳嗽、哮喘、胸痛、咽喉肿痛、暴喑等肺系病证。②瘿气、梅核气、噎膈等气机不畅病证。

【操作】先直刺0.2寸,然后将针尖朝向下方,沿胸骨柄后缘、气管前缘缓慢向下刺入0.5～1寸;可灸。

10. CV23- 廉泉

【定位】仰卧位。在颈部,当前正中线上,喉结上方,舌骨上缘凹陷处。

【主治】①舌下肿痛,舌根缩急,舌纵涎出,舌强失语。②暴喑,喉痹。

【操作】向舌根斜刺0.5～0.8寸;可灸。

任脉其他穴位见表2-15。

表2-15 任脉其他穴位

序号	穴位名称	定位	主治
1	CV1- 会阴	在会阴部,男性当阴囊根部与肛门连线的中点。女性当大阴唇后联合与肛门连线的中点	①阴痒,阴痛,阴挺,遗精,月经不调。②脱肛,疝气,痔疮,二便不利。③溺水窒息,昏迷,癫狂
2	CV5- 石门	在下腹部,前正中线上,当脐中下2寸	①水肿,小便不利,泄泻,腹痛,疝气。②遗精,阳痿,经闭,崩漏,带下
3	CV7- 阴交	在下腹部,前正中线上,当脐中下1寸	①腹痛,水肿,小便不利,疝气。②月经不调,带下
4	CV8- 神阙	在腹中部,脐中央	①虚脱、中风脱证等元阳暴脱。②腹痛、腹胀、腹泻、便秘、脱肛等肠腑病证。③水肿,小便不利。④保健灸常用穴
5	CV9- 水分	在上腹部,前正中线上,当脐中上1寸	①腹痛,肠鸣。②反胃。③水肿。④小便不利
6	CV11- 建里	在上腹部,前正中线上,当脐中上3寸	①胃痛、呕吐、食欲不振、腹痛、腹胀等脾胃病证。②水肿
7	CV14- 巨阙	在上腹部,前正中线上,当脐中上6寸	①胸痛,心悸。②呕吐,吞酸,噎膈。③癫狂,痫证
8	CV15- 鸠尾	在上腹部,前正中线上,当剑胸结合部下1寸	①腹痛,腹胀。②癫狂痫
9	CV16- 中庭	在胸部,前正中线上,平第5肋间,即剑胸结合部	①胸胁胀满,心痛,噎膈。②呕吐,小儿吐乳
10	CV18- 玉堂	在胸部,前正中线上,平第3肋间	①胸痛,咳嗽,气喘,心烦。②呕吐

续表

序号	穴位名称	定位	主治
11	CV19-紫宫	在胸部，前正中线上，平第2肋间	胸痛，咳嗽，气喘，心烦
12	CV20-华盖	在胸部，前正中线上，平第1肋间	①咳嗽，气喘。②胸胁胀痛
13	CV21-璇玑	在胸部，前正中线上，天突下1寸	①咳嗽，气喘，胸痛。②咽喉肿痛
14	CV24-承浆	在面部，颏唇沟的正中凹陷处	①口㖞，齿龈肿痛，流涎。②暴喑。③癫狂

三、督脉（DU Meridian，GV.）

【经脉循行】起于小腹内，下出于会阴部，向后行于脊柱的内部，上达项后风府进入脑内，上行颠顶，沿前额下行鼻柱，止于上唇内龈交穴。

【主治】①脏腑病：五脏六腑相关病证。②神志病、热病：失眠、健忘、昏迷、发热、中暑、惊厥等。③头面五官病：头痛，眩晕，口、齿、鼻、目等疾患。④经脉循行部位的其他病证：头项、脊背、腰骶疼痛，下肢痿痹等。

【常用穴位】本经起于长强，止于龈交，一名一穴，共28个穴位（图2-20）。

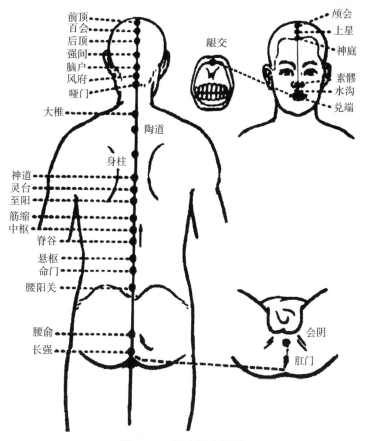

图2-20 督脉经穴总图

1. GV1- 长强　络穴

【定位】在尾骨端下,当尾骨端与肛门连线的中点处。

【主治】①腰痛,尾骶部痛。②痔疾、脱肛、泄泻、痢疾、便秘等肛肠疾患。③癫痫,狂证。

【操作】斜刺,针尖向上与骶骨平行刺入 0.5～1 寸;不宜直刺,以免伤及直肠。

2. GV3- 腰阳关

【定位】在腰部,当后正中线上,第 4 腰椎棘突下凹陷中。

【主治】①腰骶疼痛,下肢痿痹。②月经不调、赤白带下、痛经、经闭、不孕等妇科病证。③遗精、阳痿等男科病证。

【操作】直刺 0.5～1 寸;可灸。

3. GV4- 命门

【定位】在腰部,当后正中线上,第 2 腰椎棘突下凹陷中。

【主治】①腰脊强痛,下肢痿痹。②月经不调、赤白带下、痛经、经闭、不孕等妇科病证。③遗精、阳痿、精冷不育、小便频数等男性肾阳不足病证。④小腹冷痛,腹泻。

【操作】直刺 0.5～1 寸;可灸。

4. GV14- 大椎

【定位】俯卧或俯伏坐位。在后正中线上,第 7 颈椎棘突下凹陷中。

【主治】①项强,脊痛。②恶寒发热、咳嗽、气喘等外感病证。③热病,疟疾,骨蒸潮热。④癫痫狂、小儿惊风等神志病证。⑤风疹,痤疮。

【操作】直刺 0.5～1 寸;可灸。

5. GV16- 风府

【定位】俯卧或正坐位。在项部,当后发际正中直上 1 寸,枕外隆凸直下,两侧斜方肌之间凹陷处。

【主治】①中风、癫痫狂、癔病等内风为患的神志病证。②眩晕、头痛、颈项强痛、咽喉肿痛、失音、目痛、鼻衄等内外风为患的病证。

【操作】正坐位。头微前倾,项部放松,向下颌方向缓慢刺入 0.5～1 寸;不可向上深刺,以免刺入枕骨大孔,伤及延髓。

6. GV20- 百会

【定位】正坐或卧位。在头部,当前发际正中直上 5 寸,或两耳尖连线的中点处。

【主治】①痴呆、中风、失眠、健忘、癫狂痫、癔病等神志病证。②头痛、眩晕、耳鸣等头面病证。③脱肛、阴挺、胃下垂等气失固摄而致的下陷性病证。

【操作】平刺 0.5～1 寸;可灸。

7. GV24- 神庭

【定位】仰卧或仰靠坐位。在头部,当前发际正中直上 0.5 寸。

【主治】①头痛、目眩、目赤、鼻渊、鼻衄等头面五官病证。②癫狂痫、失眠等神志病证。

【操作】平刺 0.5～0.8 寸；可灸。

8. GV26- 水沟

【定位】仰卧或仰靠坐位。在面部，当人中沟的上 1/3 与中 1/3 交点处。

【主治】①鼻塞、鼻衄、面肿、口㖞、齿痛、牙关紧闭等面鼻口部病证。②昏迷、晕厥中风、中暑、休克、呼吸衰竭等急危重症，为急救要穴之一。③癫狂痫、癔病、急慢惊风等神志病证。④闪挫腰痛。

【操作】向上斜刺 0.3～0.5 寸，强刺激；或指甲掐按。

督脉其他穴位见表 2-16。

表 2-16 督脉其他穴位

序号	穴位名称	定位	主治
1	GV2- 腰俞	在骶部，当后正中线上，适对骶管裂孔	①腰脊背痛。②痔疮。③癫痫。④月经不调。⑤下肢痿痹
2	GV5- 悬枢	在腰部，当后正中线上，第 1 腰椎棘突下凹陷处	①腰脊强痛。②肠鸣腹痛，完谷不化。③泄泻
3	GV6- 脊中	在背部，当后正中线上，第 11 胸椎棘突下凹陷处	①腰脊强痛。②泄泻，黄疸，痔疮，脱肛。③癫痫
4	GV7- 中枢	在背部，当后正中线上，第 10 胸椎棘突下凹陷处	①黄疸，呕吐，腹痛，食欲不振。②腰背疼痛
5	GV8- 筋缩	在背部，当后正中线上，第 9 胸椎棘突下凹陷处	①腰背强痛。②胃痛。③癫痫
6	GV9- 至阳	在背部，当后正中线上，第 7 胸椎棘突下凹陷处	①黄疸。②胸胁胀痛，咳喘，脊强，背痛
7	GV10- 灵台	在背部，当后正中线上，第 6 胸椎棘突下凹陷处	①咳嗽，气喘，背痛，项强。②疔疮。③疟疾
8	GV11- 神道	在背部，当后正中线上，第 5 胸椎棘突下凹陷处	①心悸。②健忘，癫痫。③咳喘。④脊背强痛
9	GV12- 身柱	在背部，当后正中线上，第 3 胸椎棘突下凹陷处	①腰脊强痛。②咳嗽，气喘。③癫狂痫。④疔疮
10	GV13- 陶道	在背部，当后正中线上，第 1 胸椎棘突下凹陷处	①头痛，热病。②疟疾。③脊项强急
11	GV15- 哑门	在项部，当后发际正中直上 0.5 寸，第 1 颈椎下	①舌强不语。②暴喑。③头痛，项强，癫狂痫
12	GV17- 脑户	在头部，后发际正中直上 2.5 寸，风府上 1.5 寸，枕外隆凸的上缘凹陷处	①头晕头重，眩晕，项强，暴喑，癫狂痫。②瘿瘤
13	GV18- 强间	在头部，后发际正中直上 4 寸（脑户上 1.5 寸）	头痛，目眩，项强，癫狂
14	GV19- 后顶	在头部，后发际正中直上 5.5 寸（脑户上 3 寸）	头痛，眩晕，项强，癫狂

续表

序号	穴位名称	定位	主治
15	GV21-前顶	在头部,当前发际正中直上3.5寸(百会前1.5寸)	①头痛,眩晕,目赤面痛,偏瘫,癫痫。②鼻渊
16	GV22-囟会	在头部,当前发际正中直上2寸(百会前3寸)	①头痛,眩晕,中风,癫痫。②鼻渊,鼻衄
17	GV23-上星	在头部,当前发际正中直上1寸	①头痛,眩晕,目痛,热病,癫狂。②鼻渊,鼻衄。③疟疾
18	GV25-素髎	在面部,当鼻尖的正中央	①鼻渊,鼻衄,酒渣鼻。②喘息。③惊厥,昏迷,小儿惊厥
19	GV27-兑端	在面部,当上唇的尖端,人中沟下端的皮肤与唇的移行部	①口㖞唇紫,牙龈肿痛。②癫狂。③鼽衄
20	GV28-龈交	在上唇部,唇系带与上齿龈的相接处	①牙龈肿痛,口㖞,口臭,口噤,齿衄。②鼻渊。③腰扭伤。④项强,癫狂。⑤痔疮

第三章 针 灸

古代医家经过长期医疗实践的总结，认识到针灸具有调和阴阳、疏通经络、扶正祛邪的作用。《灵枢·根结》云："用针之要，在于知调阴与阳。调阴与阳，精气乃光，合形与气，使神内藏。"目的是治病防病，使脏腑功能趋于调和。《灵枢·九针十二原》云："凡用针者，虚则实之，满则泄之，宛陈则除之，邪胜则虚之。"《灵枢·终始》云："凡刺之法，必察其形气。"《灵枢·寿夭刚柔》云："……人之生也，有刚有柔，有弱有强，有短有长，有阴有阳。"《灵枢·终始》云："凡刺之道，气调而止。"

第一节 针灸治疗总论

针灸治疗疾病是以中医基础理论为指导，运用针灸的方法，根据患者的具体情况加以辨证论治。针灸治疗是根据阴阳、脏腑、经络学说，运用"四诊合参"诊察疾病，获得病情资料，通过八纲、脏腑、经络辨证，归纳分析临床各种证候，明确疾病的病因病机和病位，确定疾病性质和病情的标本缓急，进而进行配穴处方，或针或灸，或针灸并用，或补或泻，或补泻兼施，以达到经脉气血通畅、脏腑阴阳平和从而治愈疾病的目的。

针灸学的辨证论治主要以八纲辨证、脏腑辨证和经络辨证为主。八纲是各种证候的概括，是各种辨证的总纲。人体的一切功能活动都要依赖脏腑经络，临床上的一切病证不外乎是脏腑经络功能失常的病理反应。不同的脏腑、经络功能反映了不同的病理变化和临床证候，故需要运用辨证方法，分析归纳临床证候，找出病因、病机和病位，以做出正确的诊治。

一、八纲辨证

八纲是指阴、阳、表、里、寒、热、虚、实八类基本证候。八纲辨证是通过对"四诊"收集来的临床资料进行综合分析，用八纲进行归纳，从而判断疾病部位、性质和邪正盛衰等情况的辨证方法。

（一）阴阳

阴阳代表事物相互对立又相互联系的两个方面，一切疾病的病理变化都可以归纳为阴阳偏盛、偏衰两类。凡是太过的、兴奋的、亢进的、热性的都属于阳，凡是不及的、抑制的、衰退的、寒性的都属于阴，这是中医辨证对阴阳的分类。

1. 阴证 临床表现为颜面苍白，暗淡无光，神疲倦卧，畏寒不渴，少气懒言，声音低微，大便溏泄，小便清长，舌质淡，苔白，脉沉细微弱。

2. 阳证 临床表现为颜面潮红，烦躁不安，口渴发热，呼吸急迫，声音洪亮，大便秘结，小便短赤，舌质红苔黄，脉洪大滑数。

阴证在临床上常见为里虚寒证，治疗以针刺补法，宜深刺久留针，并用灸法。阳证多为表实热证，治疗上针用泻法，宜浅刺少留针，或点刺出血，少灸或不灸。阴证与阳证可相互转化，阴证转为阳证多为病情缓解，阳证转化为阴证多为病情加重。疾病发展到危重阶段，人体阴阳耗伤太过，还可出现亡阴亡阳证候。若不及时抢救，患者多有生命危险。

（二）表里

表里是鉴别疾病部位的深浅和病情轻重的两个纲领，病变发生在皮肤、肌肉、经络等浅表部位的属于表，病变发生在脏腑的则属于里。一般而言，表证病情相对较轻，里证病情相对较重。

1. 表证 临床表现以发热、恶风寒、头痛身痛、苔薄白、脉浮为主。表证又有表寒、表热、表虚、表实之分。表证治宜取督脉、手太阴、手阳明和足太阳经腧穴为主，宜浅刺。表热证少留针，表寒证可施灸法；表虚证针用补法，表实证针用泻法。

2. 证型 根据疾病性质和邪正盛衰，里证可分为里寒、里热、里虚、里实四类证型。临床治疗方面，里证多取与有关脏腑相联属的经脉腧穴为主，宜深刺。里寒证宜留针，并用灸法；里热证，针用泻法。里虚证针用补法，并可施灸；里实证针用泻法，不灸。

（三）寒热

寒热是鉴别疾病性质的两个纲领，寒证是感受寒邪或体内阳虚所表现的证候，热证是感受热邪或体内阴虚所表现的证候。

寒证与热证的病性从根本上相反，两者所表现的征象也完全不同。寒证以恶寒喜温、口淡不渴或渴喜热饮、面色苍白、肢冷蜷卧、大便稀溏、小便清长、舌淡苔白而润、脉迟或紧等症状为主。热证以发热喜凉、口渴喜冷饮、面目红赤、烦躁不安、大便秘结、小便短赤、舌红苔黄、脉数等症状为主。

寒证治疗宜用温热法，多取任脉和手足三阴经腧穴为主，宜留针，并用灸法。热证治疗宜清法，多取督脉和手足三阳经腧穴，针刺或泻或补泻兼施，少留针，或点刺出血。

（四）虚实

虚实是鉴别人体正气强弱和邪气盛衰的两个纲领。《素问·通评虚实论》说："邪气盛则实，精气夺则虚。"虚证是指正气不足的证候，多见于慢性病或重病之后，或禀赋不足，正气虚弱。实证是指邪气亢盛的证候，多见于急性病，或体质强实，病势较盛者。

虚证的主要临床表现为精神萎靡，形体消瘦，心悸气短，自汗盗汗，大便溏薄，小便频数或不禁，舌淡少苔，脉无力。实证的主要临床表现为烦躁不安，胸腹胀满，疼痛拒按，大便秘结或里急后重，小便不通或淋沥涩痛，舌红苔厚腻，脉有力。虚证治疗宜取任脉和手足三阴经腧穴为主，针用补法，并用灸法。实证治疗宜取督脉和手足三阳经腧穴为主，针用泻法。

二、脏腑证治

临床对脏腑病变所表现的各种症状和体征进行分析、归纳、辨别疾病属于何脏腑、属虚属实、属寒属热，并制订出相应的治疗大法，称为脏腑证治。

（一）肺与大肠证治

1. 肺 其病变可概括为虚实两大类，实证主要包括风寒外束、邪热蕴肺和痰浊阻肺，虚证主要有肺阴虚、肺气虚。

（1）实证

1）风寒束肺：症见恶寒发热，头痛，骨节酸痛，无汗，鼻塞流涕，咳嗽而痰涎稀薄，苔薄白，脉浮紧等。治宜取手太阴、手阳明和足太阳经腧穴为主，针用泻法，并可施灸。

2）邪热蕴肺：症见咳嗽气息喘促，痰多黄黏，甚则咳吐腥臭脓血，胸闷，胸痛，身热口渴，或鼻流黄涕，鼻衄，咽喉肿痛，舌红而干，脉数。治宜取手太阴和手阳明经腧穴为主，针用泻法，或用三棱针点刺出血，禁灸。

3）痰浊阻肺：症见咳嗽气喘，喉中痰鸣，痰稠量多，胸胁支满疼痛，倚息不得安卧，苔白腻，脉多滑或滑数。治宜取手、足太阴和足阳明经腧穴为主，针用泻法，并可施灸。

（2）虚证

1）肺阴虚：症见干咳少痰，或痰中带血，咽干，潮热，盗汗，舌红少苔，脉多细数。治宜取手太阴、足少阴经腧穴和背俞穴为主，针用补法，禁灸。

2）肺气虚：症见咳嗽气短，痰液清稀，面色㿠白，倦怠懒言，形寒自汗，舌淡苔白，脉虚弱。治宜取手足太阴经腧穴和背俞穴为主，针用补法，或针灸并用。

2. 大肠 其病变主要是传导功能失常，可概括为寒、热、虚、实四种证型。

（1）大肠寒证 症见腹痛喜温，肠鸣泄泻，苔白滑，脉多沉迟。治疗宜取大肠的募穴和下合穴为主，针灸并用。

（2）大肠热证 症见便泻黄糜，臭秽异常，肛门热痛，或便下鲜血，或痢下赤白，身热口渴，若热结而为肠痈，则见腹痛拒按，右腿屈而不能伸展，苔多黄燥，脉滑数。治疗均宜取手足阳明经腧穴和大肠募穴、下合穴为主，针用泻法。

（3）大肠虚证 症见大便失禁，肛门滑脱，舌淡苔薄，脉细弱。治宜取足太阴、足阳明和任、督腧穴为主，针灸并用，针用补法，重用灸法。

（4）大肠实证　症见大便秘结，或下痢不爽，里急后重，腹痛拒按，苔黄厚，脉沉实有力。治宜取手足阳明经腧穴为主，针用泻法，不灸。

（二）脾与胃证治

1. 脾　病变主要表现为运化失常、统摄无权两方面，病证有寒、热、虚、实之分。

（1）脾寒证　症见腹痛隐隐，泄泻，完谷不化，小便清长，四肢清冷，或便血久延，或月经漏下，或带下绵绵，舌淡苔白，脉沉迟。治宜取足太阴、足阳明、任脉腧穴和本脏俞、募穴为主，针用补法，或针灸并用。

（2）脾热证　症见脘腹痞满或疼痛，口腻而黏，不思饮食，肢体困重乏力，或头重如裹，身热不扬，或面色黄而溺赤，苔厚腻而黄，脉濡数。治宜取足太阴、足阳明经腧穴和本脏俞、募穴为主，针用泻法，不灸。

（3）脾虚证　症见面色萎黄，少气懒言，倦怠无力，肌肉消瘦，呕吐纳呆，腹胀便溏，甚则四肢不温，足跗浮肿，舌淡苔白，脉濡数。治宜取足太阴、足阳明经腧穴和本脏俞、募穴为主，针用补法，并以重灸。

（4）脾实证　症见腹部胀满，或有疼痛；若因湿热蕴蒸，则见肤黄溺赤；若由湿阻而脾阳不振则见脘闷而腹满，大小便不利，甚至形成肿块。治宜取足太阴、足阳明经腧穴为主，针用泻法。

2. 胃　其病变主要为胃腑功能失常，可出现寒、热、虚、实四个证型。

（1）胃寒证　症见胃脘胀痛，泛吐清涎，喜热饮，或伴呕吐，呃逆，苔白滑，脉沉迟或弦紧。治宜取足阳明、足太阴、手厥阴经腧穴和本腑俞、募穴为主，针用补法，或针灸并用。

（2）胃热证　症见身热，口渴引饮，善饥嘈杂，或食入即吐，喜冷恶热，易惊，谵妄，癫狂，或大便燥结，苔黄燥，脉洪大有力。治宜取手足阳明经腧穴为主，针用泻法，不灸。

（3）胃虚证　症见胃脘隐痛，痛不喜按，得食痛减，旋即微痞，嗳气不除，气短无力，面色少华，唇舌淡红，脉缓细弱。治宜取足阳明经腧穴和本腑俞、募穴为主，针用补法，多灸。

（4）胃实证　包括两种情况：①胃火炽盛：症见消谷善饥，口渴欲饮。②食滞留阻：症见脘腹胀闷，甚至疼痛拒按，舌红苔黄，脉滑实。治宜取足阳明经腧穴和本腑募穴为主，针用泻法。

（三）心与小肠证治

1. 心　病变主要为血脉功能和精神思维活动失常，可分为虚实两类。虚证包括心阳不足、心阴不足，实证包括痰火扰心、心火上炎、心血瘀阻。

（1）虚证

1）心阳不足：症见心悸，胸闷，气短，心痛，面色无华，舌淡苔白，脉细弱或虚大无力。治宜取手厥阴经腧穴和本脏俞、募穴为主，针用补法，或针灸并施。

2）心阴不足：症见心悸，心烦，少寐或多梦，甚或健忘，盗汗，梦遗，舌干质红，苔少，脉细数。治宜取手厥阴、手足少阴腧穴为主，针用补法。

（2）实证

1）痰火扰心：症见心悸，不寐，心胸烦热，或为癫狂，或为痴呆，语无伦次，哭笑无常，或面赤口渴，或吐血衄血，小便赤热，舌红苔黄，脉滑数。治宜取手少阴、手厥阴、足阳明经腧穴和本脏背俞穴为主，针用泻法，禁灸。

2）心火上炎：症见口腔糜烂，烦躁，喉痛，目赤而痛，头痛，或鼻衄，舌红苔黄，脉弦数。治宜取手少阴经腧穴为主，针用泻法，不灸。

3）心血瘀阻：症见心悸不宁，左胸作闷，甚则刺痛，痛甚连及左背与肩胛部，严重时可见面色发青，爪甲青紫，舌质淡红，或有瘀斑，脉多结代。治宜取手厥阴、手少阴经腧穴和背俞穴为主，针用泻法，或补泻兼施。

2. 小肠 病变主要表现为肠中水液不能充分泌渗吸收，以致水谷不分，清浊混淆，有寒热之分。

（1）**小肠寒证** 症见小腹隐痛喜温，肠鸣溏泄，小便频数，舌淡苔薄白，脉细而缓。治宜取本腑俞穴、募穴及其下合穴为主，针用补法，或针灸并用。

（2）**小肠热证** 症见心烦，口舌生疮，咽痛，小便短赤，甚或溺血，小腹胀痛，舌红苔黄，脉滑数。治宜取手少阴、手少阳经腧穴及其募穴、下合穴为主，针用泻法。

（四）肾与膀胱证治

1. 肾 病变主要表现在水液代谢、生殖和纳气功能失常等方面。

（1）**肾气不足** 症见面色淡白，腰脊酸软，下肢无力，阳痿早泄，溺多或遗尿，头晕耳鸣，或听力减退，舌淡苔白，脉弱。治宜取本脏俞穴、募穴和任、督、足少阴经腧穴为主，针用补法，多用灸法。

（2）**肾不纳气** 症见短气喘逆，动则尤甚，自汗懒言，头晕，畏寒，两足逆冷，面浮色白，舌淡苔薄，脉细弱或浮而无力。治宜取本脏俞募穴和任、督、足少阴经腧穴为主，针用补法或针灸并施，重灸为宜。

（3）**肾阳不足** 症见周身浮肿，下肢尤甚，按之陷而不起咳逆上气，动则喘息，痰多稀薄，大便溏薄，舌润滑，苔薄白，脉沉滑。治宜取任、督和足少阴经腧穴为主，针用补法，或针灸并用，多灸为宜。

（4）**肾阴亏虚** 症见形体虚弱，头晕耳鸣，少寐健忘，多梦遗精，腰酸腿软，或颧赤唇红，潮热盗汗，口干咽燥，或干咳无痰，或痰中带血，舌红少苔，脉多细数。治宜取足太阳和足少阴经腧穴为主，或配手太阴和手少阴经腧穴，针用补法。

2. 膀胱 病变主要表现为膀胱启闭失常，临床分为虚寒证和实热证。

（1）**膀胱虚寒证** 症见小便频数，或遗溺，舌淡苔白滑，脉细弱。治宜取本腑俞穴、募穴和足太阳、足少阴经腧穴为主，宜针灸并用。

（2）**膀胱实热证** 症见小便短涩不利，溺黄赤而混浊，或淋涩不畅，或闭而不通，或兼见脓血砂石，茎中热痛，舌红苔黄，脉滑数。治宜取足三阴、足太阳经腧穴和任脉腧穴为主，针用泻法。

（五）心包与三焦证治

1. 心包 病变主要表现为神志失常方面，具体证治与心的证治大致相同。

2. 三焦 病变主要表现为气化功能失司、水道通调不利两方面，有虚实之分。

（1）虚证 症见肌肤肿胀，腹中胀满，气逆腹冷，或遗尿，小便失禁，舌淡，苔白滑，脉沉细或滑。治宜取本腑俞穴、募穴、下合穴和任脉腧穴为主，针灸并用。

（2）实证 症见身热气逆，肌肤肿胀，小便不利，舌红苔黄腻，脉滑数。治宜取本腑俞穴、募穴、下合穴和足三阴经腧穴为主，针用泻法。

（六）肝与胆证治

1. 肝 病证分为虚实两大类，实证包括肝气郁结、肝火上炎、肝风内动等，虚证主要有肝阴亏虚。

（1）肝气郁结 症见胁肋疼痛或走窜不定，胸闷不舒，易怒，食欲不振，气逆，喉中如物梗塞，干呕，或呕吐吞酸，或吐出黄水，或腹痛便泄，苔淡黄，脉多弦长。治宜取足厥阴、少阳、阳明、太阴经腧穴为主，针用泻法。

（2）肝火上炎 症见头目胀痛，或头晕目眩，或目赤红肿，心烦易怒，不寐，耳鸣耳聋，吐衄，舌红苔黄，脉多弦数或弦而有力。治宜取足厥阴、少阳经腧穴为主，针用泻法，或三棱针点刺出血。

（3）肝风内动 症见突然昏倒，不省人事，或高热，神昏谵语，四肢抽搐，角弓反张，或口渴，半身不遂，语言謇涩，或舌体㖞斜颤动，苔白腻或黄腻，脉弦滑而数或见浮象。治宜取足厥阴经督脉腧穴和十二井穴为主，针用泻法，或三棱针点刺出血。

（4）肝阴亏虚 症见眩晕头痛，耳鸣耳聋，视物不明或雀盲，善恐，肢体肌肉瞤动，口燥咽干，午后潮热，舌红少津，苔少，脉细弦或弦数。治宜取足厥阴、少阳、少阴经腧穴为主，针可补泻兼施，或平补平泻。

2. 胆 病变主要表现为胆液疏泄失常和情志变化方面。

（1）胆火亢盛 症见头痛目眩，口苦咽干，耳鸣耳聋，胁痛，呕吐苦水，舌红起刺，脉弦数。治宜取足少阳、厥阴经腧穴为主，针用泻法，不灸。若湿热蕴结，导致胆液分泌不循常道，可出现往来寒热、黄疸、舌红苔黄腻等症，治宜取本腑俞穴、募穴和足少阳经腧穴为主，针用泻法。

（2）胆气虚怯 症见易惊善恐，胆怯，善叹息，或夜寐不安，视物不清，头晕欲呕，苔薄滑，脉弦细。治宜取本腑背俞穴和足少阳、手足厥阴经腧穴为主，针用补法，或针灸并施。

三、经络证治

以经络理论为指导，根据经络的分布规律与脏腑器官的联系特点、功能特性及经络异常反应，辨别经络病变的部位和性质，并制定相应的治疗方法称为经络证治。

（一）手太阴肺经证治

本经病变多由外邪痹阻经脉和肺热上扰所致。

（1）**外邪痹阻** 若风寒湿邪痹阻经脉，常可导致经脉循行部位发生病变，可见臑臂内侧前廉酸楚疼痛，或见拘急，或痿软，麻木不仁，肩臂痛等。治宜取本经腧穴及其络穴为主，针用泻法，或针灸并用。

（2）**肺热上扰** 肺热循经上冲，上扰清窍可见鼻衄、喉痹、缺盆中痛等。治疗宜取本经、手阳明经腧穴为主，针用泻法，可刺络放血，禁灸。

（二）手阳明大肠经证治

本经病变多为风寒湿邪痹阻经脉和大肠邪热循经上冲所致。

（1）**外邪痹阻** 若外感风寒湿邪，导致经脉痹阻，可见上肢外侧前缘酸楚疼痛、痿痹不用、麻木、臂痛不举、大指次指不用等。治宜取本经腧穴为主，针用泻法，并可施灸。

（2）**邪热上冲** 热邪随经上逆，可见头痛、目黄、齿痛颊肿、口渴、鼽衄、咽喉肿痛、口臭、舌苔黄、脉弦数等。治宜取本经、足阳明经腧穴为主，针用泻法，或点刺出血，禁灸。

（三）足阳明胃经证治

本经病变多为外邪痹阻经脉和胃热上冲所致。

（1）**外邪痹阻** 风寒湿邪侵袭经脉，可见洒洒振寒、缺盆中痛、膺乳痛、髀股前廉痛、膝髌肿痛、胫外侧及足背痛等。治宜取本经腧穴为主，针用泻法，并灸。

（2）**胃热上冲** 胃中邪热循经上逆，可见口唇生疮、口臭、颈肿、喉痛、齿痛龈肿、鼻渊、鼻衄等。治宜取本经和手阳明经腧穴为主，针用泻法，不灸。

（四）足太阴脾经证治

本经病变多为外邪痹阻经脉和邪热上扰所致。

（1）**外邪痹阻** 若风寒湿邪外侵，痹阻经脉，则可见膝股内侧痛、足跗肿痛、四肢屈伸不利、痿痹不仁、足大趾引内踝痛等。治宜取本经腧穴为主，针用泻法，或针灸并施。

（2）**邪热上扰** 若脾经蕴热随经上扰，则可见舌强不语、舌本痛等。治宜取本经和足阳明经腧穴为主，针用泻法，不灸。

（五）手少阴心经证治

本经病变多为外邪痹阻经脉和心火循经上扰所致。

（1）**外邪痹阻** 若风寒湿邪外侵，导致经脉痹阻，可见胸痛、肩背痛、臂内廉冷痛、麻木不仁等。治宜取本经和手太阴经腧穴为主，针用泻法，或针灸并施。

（2）**心火上扰** 心经热邪循经上扰，可见嗌干目黄、口舌糜烂、舌肿、舌本麻木等。治宜取本经和手厥阴、太阳经腧穴为主，针用泻法，或三棱针点刺出血，不灸。

（六）手太阳小肠经证治

本经病变多为外邪痹阻经脉和邪热上扰所致。

（1）**外邪痹阻** 若风寒湿邪痹阻经脉，可见头项强痛，臂痛不举，痛引肩胛，上肢外侧疼痛、麻木、痿痹不用。治宜取本经腧穴及小肠下合穴为主，针用泻法，或针灸并施。

（2）**邪热上扰** 若邪热壅滞循经上扰，可见目赤、咽痛、颔肿、耳鸣、耳聋等。治宜取本经和手少阴经腧穴为主，针用泻法，或三棱针点刺出血，不灸。

（七）足太阳膀胱经证治

本经病变多为外邪痹阻经脉和邪热壅滞经脉所致。

（1）**外邪痹阻** 若风寒湿邪阻滞经脉，可见头痛，项背强痛，腰、骶、髀、股等本经经脉循行部位疼痛、酸楚，或拘急，或痿痹麻木不用等。治宜取本经腧穴为主，或针或灸，或针灸并用。

（2）**邪热壅滞** 膀胱蕴热，壅滞经脉，可见鼻衄、头痛、目胀痛、痔疾等。治宜取本经和足少阴经腧穴为主，针用泻法，不灸。

（八）足少阴肾经证治

本经病变由风寒湿邪痹阻经脉所致，可见腰痛、膝软、股内后廉疼痛酸重或麻木不仁、痿痹不用、足冷不能立地等。治宜取本经腧穴为主，或针或灸，或针灸并用，并可配皮肤针循经叩刺。

（九）手厥阴心包经证治

本经病变多因外邪痹阻经脉和内热壅滞经脉所致。

（1）**外邪痹阻** 风寒湿邪阻滞经脉，可见心胸疼痛而牵引胁下，上肢痿痹，臂内侧疼痛、麻木等。治宜取本经腧穴为主，针用泻法，或针灸并用。

（2）**热壅经脉** 若邪热内扰，壅滞经脉，可见腋肿痛、心烦、手掌发热等。治宜取本经腧穴为主，针用泻法。

（十）手少阳三焦经证治

本经病变多由外邪痹阻经脉和邪热上扰所致

（1）**外邪痹阻** 若风寒湿邪痹阻经脉，可见肩臂外侧酸胀疼痛、麻木，臂痛不能举，肘臂伸不利，小指次指不用等。治宜取本经腧穴为主，针用泻法，并灸。

（2）**邪热上扰** 若风热外袭或内热上冲，可使经气阻滞，可见头晕、耳鸣、暴聋、目赤、眦痛、颊肿、喉痛、瘰疬、胁痛，甚或大便秘结、小便黄赤等。治宜取本经和足少阳经腧穴为主，针用泻法，或三棱针点刺出血，不灸。

（十一）足少阳胆经证治

本经病变多由外邪痹阻经脉和邪热上冲所致。

（1）外邪痹阻　风寒湿邪阻滞经脉，可见胸胁疼痛，髀、股、膝外侧疼痛、麻木，小趾次趾不用等。治宜取本经腧穴为主，针用泻法，并灸。

（2）邪热上冲　胆热循经上冲，可见耳聋、耳鸣、耳痛、偏头痛、耳后及目外眦痛、口苦等。治宜取本经和足厥阴经腧穴为主，针用泻法，或三棱针点刺出血，不灸。

（十二）足厥阴肝经证治

本经病变多由外邪痹阻经脉和风火循经上扰引起。

（1）外邪痹阻　寒湿邪气侵袭经脉，可见少腹冷痛，疝气、睾丸偏坠胀痛、逢寒加剧、遇热稍安，或经脉循行部位疼痛、麻木、转筋拘急、掣痛等。治宜取本经腧穴，针用泻法，并灸。

（2）风火上扰　肝风或肝热循经上扰，可见头晕目眩、目瞤、面肌抽动、口㖞、吞咽不利、饮水即呛等。治宜取本经和手厥阴经腧穴为主，针用泻法，不灸。

第二节　针灸治疗原则

根据中医治疗学基本思想和针灸治疗疾病的具体实践，针灸治疗原则可归纳为标本缓急、补虚泻实和三因制宜等。

一、标本缓急

疾病在发生、发展过程中，标本缓急复杂多变。《素问·标本病传论》篇曰："知标本者，万举万当，不知标本，是谓妄行。"强调了治疗疾病、掌握标本兼治原则的重要性。根据《黄帝内经》"治病必求于本""谨察间甚，以意调之。间则并行，甚则独行"的治疗思想和临床实践的经验总结，标本缓急的运用原则有以下4点。

1. 治病求本　治病求本就是针对疾病的本质进行治疗。临床症状只是疾病反映于外的现象，通过辨证，由表及里，由现象到本质进行分析，找出疾病的病因、病位、病机，归纳为某一证型，这一证型大体上概括出疾病的本质。然后，针对具体证型立法处方，以达到治病求本的目的。

2. 急则治标　在某些特殊情况下，标与本在病机上往往相互夹杂，其证候表现为标病急于本病。如不及时处理，标病可能转为危重病证，论治时则应随机应变，先治标病，后治本病。

3. 缓则治本　一般情况下，本病病情相对稳定，或虽可引起其他病变，但无危急证候出现，或标本同病，标病经治疗缓解后，均可按"缓则治本"的原则予以处理。

4. 标本兼治　当标病与本病处于俱缓或俱急的状态时，均可采用标本兼治法。《素问·标本病传论》说："间者并行。"指病情稳定、无危急证候者，可用标本兼治的方法。总之，病有标本缓急，治有先后独并。治病求本是治疗的根本原则，急则治标，缓则治本，标本兼治则是根据具体病情制定的相应治疗原则。

二、补虚泻实

补虚泻实是指导针灸治疗的基本原则，运用这一原则，除正确掌握针灸补泻的操作方法外，还必须熟悉本经补泻、异经补泻和子母补泻等方法。

1. 补虚 针灸补虚主要通过补其本经、补其表里经和虚则补其母的方法选穴配伍，并结合针刺手法之"补法"的施用，达到"补虚"的目的。

2. 泻实 针灸泻实主要通过泻其本经、泻其表里经和实则泻其子的方法选穴配伍，并结合针灸手法之"泻法"的施用，达到"泻实"的目的。

3. 补泻兼施 疾病的临床证候通常表现为虚实夹杂，治疗上当补泻兼施。补泻兼施为临床常用方法，除补虚与泻实并重外，还应根据虚实程度的轻重缓急，以决定补泻的多少先后。

三、三因制宜

三因制宜是指因时制宜、因地制宜、因人制宜，即根据季节（包括时辰）、地理和治疗对象的不同情况而制定适宜的治疗方法。

1. 因时制宜 因时制宜是指根据不同的季节和时辰特点，制定适宜的治疗方法。春夏之季，阳气升发，人体气血趋向体表，病邪伤人亦多在浅表秋冬之季，阴气渐盛，人体气血潜藏于内，病邪伤人亦多在深部。治疗上，春夏宜浅刺，秋冬宜深刺。人体气血流注呈现出与时辰相应的变化规律，针灸治疗注重取穴与时辰的关系，强调择时选穴，即根据不同的时辰选取不同的腧穴进行治疗。

2. 因地制宜 因地制宜即根据不同的地理环境特点，制定适宜的治疗方法。由于地理环境、气候条件和生活习惯的不同，人体的生理活动和病理特点也有区别，治疗方法亦有差异。

3. 因人制宜 因人制宜即根据患者的性别、年龄、体质等的不同特点制定适宜的治疗方法。男女性别不同，各有其生理特点，尤其女性值经期、怀孕、产后等，治疗时须加以考虑。年龄不同，生理功能和病理特点亦不同，治疗时亦应予以考虑。

第三节 针灸治疗作用

针灸治病是指在中医基本理论指导下，运用针和灸的方法，对人体腧穴进行针刺和艾灸，通过经络的作用，达到治病的目的。古代医家经过长期的医疗实践，总结出针灸具有调和阴阳、疏通经络、扶正祛邪的作用。

一、调和阴阳

阴阳学说在中医基本理论中占有重要作用，对认识人体、认识疾病、辨证论治等均具有重要的指导作用。如因六淫七情等因素导致人体阴阳的偏盛偏衰，失去相对平衡，就会使脏腑经络功能活动失常，从而引起疾病的发生。"阴胜则阳病，阳胜则阴病"。针对人体疾病的这一主要病理变化，运用针灸方法调节阴阳的偏盛偏衰，可以使机体转为"阴平阳秘"状态，恢复脏腑经络的正常功能，从而达到治愈疾病的目的。针灸调和阴阳的作用主要通过经穴配伍和针刺手法完成。

二、疏通经络

经络主要的生理功能在于运行气血。经络功能正常，气血运行通畅，则各脏腑器官得以营养，脏腑体表得以沟通。经络功能失常，气血运行受阻，则会影响人体正常的功能活动，进而导致病理变化，引起疾病的发生。

经络不通，则气血运行受阻，临床可表现为疼痛、麻木等。针灸治疗是通过经络、腧穴和针灸手法的作用，使经络通畅，促使气血正常运行，从而达到治疗疾病的目的。

三、扶正祛邪

扶正就是扶助正气，提高机体的抗病能力；祛邪就是祛除病邪，消除致病因素带来的影响。疾病发生、发展及转归的过程，实质上就是正邪相争的过程。正盛邪祛则病情缓解，正虚邪盛则病情加重。因此，扶正祛邪是保证疾病趋向良性转归的基本法则。

针灸治病在于发挥其扶正祛邪的作用。《素问·刺法论》说："正气存内，邪不可干。"《素问·评热病论》说："邪之所凑，其气必虚。"说明疾病的发生是因正气相对不足、邪气相对强盛所致的。因此，治疗上必须坚持补虚泻实的原则，通过具体运用针灸补虚泻实的方法，而达到扶正祛邪的目的。运用针灸手法的补法，选配一定的腧穴，可以起到扶正的作用。同样运用针灸手法的泻法，选配一定的腧穴，也可起到祛邪的作用。

第四节 配穴处方

针灸治疗中，配穴处方是辨证论治过程中不可缺少的重要环节。选取适当的腧穴，采用正确的刺灸方法，是配穴处方的重要内容。

一、取穴原则

选取适当的腧穴是配穴处方治疗的主要内容之一。人体每个穴位都有一定的特性，主治功能不尽相同。只有依据经络和腧穴理论，结合临床实践，掌握取穴原则，才能合理地选取适当的腧穴。取穴原则主要包括近部取穴、远部取穴和随证取穴。

1. 近部取穴 指选取病痛的所在部位或邻近部位的腧穴。其应用非常广泛，大多病变在体表部位、症状反映较为明显和较为局限的病证，均可按近部取穴原则选取腧穴，予以治疗。

2. 远部取穴 指选取距离病痛部位较远部位的腧穴。这一取穴原则是根据腧穴具有远治的特点而提出来的。人体许多腧穴，尤其是四肢肘、膝关节以下的经穴，不仅能治疗局部病证，还可治疗本经循行所及的远隔部位的病证。

3. 随证取穴 指针对某些全身症状或疾病的病因及发病机制而选取腧穴，又称对证取穴，或辨证取穴。这一取穴原则是根据中医理论和腧穴主治功能提出的。近部取穴和远部取穴适用于病痛部位明显或局限者，但临床上有许多疾病往往难以明确具体病变部位，如发热、失眠、多梦、自汗、盗汗、虚脱、抽风、昏迷，对这类病证可以根据随证取穴原则选取适当腧穴。

上述取穴原则在临床上可单独应用，也可相互配合应用。

二、配穴方法

配穴方法是在选穴原则的基础上，选取主治相同或相近的具有协同作用的腧穴加以配伍应用的方法，包括本经配穴、表里经配穴、上下配穴、前后配穴和左右配穴等。

1. 本经配穴法 某一脏腑经脉发生病变时，可选本脏腑经脉的腧穴，配成处方。

2. 表里经配穴法 通过分析脏腑、经脉的阴阳表里配合关系，作为配穴依据。即某一脏腑经脉有病，取其表里经腧穴组成处方用以施治。在临床上常取相表里经的腧穴配合应用。

3. 上下配穴法 指将腰部以上腧穴和腰部以下腧穴配合应用的方法。

4. 前后配穴法 前指胸腹，后指背腰。

5. 左右配穴法 指选取肢体左右两侧相应腧穴配合应用的方法。临床应用时，一般左右穴同时取用，以加强协同作用。

第五节 特定穴的内容和应用

特定穴是指十四经穴中具有某种特殊治疗作用和特定名称的腧穴，由于分布、特性和作用的不同，特定穴各有不同含义和命名。

一、五输穴的内容和应用

五输穴是十二经穴中井、荥、输、经、合五类腧穴的简称。这些腧穴均分布在四肢肘、膝以下的部位，其分布特点主要是以四肢末端依次按井、荥、输、经、合的次序向肘、膝部位排列。每经五穴，十二经共有60穴。

古代医家认为，经脉之气的流注运行与自然界水之流动相似，即由小到大，由浅入深流注于江河，汇聚于海洋，说明经气在流注运行中所过部位的浅深不同，其具有的作用也不同。五输穴五行属性按"阴井木""阳井金"的阴阳五行学说归类，十二经脉五输穴穴名及其五行属性见表3-1、表3-2。

表 3-1　阴经五输穴表

经脉名称	井（木）	荥（火）	输（土）	经（金）	合（水）
手太阴肺经	少商	鱼际	太渊	经渠	尺泽
手厥阴心包经	中冲	劳宫	大陵	间使	曲泽
手少阴心经	少冲	少府	神门	灵道	少海
足太阴脾经	隐白	大都	太白	商丘	阴陵泉
足少阴肾经	涌泉	然谷	太溪	复溜	阴谷
足厥阴肝经	大敦	行间	太冲	中封	曲泉

表 3-2　阳经五输穴表

经脉名称	井（金）	荥（水）	输（木）	经（火）	合（土）
手阳明大肠经	商阳	二间	三间	阳溪	曲池
手少阳三焦经	关冲	液门	中渚	支沟	天井
手太阳小肠经	少泽	前谷	后溪	阳谷	小海
足阳明胃经	厉兑	内庭	陷谷	解溪	足三里
足少阳胆经	足窍阴	侠溪	足临泣	阳辅	阳陵泉
足太阳膀胱经	至阴	足通谷	束骨	昆仑	委中

五输穴为十二经脉之气出入之所，有治疗十二经脉、五脏六腑病变的作用，阴经井穴治疗肝的病变，荥穴治疗心的病变，输穴治疗脾的病变，经穴治疗肺的病变，合穴治疗肾的病变。

五输穴与脏腑的五行属性相合，五行之间存在"生我""我生"的母子关系。因而《难经》提出了"虚者补其母，实者泻其子"选取适当的五输穴治疗疾病的方法，亦称子母补泻取穴法，包括本经子母补泻和他经子母补泻两种取穴法。

二、俞募穴的内容与应用

俞募穴是俞穴和募穴的合称。俞穴是脏腑之气输注之处，均位于背腰部，故又称背俞穴。募穴是脏腑之气汇集之处，均位于胸腹部，因此又称腹募穴。每一脏腑均有各自的俞穴和募穴（表3-3）。

表 3-3　十二脏腑俞募穴

项目	脏						腑					
	肺	心包	心	肝	脾	肾	胃	胆	膀胱	大肠	三焦	小肠
俞穴	肺俞穴	厥阴俞	心俞	肝俞穴	脾俞	肾俞	胃俞	胆俞	膀胱俞	大肠俞	三焦俞	小肠俞
募穴	中府	膻中	巨阙	期门	章门	京门	中脘	日月	中极	天枢	石门	关元

俞穴和募穴主治作用各有相应特点，一般情况下，脏病、虚证多取俞穴，腑病、实证多取募穴。俞募穴单穴独用还可治疗与脏腑经络相联属的组织器官所发生的病证，如取肝俞治疗目疾、取肾俞治疗耳疾等。

三、原络穴的内容与应用

原穴是脏腑的原气输注经过留止的部位。每一脏腑各有一个原穴，故有"十二原"之称，分布均位于腕踝部附近。对于脏腑之疾，可取对应的原穴治疗，临床上可根据原穴的反应变化，推断脏腑功能的盛衰，以诊断脏腑疾病。

络穴是络脉由经脉别出部位的腧穴，十二经脉各有一个络穴，络穴皆位于肘、膝关节以下。十二络脉的主要功能是加强十二经脉中表里经之间的联系，故络穴在临床上具有主治表里两经有关病证的作用。另外还有督脉络穴长强、任脉络穴鸠尾、脾之大络大包。

原穴和络穴在临床上既可单独应用，也可相互配合应用。本经原穴与其相表里经的络穴相互配合应用时称为"原络配穴"，属表里配穴法的一种。十二经原穴、络穴见表3-4。

表3-4 十二经脉原穴、络穴

经脉	原穴	络穴
手太阴肺经	太渊	列缺
手厥阴心包经	大陵	内关
手少阴心经	神门	通里
足太阴脾经	太白	公孙
足厥阴肝经	太冲	蠡沟
足少阴肾经	太溪	大钟
手阳明大肠经	合谷	偏历
手太阳小肠经	阳池	外关
手少阳三焦经	腕骨	支正
足阳明胃经	冲阳	丰隆
足少阳胆经	丘墟	光明
足太阳膀胱经	京骨	飞扬

四、八脉交会穴的内容与应用

八脉交会穴是指奇经八脉与十二经之气相交会的八个腧穴，又称交经八穴，均分布于腕踝部上下。八脉交会穴具有主治奇经病证的作用。

五、八会穴的内容与应用

八会穴指人体脏、腑、气、血、筋、脉、骨、髓之精气聚会处的八个腧穴。此八个穴虽分属于不同经脉,但都对各自相应的脏腑、组织等病证具有特殊治疗作用,临床应用时常作为治疗这些病证的主穴。八会穴与有关脏腑组织的对应关系见表3-5。

表 3-5 八会穴

脏会	腑会	气会	血会	筋会	脉会	骨会	髓会
章门	中脘	膻中	膈俞	阳陵泉	太渊	大杼	绝骨

六、郄穴的内容与应用

郄穴是指经脉之气深聚部位的腧穴。十二经脉各有一个郄穴,阴维脉、阳维脉、阳跷脉、阴跷脉也各有一个郄穴,共计有16个郄穴。临床上郄穴用于治疗本经循行部位及其所属脏腑的急性病证。各经郄穴见表3-6。

表 3-6 十六郄穴

经脉	郄穴
手太阴肺经	孔最
手厥阴心包经	郄门
手少阴心经	阴郄
手阳明大肠经	温溜
手少阳三焦经	会宗
手太阳小肠经	养老
足太阴脾经	地机
足厥阴肝经	中都
足少阴肾经	水泉
足阳明胃经	梁丘
足少阳胆经	外丘
足太阳膀胱经	金门
阴维脉	筑宾
阳维脉	阳交
阴跷脉	交信
阳跷脉	跗阳

七、下合穴的内容与应用

下合穴指六腑合于下肢三阳经的六个腧穴,又称"六腑下合穴"。胃、胆、膀胱三腑的下合穴与本经五输穴中的合穴同名同位，大肠、小肠、三焦三腑的下合穴与本经五输穴中的合穴不同名不同位。六腑与下合穴关系见表3-7。

表3-7 六腑下合穴

六腑	小肠	三焦	大肠	膀胱	胆	胃
下合穴	下巨虚	委阳	上巨虚	委中	阳陵泉	足三里

八、交会穴的内容与应用

交会穴是指两经或两条以上经脉相交、汇合部位的腧穴，其具有治疗本经和交会经病证的作用，在临床上经常选用交会穴治疗多经病证。

第六节 针灸治疗各论

一、急证

1. 高热

【概述】高热是体温超过39℃，临床中的常见症状，多种疾病可见。其病因很多，这里主要介绍外感因素所引起的高热。

【辨证论治】见表3-8。

表3-8 高热治疗

病证	治法	主穴	配穴		操作和其他治法
高热	清热泻火	大椎、合谷、少商、曲池	风寒袭表证	风门、肺俞	操作：毫针泻法；大椎刺络拔罐放血；十宣、十二井穴刺血；可配合脊柱两侧刮痧 耳针：取耳尖、耳背静脉 用三棱针点刺出血，用于发热期 穴位注射：取曲池、风门、肺俞。外感发热选用柴胡注射液、板蓝根注射液；内伤发热选用鱼腥草注射液、清开灵注射液，常规穴位注射
			风热袭表证	鱼际、外关	
			温邪内陷	热灼气分	十宣或十二井	
				热入营血	内关、血海	
				热蒙心包	水沟、曲泽、十宣穴	
				疫毒熏蒸	陷谷、外关、委中、	

2. 厥证

【概述】厥证即晕厥，表现为突发而短暂的意识丧失，四肢厥冷。西医学中的一过性脑缺血、脑血管痉挛、直立性低血压、虚脱、低血糖昏迷、休克，以及癔病性昏迷等可参照本节辨证治疗。

【辨证论治】见表3-9。

表 3-9 厥证的治疗

病证	治法	主穴	配穴		操作和其他治疗
厥证	实证	苏厥开窍	水沟、内关	气厥	中冲、合谷	操作：水沟、中冲用泻法；涌泉用平补平泻；足三里、涌泉用补法；虚证配穴用灸法；实证配穴用泻法 耳针：取心、皮质下、肾、肾上腺。实证加肝、肺；虚证加脾、胃。毫针刺法，实证强刺激，虚证弱刺激，直至复苏 三棱针：取太阳、十二井或十宣。用三棱针点刺放血，适用于实证、热证 指针：取水沟、内关、太冲。用拇指重力掐按，以患者出现疼痛反应并苏醒为度
				血厥	行间、涌泉	
				热厥	十二井	
				痰厥	巨阙、丰隆	
	虚证	回阳救逆	百会、气海	气厥	足三里	
				寒厥	神阙	
				血厥	关元	

3. 脱证

【概述】脱证是以亡阴亡阳为特征的病证，表现为突然面色苍白、大汗淋漓、四肢逆冷、表情淡漠或烦躁不安，甚则昏迷。脱证分为暴脱和虚脱。临床上因中风、大汗、剧泻、大失血等导致阴阳离决者，称暴脱。久病元气虚弱、精气逐渐消亡所引起者，称虚脱。西医学中的急性循环衰竭等可参照本节辨证治疗。

【辨证论治】见表 3-10。

表 3-10 脱证的治疗

病证	治法	主穴	配穴		操作和其他治疗
脱证	回阳固脱，调节阴阳	百会、水沟、素髎、神阙、关元、足三里、涌泉	亡阴	太溪	操作：素髎泻法；百会、神阙、关元用灸法；配穴用点刺法 灸法：取神阙、气海、关元、足三里穴，附子研细，黄酒调和制饼放于穴位，上置艾炷，每穴 5~7 壮。多用于亡阳救治 穴位注射：取关元、足三里、三阴交。亡阴选生脉注射液，亡阳选参附注射液，常规穴位注射
			亡阳	气海	
			心阳不振	内关	
			兼神昏者	中冲、涌泉	

4. 痉证

【概述】痉证即抽搐，表现为四肢不自主抽动、项背强急，口噤不开，角弓反张。西医学中的中枢神经系统感染性疾病，如流行性脑脊髓膜炎、流行性乙型脑炎、继发于各种传染病的脑膜炎、高热惊厥、破伤风、高血压性脑病、颅内占位性病变、癫痫、妊娠痫证、破伤风、癔病等可参照本节辨证治疗。

【辨证论治】见表 3-11。

表 3-11 痉证的治疗

病证	治法	主穴	配穴		操作和其他方法
痉证	醒脑开窍，息风止痉	水沟、内关、阳陵泉、合谷、太冲	热极生风	大椎、曲池	操作：水沟向上斜刺0.5寸，用雀啄法捣刺；合谷透刺劳宫，太冲透刺涌泉，内关、阳陵泉直刺，用泻法，可用电针 耳针：取皮质下、脑干、肝、心、肾，毫针刺法或埋针法 穴位注射：取合谷、太冲、阳陵泉、曲池，每次选2～3穴。热极生风选用清开灵注射液、醒脑静注射液，虚风内动选用生脉注射液，常规穴位注射，可用于抽搐急性发作期或巩固治疗
			虚风内动	血海、足三里	
			神昏不醒	十宣、涌泉	

5. 剧痛

【概述】剧痛是指人体不同部位出现的剧烈疼痛。本证可出现在许多疾病的变化过程中，人体的各个部位和脏器也都可以发生剧痛。这里仅概括介绍发生于内脏的剧痛。西医学的心绞痛、胆绞痛、急性胃炎、急性胰腺炎、急性阑尾炎、急性肠梗阻、急性腹膜炎、溃疡病急性穿孔、泌尿系结石等所引起的剧痛可参照本节治疗。

【辨证论治】见表 3-12。

表 3-12 剧痛的治疗

病证	治法	主穴	配穴		操作和其他治疗
剧痛	心绞痛	行气通阳，活血止痛	内关、阴郄、郄门、膻中	气滞血瘀	太冲、血海	操作：膻中向下平刺，余穴毫针常规刺法，可用电针。寒邪凝滞、阳气虚衰宜用灸法 耳针：取心、神门、交感、皮质下、内分泌。每次选3～4穴，毫针刺法或压丸法
				寒邪凝滞	神阙、至阳	
				痰浊阻络	丰隆、中脘	
				阳气虚衰	心俞、至阳	
	胆绞痛	疏肝利胆，行气止痛	胆囊穴、胆俞、日月、阳陵泉	肝胆气滞	太冲、丘墟	操作：日月沿肋间隙向外斜刺或平刺，勿深刺，以免刺伤内脏；余穴常规针刺，泻法，久留针，间歇行针以保持较强的针感，或用电针 电针：取阳陵泉、内关、心俞、胆俞，每次选取两对穴，选用疏密波
				肝胆湿热	行间、阴陵泉	
				蛔虫妄动	迎香透四白	
				发热寒战	大椎、曲池	
				恶心呕吐	内关、足三里	
	肾绞痛	清热利湿，通淋止痛	京门、肾俞、中极、膀胱俞、三阴交	下焦湿热	阴陵泉、委阳	操作：中极、京门不可深刺，以防伤及内脏；余穴常规针刺，可用电针 耳针：取交感、皮质下、肾、膀胱、输尿管、三焦。每次选3～4穴，毫针刺法，或压丸法，主要用于巩固治疗
				肾气不足	水分、水道	
				恶心呕吐	内关、足三里	
				尿中砂石	次髎、水道	

续表

病证		治法	主穴	配穴		操作和其他治疗
剧痛	胃剧痛	和胃降逆，理气止痛	中脘、足三里	嗳腐吞酸	下脘、建里、内庭	操作：针刺泻法，酌用灸法 耳针：取胃、神门、交感，强刺激，留针30分钟
				呕吐	内关、曲泽、委中	
				痛连两胁	阳陵泉	
				痛如针刺	膈俞	
	腹剧痛	通腑导滞，行气止痛	中脘、天枢、气海、合谷、足三里	发热	曲池、大椎	操作：针刺泻法，酌用灸法 耳针：取神门、交感、胃、肠，强刺激，留针60分钟
				恶心呕吐	内关	
				汗出肢冷、面色苍白	神阙、气海	

二、内科病证

（一）头面部病证

头面肢体经络病证是因外感、内伤、损伤等各种因素引起的头面肢体部位经络功能失调，气血运行不畅，甚则功能障碍、结构失调的一类疾病。其病位表浅，多表现为筋肉疼痛、麻木、肿胀或经筋拘挛、弛缓等。本类病多用经络辨证，是针灸治疗的优势病证。

1. 头痛

【概述】头痛是患者自觉头部疼痛的一类病证，可见于多种急慢性疾病，如脑及眼、口鼻等头面部病变和许多全身性疾病导致的头痛。西医学中的头痛多见于高血压、偏头痛、丛集性头痛、紧张性头痛等，也可为急性脑血管疾病、脑炎、脑膜炎、感染性发热、脑外伤、脑肿瘤以及部分五官科疾病等的兼症。本节讨论的头痛是以外感和内伤杂病为主的病证，若其作为某一疾病发生过程中的兼症也可参照治疗。

【辨证论治】见表3-13。

表 3-13 头痛的治疗

病证	治法	主穴	配穴			操作及其他方法
头痛	外感：祛风通络，散邪止痛 内伤：疏通经络，清利头窍	风池、百会、阿是穴	根据外感内伤分类	外感	百会、太阳、风池、列缺	操作：外感头痛以毫针泻法，风门拔罐或艾灸，大椎点刺出血。内伤头痛实证毫针泻法，虚证毫针补法，头维、风池平补平泻，瘀血者可局部点刺出血 耳针法：选择枕、额、脑、神门，或埋针，或王不留行籽压丸 皮肤针法：皮肤针叩刺太阳、印堂及阿是穴
				内伤	百会、头维、风池	
			根据头痛部位分类	太阳头痛（后枕痛）	天柱、后顶、风池、后溪、申脉	
				少阳头痛（侧头痛）	太阳、率谷、悬颅、外关、侠溪	
				阳明头痛（前额痛）	上星、印堂、阳白、合谷、内庭	
				厥阴头痛（巅顶痛）	百会、前顶、通天、内关、太冲	
				全头痛	印堂、太阳、百会、头维、天柱、风池、合谷、外关、内庭、足临泣	

（二）四肢部病证

1. 肘劳

【概述】肘劳属中医学"伤筋""痹病"范畴，表现为肘部疼痛。临床起病缓慢，常反复发作，无明显外伤史，多见于从事经常旋转前臂和屈伸肘关节的劳动者，如木工、钳工、水电工、矿工及网球运动员等。西医学多见于肱骨外上髁炎、肱骨内上髁炎和尺骨鹰嘴炎等疾病。

【辨证论治】见表 3-14。

表 3-14 肘劳的治疗

病证	治法	主穴	配穴		操作和其他方法
肘劳	通经活络，舒筋止痛	阿是穴、曲池、肘髎穴、阳陵泉	手阳明经筋	肘髎、合谷	操作：毫针泻法。在局部压痛点采用多向透刺，或多针齐刺，局部可加灸，以温和灸、温针灸、隔姜灸最为常用 穴位注射：取阿是穴。用当归注射液常规穴位注射 针刀：用针刀松解相应肌腱部位附着点的粘连
			手太阳经筋	小海、阳谷	
			手少阳经筋	天井、外关	

2. 痿病

【概述】痿病是指肢体筋脉弛缓、痿软无力，甚则不能随意活动，多伴有肢体麻木、肌肉萎缩的一类病证。本证常见于西医学的多种疾病，如运动神经元病、神经-肌肉接头病、肌肉疾病，引起软瘫的中枢神经系统感染性疾病、脊神经疾病，脊髓损伤引起的截瘫和四肢瘫、癔病性瘫痪等。

【辨证论治】见表3-15。

表3-15 痿病的治疗

病证	治法	主穴	配穴		操作和其他方法
痿病	调和气血，濡养筋肉	上肢：肩髃、曲池、合谷、颈胸夹脊 下肢：髀关、伏兔、阳陵泉、足三里、三阴交、腰夹脊	肺热伤津	尺泽、肺俞、二间	操作：夹脊穴向脊柱方向斜刺。可用电针、刺络拔罐法 电针法：在瘫痪肌肉处选取穴位，针刺后加脉冲电刺激，以患者能耐受为度，每次20分钟
			湿热浸淫	阴陵泉、大椎、内庭	
			脾胃虚弱	脾俞、胃俞、关元	
			肝肾亏虚	太溪、肾俞、肝俞	
			上肢肌肉萎缩	手阳明经排刺	
			下肢肌肉萎缩	足阳明经排刺	

（三）躯干部病证

1. 腰痛

【概述】腰痛又称腰脊痛，疼痛的部位或在脊中，或在一侧，或两侧俱痛，是临床上常见的病痛之一。多见于腰部软组织损伤、肌肉风湿及脊柱病变等。本节重点论述寒湿腰痛、劳损腰痛和肾虚腰痛。其他原因引起的腰痛可参考有关章节论治。

【辨证论治】见表3-16。

表3-16 腰痛的治疗

病证	治法	主穴	配穴		操作和其他方法
腰痛	通经活络，止痛	肾俞、大肠俞、阿是穴、委中	寒湿腰痛	腰阳关	操作：毫针常规刺法。急性腰痛，痛势剧烈者，阿是穴、委中可用三棱针点刺出血。寒湿腰痛、肾虚腰痛者，可用灸法。瘀血证加刺络拔罐 刺络拔罐法：局部痛点或压痛点用三棱针点刺出血并拔罐
			瘀血腰痛	膈俞	
			肾虚腰痛	悬钟、志室	
			督脉	后溪	
			太阳经	申脉	
			少阳经	阳陵泉	

2. 肌筋膜炎

【概述】肌筋膜炎又称肌筋膜痛综合征，属中医"痹证"范畴，是由致病因子侵犯肌纤维组织产生损伤和无菌炎症引起的以广泛性肌肉痛和痉挛等为主要表现的一组疾病。本节主要介绍颈肌、背肌筋膜炎。

【辨证论治】见表3-17。

表 3-17 肌筋膜炎的治疗

病证	治法	主穴	配穴		操作和其他方法
肌筋膜炎	舒筋通络，活血止痛	阿是穴	颈肌筋膜炎	天柱、天井、巨骨、曲垣、肩外俞	操作：每次取局部阿是穴 3~5 穴，采用围刺、透刺等，可刺络拔罐、温针灸、隔姜灸，或太乙神针、雷火神针灸法 针刀疗法：选压痛点及结节、条索状物，分离、切断粘连的纤维组织和筋膜、硬节
			背肌筋膜炎	肾俞、大肠俞、腰夹脊、秩边、会阳	

（四）气血津液代谢病证

肥胖

【概述】肥胖是由于能量摄入超过消耗，导致体内脂肪贮积过多，体重超过理想体重的 20% 或体重指数［BMI＝体重（kg）/ 身高（m）的平方］大于 24。肥胖症是一种常见的代谢性疾病，一般分单纯性和继发性两大类。单纯性肥胖症无明显病因，是肥胖症中最常见的一种，又分为体质性肥胖和获得性肥胖。后者也叫成年起病型肥胖，多起病于 20~25 岁后，主要表现为四肢肥胖。针灸减肥效果最佳的主要是获得性肥胖。

【辨证论治】见表 3-18。

表 3-18 肥胖的治疗

病证	治法	主穴	配穴		操作和其他方法
肥胖	健脾除湿，化痰消浊	中脘、天枢、曲池、丰隆、三阴交、阴陵泉、太冲	脾虚湿阻	脾俞、足三里	操作：腹部腧穴视肥胖程度可适当深刺，可加灸法、电针 耳针法：取口、胃、脾、三焦、内分泌等穴，毫针刺，中等强度或用王不留行籽贴压，每次餐前 30 分钟按压耳穴，以出现胀热感为宜 穴位埋线：取天枢、滑肉门、大横、丰隆等穴，按埋线法常规操作，植入羊肠线，每月 1 次
			胃肠腑热	合谷、内庭	
			肝气郁滞	期门、膻中	
			脾肾阳虚	脾俞、肾俞、命门	
			腹部肥胖	归来、下脘、中极	
			便秘	支沟	

（五）肺系病证

1. 感冒

【概述】感冒是六淫（以风邪为主）、时行之邪侵袭肺卫导致的常见外感病，以鼻塞、流涕、恶寒发热、咳嗽、头痛、全身不适等为主。病情轻者，感受风邪或与当令之气（寒、热、暑湿）的杂气以咽部症状为主，称为伤风、冒风、冒寒；病情重者，多为感受非时之气（时行疫毒），常有高热、全身酸痛等全身症状，称为重伤风；若一个时期内病情类似，广泛流行，称为时行感冒。病程一般 5~10 天，轻症不治自愈，重症多需治疗。本病相当于西医学的急性上呼吸道感染。

【辨证论治】见表3-19。

表3-19 感冒的治疗

病证	治法	主穴	配穴及随症加减		操作和其他方法
感冒	祛风解表	风池、大椎、太阳、列缺、合谷、外关	风寒感冒	风门、肺俞	操作：风寒感冒取风池穴，行烧山火手法，大椎、风门、肺俞加灸法；风热感冒大椎行刺络拔罐法，曲池、委中、少商、耳尖、太阳点刺放血
			风热感冒	曲池、尺泽	
			暑湿感冒	孔最、中脘、阴陵泉、偏历，暑盛加委中	
			咽喉痛	少商放血	
			鼻塞	迎香	
			发热	耳尖放血	
			咯血	孔最	
			全身酸楚	身柱	
			邪盛体虚	足三里	

2. 哮喘

【概述】哮喘是一种发作性的痰鸣气喘疾患，以发作时呼吸急促、喉间哮鸣，甚则张口抬肩、喘息不能平卧为主的一种反复发作性疾病。西医学的哮喘多见于支气管哮喘、喘息性支气管炎、肺炎、慢性阻塞性肺疾病、心源性哮喘等疾病。

【辨证论治】见表3-20。

表3-20 哮喘的治疗

病证	治法	主穴	配穴		操作和其他方法
哮喘	发作期 降气定喘	天突、肺俞、定喘	心源性哮喘	心俞、内关	天突行提插泻法，持续行针1～3分钟留针；肺俞、心俞、定喘用三棱针点刺出血拔火罐，血量每穴3～5滴，以哮喘缓解为度
			喘甚	孔最	
			痰多	中脘、丰隆	
	缓解期 肃肺理气，固肾纳气	肺俞、定喘、膻中、中府、太渊、太溪	实证	风寒外袭	风门、风池	定喘、涌泉刺络拔罐法；风寒外袭可加用灸法
				风热犯肺	大椎、曲池、尺泽、鱼际	
				痰热壅肺	曲池、丰隆	
			虚证	肺脾气虚	气海、脾俞、膏肓	定喘同上法；余穴用补法，可酌用灸法或拔火罐
				心肾阳虚	心俞、肾俞、命门、阴谷、关元	
				心源性哮喘	厥阴俞、内关	

（六）脑心与心包系病证

1. 中风

【概述】 中风是以突然昏倒、不省人事，伴口角㖞斜、言语不利、半身不遂，或不经昏仆仅以口㖞、半身不遂为主的疾病。西医学的中风多见于脑血管病，如脑梗死、脑出血、脑栓塞、蛛网膜下腔出血等。

【辨证论治】 见表3-21。

表3-21 中风的治疗

病证	治法	主穴	配穴		操作和其他方法
中风	中经络 调神导气，疏通经络	水沟、内关、极泉、尺泽、委中、三阴交	肝阳暴亢	太冲、太溪	操作：水沟用雀啄法，以眼球湿润为度；内关用捻转泻法；极泉在原穴位下1寸心经上取穴，避开腋毛，直刺进针，用提插泻法，以上肢有麻胀感和抽动为度；尺泽、委中直刺，提插泻法，使肢体抽动；三阴交用提插补法，可用电针 头针：取顶颞前斜线、顶颞后斜线、顶旁一线及顶旁二线，头针常规针刺
			风痰阻络	丰隆、合谷	
			痰热腑实	内庭、丰隆	
			气虚血瘀	气海、血海	
			阴虚风动	太溪、风池	
			口角㖞斜	颊车、地仓	
			上肢不遂	肩髃、曲池、手三里、合谷	
			下肢不遂	环跳、阳陵泉、解溪穴、太冲穴	
			头晕	风池、天柱	
			足内翻	丘墟透照海	
			便秘	天枢、支沟	
			复视	风池、睛明、球后	
			尿失禁、尿潴留	中极、曲骨	
	中脏腑 醒神开窍，启闭固脱	水沟、百会、内关	闭证	十二井、太冲、合谷	内关、百会同上，十二井穴点刺出血，四关穴用泻法，强刺激；关元、气海用大艾炷灸法，神阙用隔盐灸
			脱证	关元、气海、神阙	

2. 痴呆

【概述】 痴呆是由髓减脑消、神机失用所导致的一种神志异常的疾病，以呆傻愚笨、智能低下、善忘等为主要临床表现。轻者可见神情淡漠，寡言少语，反应迟钝，善忘；重则表现为终日不语，或闭门独居，或口中喃喃，言辞颠倒，行为失常，忽笑忽哭，或不欲食，数日不知饥饿。本节以成年人痴呆为主，小儿先天性痴呆不在讨论之列。西医学中老年性痴呆、脑血管性痴呆及混合性痴呆、脑叶萎缩症、正压性脑积水、脑淀粉样血管病、代谢性脑病、中毒性脑病等疾病可参考本节内容辨证治疗。

【辨证论治】见表3-22。

表3-22 痴呆的治疗

病证	治法	主穴	配穴		操作和其他方法
痴呆	调神益智，补肾通络	百会、四神聪、印堂、神庭、风府、风池、足三里、太溪、悬钟	肝肾亏虚	肝俞、肾俞	操作：四神聪刺向百会；百会加灸法；四神聪、神庭、百会、风池可用电针，得气后施以连续波，刺激量以患者耐受为度 头针法：顶中线、颞前斜线、顶颞后斜线，毫针刺入帽状腱膜下，快速行针，或用电针刺激
			痰浊上扰	丰隆、中脘	
			瘀血阻络	委中、膈俞	
			阿尔茨海默病	水沟、天柱、完骨	
			血管性痴呆	肩髃、曲池、合谷、阳陵泉、解溪	
			易怒、易狂	心俞、神门	
			哭笑不休	神道、陶道	
			手足麻木	十二井	
			二便失禁	中极、完骨、大肠俞、膀胱俞	

3. 胸痹

【概述】胸痹是指以胸部闷痛，甚则胸痛彻背、喘息不得卧为主的一种疾病。轻者仅感胸闷如窒，呼吸欠畅；重者则胸痛，严重者心痛彻背、背痛彻心。根据本病的临床特点，主要与西医学的冠状动脉粥样硬化性心脏病（心绞痛、心肌梗死）关系密切，其他如心包炎、二尖瓣脱垂综合征、病毒性心肌炎、心肌病、慢性阻塞性肺气肿、慢性胃炎等出现胸闷、心痛彻背、短气、喘不得卧等症状者，亦可参照本节辨证论治。

【辨证论治】见表3-23。

表3-23 胸痹的治疗

病证	治法	主穴	配穴		操作和其他方法
胸痹	行气宽胸，活血止痛	膻中、巨阙、内关、阴郄	心脉瘀阻	心俞、膈俞	操作：先刺内关、阴郄，持续行针1~3分钟，或至疼痛减轻；心脉瘀阻加刺络拔罐；阳虚寒凝加灸法 耳针法：取交感、神门、心、小肠、内分泌穴，毫针刺，也可埋针或王不留行籽贴压
			气滞心胸	鸠尾、太冲	
			阳虚寒凝	关元、命门	
			痰浊内阻	丰隆、阴陵泉	
			气阴两虚	气海、太溪	
			心阳不振	督俞、神道	
			心肾阴虚	太溪、劳宫	

（七）脾胃大小肠系病证

1. 胃痛

【概述】胃痛又称胃脘痛，是以上腹胃脘部近心窝处疼痛为主的病证。西医学的急慢性胃炎、胃溃疡、十二指肠溃疡、功能性消化不良、胃黏膜脱垂等病以上腹部疼痛为主要症状者，属中医学"胃痛"范畴者均可参考本节辨证论治，必要时结合辨病处理。

【辨证论治】见表3-24。

表3-24 胃痛的治疗

病证	治法	主穴	配穴		操作和其他方法
胃痛	和胃止痛	中脘、内关、足三里	寒邪客胃	胃俞、神阙	操作：疼痛发作时，先选远端穴行较强刺激，每次持续1～3分钟，再选局部穴。急性胃痛每日1～2次，慢性胃痛每日或隔日1次。脾胃虚寒、寒邪客胃加用灸法，并可拔罐，亦可选中脘、足三里、胃俞、脾俞穴位埋线
			饮食伤胃	梁门、下脘	
			肝气犯胃	期门、太冲	
			血瘀停胃	膈俞、三阴交	
			脾胃虚寒	气海、脾俞、胃俞	
			胃阴亏耗	胃俞、三阴交、太溪	
			急性胃痉挛痛甚者	梁丘	
			胃神经症	神门、百会	

2. 呃逆

【概述】呃逆是指胃气上逆动膈，以气逆上冲、喉间呃呃连声、声短而频、难以自制为主要表现的病证。呃逆相当于西医学的单纯性膈肌痉挛，其他疾病如胃肠神经官能症、急性胃炎、胃扩张、胸腹腔肿瘤、肝硬化晚期、脑血管病、尿毒症，以及胸腹手术后等引起的膈肌痉挛之呃逆，均可参考本节辨证论治。

【辨证论治】见表3-25。

表3-25 呃逆的治疗

病证	治法	主穴	配穴		操作和其他方法
呃逆	宽胸利膈，和胃降逆	天突、膈俞、膻中、中脘、内关、足三里	胃火上逆	胃俞、内庭	操作：胃寒积滞、脾胃阳虚针后加灸法 耳针：取膈、交感、胃、肝、脾穴。刺法：在穴位范围找压痛点，强刺激，留针30分钟。顽固性呃逆可用埋皮内针法
			胃寒积滞	胃俞、建里	
			胃阴不足	胃俞、三阴交	
			脾胃阳虚	脾俞、命门	
			肝气郁滞	期门、太冲	

3. 呕吐

【概述】呕吐是指胃失和降，气逆于上，迫使胃中物从口中吐出的一种病证。本病可出现于西医学的多种疾病之中，如神经性呕吐、急性胃炎、胃黏膜脱垂症、幽门痉挛、幽门梗阻、贲门痉挛、十二指肠壅积症等。其他如肠梗阻、急性胰腺炎、急性胆囊炎、尿毒症、心源性呕吐、颅脑疾病等表现以呕吐为主症时亦可参考本节辨证论治，同时结合辨病处理。

【辨证论治】见表3-26。

表 3-26 呕吐的治疗

病证	治法	主穴	配穴		操作和其他方法
呕吐	和胃降逆，理气止呕	中脘、胃俞、内关、足三里	外邪犯胃	外关、公孙	操作：脾胃虚寒加灸法。呕吐发作时，内关强刺激，持续行针1~3分钟。中脘穴平补平泻，刺激不宜过强，以免引起胃部不适。神经性呕吐可在进食后（30分钟内），呕吐未出现前针刺双侧内关穴，行针时嘱患者深吸气和深呼吸2~3次，有利于控制呕吐发作
			饮食停滞	梁门、天枢	
			肝气犯胃	太冲、期门	
			痰饮内停	丰隆、阴陵泉	
			脾胃虚寒	神阙、脾俞	
			胃阴不足	关元、三阴交	
			贲门痉挛	膻中、天枢	
			幽门痉挛	膻中、上脘	
			神经性呕吐	神门、大陵、太冲	
			急性胃炎伴胃痛者	梁丘	

4. 腹痛

【概述】腹痛是指以胃脘以下、耻骨毛际以上部位发生疼痛为主的病证。腹痛是临床极为常见的一个症状，西医学的肠易激综合征、消化不良、胃肠痉挛、不完全性肠梗阻、肠粘连、肠系膜和腹膜病变、腹型过敏性紫癜、泌尿系结石、急慢性胰腺炎、肠道寄生虫、腹型癫痫、精神性腹痛等以腹痛为主要表现者，均可参照本节内容辨证施治。

【辨证论治】见表 3-27。

表 3-27 腹痛的治疗

病证	治法	主穴	配穴		操作和其他方法
腹痛	通调腑气，缓急止痛	天枢、关元、足三里	寒邪内阻	神阙	操作：寒邪内阻和脾阳不振加灸法，神阙用隔盐灸。腹痛发作时，先刺远端足三里，可强刺激，持续行针1~3分钟 耳针：取胃、大肠、小肠、交感、神门、皮质下，每次3~5个穴，毫针刺法，或埋皮内针法，或压丸法
			饮食积滞	梁门、下脘	
			肝郁气滞	太冲、期门	
			脾阳不振	神阙、脾俞	
			肠痉挛	上巨虚、合谷	
			急性胰腺炎	内关、公孙、太冲	
			腹型癫痫	鸠尾、内关、百会、大椎	
			精神性腹痛	神庭、神门、太冲	

5. 泄泻

【概述】泄泻是以排便次数增多、粪质稀溏或完谷不化，甚至泻出如水样为主的病证。凡属消化器官发生功能或器质性病变导致的腹泻，如急性肠炎、炎症性肠病、肠易激综合征、吸收不良综合征、肠道肿瘤、肠结核等，或其他脏器病变影响消化吸收功能以泄泻为主症者，均可参照本节进行辨证论治。

【辨证论治】见表 3-28。

表 3-28 泄泻的治疗

病证	治法	主穴	配穴		操作和其他方法
腹痛	运脾化湿，理肠止泻	神阙、天枢、大肠俞、上巨虚、阴陵泉	急性	寒湿内盛　神阙	操作：寒邪内阻、脾胃虚弱及肾阳虚衰可用隔附子灸。神阙穴用隔盐灸或隔姜灸；急性泄泻针灸每日两次
				湿热伤中　内庭	
				食滞肠胃　中脘	
			慢性	脾虚胃弱　脾俞、太白	
				肾阳虚衰　肾俞、命门	
				肝气乘脾　肝俞、太冲	
				慢性泄泻　脾俞、足三里	
				久泻虚陷　百会	
				精神心理症状　神门、内关	
				溃疡性结肠炎泻下脓血　曲池、合谷、三阴交、内庭	

6. 便秘

【概述】便秘是指粪便在肠内滞留过久，秘结不通，排便周期延长，或周期不长，但粪质干结，排出艰难，或粪质不硬，虽有便意，但便而不畅的病证。本节所论的便秘相当于西医学的功能性便秘，其他如肠道激惹综合征、肠炎恢复期肠蠕动减弱、直肠及肛门疾患、内分泌及代谢性疾病所引起的便秘，以及药物性便秘和肌力减退所致的排便困难等亦可参照本节处理。

【辨证论治】见表 3-29。

表 3-29 便秘的治疗

病证	治法	主穴	配穴		操作和其他方法
便秘	理肠通便	天枢、大肠俞、上巨虚、支沟、足三里	热秘	合谷、曲池	操作：天枢、大横、腹结等腹部穴位及八髎穴适当深刺，可加电针；冷秘、虚秘针灸并用 耳针：取大肠、直肠、三焦、腹、交感、皮质下穴，毫针刺法，或埋针法，或压丸法
			气秘	太冲、中脘	
			冷秘	神阙、关元	
			虚秘	脾俞、气海	
			兼阴伤津亏	照海、三阴交	
			慢性传输型便秘	大横、腹结、归来	
			出口梗阻性便秘	八髎、长强、承山	

（八）肝胆系病证

1. 胁痛

【概述】胁痛是指以一侧或两侧胁肋部疼痛为主要表现的病证，可分为体表性胁痛和内脏性胁痛。胁痛是临床常见病证，可见于西医学的多种疾病之中，如急慢性肝炎、胆囊炎、胆系结石、胆道蛔虫、肋间神经痛等以胁痛为主要表现者均可参考本节治疗。

【辨证论治】见表3-30。

表3-30 胁痛的治疗

病证	治法	主穴	配穴		操作和其他方法
胁痛	活血通络，化瘀止痛	阿是穴	肋间神经痛	支沟	阿是穴取一个或数个，平刺。可围刺或刺络拔罐
	行气散滞，舒筋止痛	阿是穴	运动急性胸胁痛	阳陵泉、支沟	先强刺激健侧阳陵泉，同时嘱咐患者慢慢活动，直至恢复正常体位；再针刺支沟穴；最后针刺局部阿是穴，可用拔罐法或刺络放血法
	疏肝利胆，通络止痛	期门、支沟、阳陵泉、足三里、肝俞、胆俞	肝郁气滞	行间、太冲	按补虚泻实法；可加电针。疼痛发作时，先刺阳陵泉、支沟、胆囊等肢体远端穴，强刺激1~3分钟，延长留针时间
			肝胆湿热	丰隆、侠溪	
	内脏性胁痛		瘀血阻络	肝俞、阿是穴	
			肝阴不足	肾俞、三阴交	
			胆病胁痛	日月、丘墟	
			胆道蛔虫病	迎香透四白	
			急性胆绞痛	加胆囊穴	
			恶心呕吐	内关、中脘	

2. 黄疸

【概述】黄疸是以目黄、身黄、小便黄为主的一种病证，其中目睛黄染是本病的重要特征。本节讨论的是以身目黄染为主要表现的病证，与西医学所述的黄疸意义相同。

【辨证论治】见表3-31。

表3-31 黄疸的治疗

病证	治法	主穴	配穴		操作和其他方法
黄疸	化湿利胆，退黄	胆俞、阳陵泉、阴陵泉、至阳	阳黄	腕骨、内庭、太冲	操作：毫针常规刺法。阴黄者可加灸法 耳针：取肝、胆、脾、胃穴，毫针刺法，或压丸法
			阴黄	脾俞、三阴交	
			热甚	大椎	
			恶心呕吐	内关、中脘	
			便秘	天枢、支沟	
			神疲畏寒	命门、关元	

（九）肾膀胱系病证

1. 癃闭

【概述】癃闭是以小便量少、排尿困难甚则小便闭塞不通为主的一种病证。本病类似于西医学中各种原因引起的尿潴留及无尿症，如神经性尿闭、膀胱括约肌痉挛、尿道结石、尿路肿瘤、尿道损伤、尿道狭窄、前列腺增生症、脊髓炎等病所出现的尿潴留及肾功能不全引起的少尿、无尿症可参照本节辨病辨证求因治疗。

【辨证论治】见表 3-32。

表 3-32 癃闭的治疗

病证	治法	主穴	配穴		操作和其他方法
癃闭	调理膀胱，行气利尿	秩边、水道、中极、膀胱俞、三阴交	湿热下注	曲骨、行间	操作：秩边深刺，提插，以针感向前阴部放射为佳；针刺中极时针尖朝下，不可过深，以免伤及膀胱；腹部穴位可用灸法、电针法
			肝气郁滞	太冲、支沟	
			瘀血阻滞	血海、次髎、石门	
			肾气亏虚	肾俞、太溪	
			神经源性膀胱障碍	按损伤部位配穴，如脊髓病变加夹脊、督脉	
			前列腺增生	曲骨、会阴	
			产后尿潴留	会阴、子宫、曲骨、次髎	
			肛肠术后尿潴留	长强、承山、次髎	

2. 尿失禁

【概述】尿失禁是在清醒情况下尿液不能控制而自行流出的一种病证。根据发病原因不同，西医学将其分为充溢性尿失禁、无阻力性尿失禁、反射性尿失禁、急迫性尿失禁和压力性尿失禁五类。

【辨证论治】见表 3-33。

表 3-33 尿失禁的治疗

病证	治法	主穴	配穴		操作和其他方法
尿失禁	益气化瘀，固摄膀胱	中极、气海、肾俞、膀胱俞、三阴交	肾气不固	太溪、命门	操作：肾俞、膀胱俞向脊柱方向斜刺，可加灸法或温针灸；中极、气海针尖向下斜刺，使针感向前阴部放射为佳，可用电针法
			肺脾气虚	肺俞、脾俞、足三里	
			下焦瘀滞	水道、太冲	
			肾气亏虚	肾俞、太溪	

三、妇产科病证

1. 经前期综合征

【概述】经前期综合征是指反复在经前期（黄体期）出现周期性以躯体、精神症状为特征的综合征，月经来潮后自然消失。病因尚不明确，可能与精神社会因素、卵巢激素失调和神经递质异常有关。

【辨证论治】见表 3-34。

表 3-34　经前期综合征的治疗

病证	治法	主穴	配穴		操作和其他方法
经前期综合征	疏肝安神，调理气血	百会、神门、三阴交、太冲	气血不足	脾俞、足三里	操作：月经来潮前两周开始治疗，每日1次，直至月经来潮
			肝肾阴虚	肝俞、肾俞	
			痰浊上扰	中脘、丰隆	
			头痛眩晕	风池、太阳	
			失眠多梦	内关、四神聪	
			乳房胀痛	肩井、膻中	
			情志异常、烦躁易怒	水沟、神庭	
			腹泻	天枢、上巨虚	

2. 月经不调

【概述】月经不调是以月经周期、经期、经量、经色、经质等发生异常为主症的月经病。

【辨证论治】见表 3-35。

表 3-35　月经不调的治疗

病证	治法	主穴	配穴		操作和其他方法
月经不调	月经周期异常 调理冲任，益肾调经	子宫、关元、三阴交、交信	经早	气不摄血	气海、足三里	操作：月经来潮前5~7日开始治疗，行经期间不停针，至月经结束为1个疗程。若经行时间不能掌握，可月经干净之日起针灸，隔日1次，直至月经来潮。连续治疗3~5个月经周期。可加用灸法
				血热内扰	中极、行间	
			经迟	血寒凝滞	归来、神阙	
				脾虚血亏	归来、膈俞	
				肝郁气滞	归来、太冲	
			经乱	肝郁气滞	期门、太冲	
				肾气不足	肾俞、太溪	
	月经量异常 调理冲任，调和经血	子宫、气海、血海、三阴交	经多	气不摄血	百会、足三里、隐白	
				阴虚血热	曲池、太溪	
			经少	肝血亏虚	肝俞、膈俞	
				阳虚血寒	命门、神阙	
				血瘀胞宫	太冲、归来	
	行经时间及经间期异常 调理冲任，活血止血	子宫、气海、足三里、断红、三阴交	经期延长	气虚	脾俞、关元	
				虚热	曲池、太溪	
				血瘀	血海、内关	
			经间期出血	肾阴不足	肾俞、太溪	
				湿热内蕴	中极、阴陵泉	
				血瘀胞络	血海、太冲	

3. 痛经

【概述】痛经又称经行腹痛，临床表现为行经前后或月经期出现下腹疼痛、坠胀，伴腰骶酸痛或其他不适，程度较重者影响生活质量。

【辨证论治】见表3-36。

表3-36 痛经的治疗

病证	治法	主穴	配穴		操作和其他方法
痛经	调理冲任，温经止痛	关元、子宫、十七椎、三阴交、合谷	寒凝血瘀	神阙、归来	操作：先强刺激远端穴合谷、三阴交，后取小腹、腰背穴位。每日1～2次，间歇期隔日1次，月经来潮前5～7日开始治疗。腹部穴位虚证、寒证可用灸法和温针灸
			气滞血瘀	太冲、血海	
			肾气亏虚	肾俞、太溪	
			气血不足	气海、足三里	

四、儿科病证

1. 惊风

【概述】惊风又称惊厥，是以四肢抽搐、口噤不开、角弓反张和意识不清为特征的一种病证，其中发病迅速、症情急暴者称为急惊风。

【辨证论治】见表3-37。

表3-37 惊风的治疗

病证	治法	主穴	配穴		操作和其他方法
小儿惊风	急惊风 开窍醒神，镇惊息风	水沟、印堂、合谷、太冲、中冲	热极生风	大椎、十宣	操作：水沟毫针刺雀啄泻法，中冲、大椎、十宣、耳尖点刺出血
			惊恐惊风	四神聪、神门	
			高热不退	耳尖	
			口噤不开	颊车、地仓	
	慢惊风 补益脾肾，镇惊息风	百会、印堂、筋缩、脾俞、肾俞、合谷、太冲	脾虚肝旺	三阴交、足三里	脾肾阳虚背俞、命门，可加灸法
			脾肾阳虚	关元、命门	
			阴虚风动	风池、太溪、三阴交	
			潮热	太溪	
			口噤不开	颊车、地仓	

2. 积滞

【概述】积滞是由于乳食内积、脾胃受损而引起的胃肠病证，临床以不思饮食、食而不化、脘腹胀满、嗳腐吞酸、大便稀溏或秘结酸臭为特征。可见于西医学的婴幼儿单纯性消化不良及慢性病，尤其是消化系统病出现的消化不良。

【辨证论治】见表3-38。

表 3-38 积滞的治疗

病证	治法	主穴	配穴		操作和其他方法
积滞	消食化积，健脾行滞	梁门、腹结、下脘、天枢、足三里	乳食内积	中脘、内庭	操作：常规操作，可用灸法
			脾虚夹积	胃俞、脾俞	
			积滞化热	曲池、内庭	
			烦躁不安	神门、三阴交	
			腹胀痛	气海	
			呕吐	内关	

五、皮肤科、外科病证

1. 瘾疹

【概述】瘾疹即风疹、荨麻疹，是一种常见的皮肤病。其特征是皮肤上出现鲜红色或苍白色的瘙痒性风团。急性者短期发作后多可痊愈，慢性者常反复发作，可历数月或经久难愈。

【辨证论治】见表 3-39。

表 3-39 瘾疹的治疗

病证	治法	主穴	配穴		操作和其他方法
瘾疹	疏风止痒，养血和营	肺俞、风池、膈俞、曲池、合谷、血海	风寒束表	风门、列缺	操作：毫针浅刺，风门可加灸法；大椎、内庭、商阳、尺泽可点刺出血
			风热犯表	风门、大椎	
			胃肠积热	内庭、天枢	
			血虚风燥	三阴交、风市	
			上半身	内关、商阳	
			下半身	风市、足三里	
			全身	风门、商阳、尺泽、大椎、大肠俞	
			恶心呕吐	中脘、内关	
			呼吸困难	气舍、天突	

2. 丹毒

【概述】丹毒是一种急性接触性感染性皮肤病。发病后因其皮色如涂丹之状，故名丹毒。因发病部位不同而有多种名称，发于头面者称"抱头火丹"，游走全身者称"赤游丹"，生于腿部者称"流火"。

【辨证论治】见表 3-40。

表 3-40 丹毒的治疗

病证	治法	主穴	配穴		操作和其他方法
丹毒	泻火解毒，凉血祛瘀	阿是穴、曲池、血海、委中	风热上扰	风门、大椎	操作：选取皮损局部阿是穴，用三棱针散刺或梅花针叩刺出血，拔火罐。委中、大椎、中冲可点刺出血
			湿热蕴结	阴陵泉、内庭、丰隆	
			胎火蕴毒	中冲、大椎、水沟	
			胸闷心烦	内关、膻中	
			呕吐	内关、中脘	

六、五官科病证

1. 近视

【概述】近视是一种屈光不正的眼病。外观眼部一般无明显异常，只是患者对远距离的物体辨认发生困难，即近看清楚，远视模糊。发病年龄常见于青少年。

【辨证论治】见表 3-41。

表 3-41 近视的治疗

病证	治法	主穴	配穴		操作和其他方法
近视	通络活血，养肝明目	承泣、睛明、风池、翳明、养老、光明	肝肾不足	肝俞、肾俞	操作：毫针补法或平补平泻
			心脾两虚	心俞、脾俞、足三里	

2. 耳鸣、耳聋

【概述】耳鸣、耳聋都是听觉异常的症状。耳鸣是指自觉耳内鸣响，耳聋是指听力减退或听觉丧失，耳鸣常常是耳聋的前兆。两者病因及治疗方面大致相同，故合并论述。

【辨证论治】见表 3-42。

表 3-42 耳鸣、耳聋的治疗

病证	治法	主穴	配穴		操作和其他方法
耳鸣耳聋	实证	疏风泻火，通利耳窍	听宫、翳风、中渚、侠溪	风邪外袭	风池、外关	操作：耳周腧穴的针感向耳底或耳周传导为佳
				肝火上扰	行间、足窍阴	
				痰火壅结	丰隆、内庭	
				气滞血瘀	内关、太冲	
	虚证	益肾养耳	听会、照海、太溪	气血亏虚	足三里、脾俞	
				肾精亏虚	肾俞、三阴交	

3. 鼻鼽

【概述】鼻鼽是以突然或反复发作的鼻痒、喷嚏、流清涕、鼻塞等为主要特征的鼻病。西医学的变应性鼻炎、血管运动性鼻炎、嗜酸性粒细胞增多性非变应性鼻炎属于此范畴。

【辨证论治】见表 3-43。

表 3-43 鼻鼽的治疗

病证	治法	主穴	配穴		操作和其他方法
鼻鼽	益肺健脾，宣通鼻窍	迎香、口禾髎、阿是穴、肺俞、足三里	肺气虚	太渊、气海	操作：鼻旁腧穴针感向鼻腔传导为佳
			脾气虚弱	脾俞、气海	
			肾阳不足	命门、肾俞	

4. 牙痛

【概述】牙痛为口腔疾患中常见的症状，遇冷、热、酸、甜等刺激时加剧。本症有虚实之分，实痛多因胃火、风火引起，虚痛多由肾阴不足所致。

【辨证论治】见表 3-44。

表 3-44 牙痛的治疗

病证	治法	主穴	配穴		操作和其他方法
牙痛	疏风泻火，通络止痛	颊车、下关、合谷	风火牙痛	风池、外关	操作：合谷持续行针 1~2 分钟；内庭、厉兑、商阳可点刺出血
			胃火牙痛	内庭、二间	
			肾阴虚牙痛	太溪、行间	

5. 咽痛

【概述】咽痛属于中医学"喉痹""乳蛾"范畴，是咽喉疾患中常见的病证之一。

【辨证论治】见表 3-45。

表 3-45 咽痛的治疗

病证	治法	主穴	配穴		操作和其他方法
咽痛	清热利咽	廉泉、尺泽、少商、关冲、内庭	外感风热	风池、外关	操作：毫针泻法
			肺胃实热	厉兑、鱼际	

第四章 推 拿

推拿是人类祖先劳动、生活实践的产物。在远古时代，人们为了治病或减轻痛苦，在自然界的物理现象中用过水、日光和运动等作为医疗手段，也本能地用自己的双手以抚、摩、揉、捏等方法来减轻被挫伤部位的疼痛，逐渐体会到某个单一手法的作用并形成原始经验，并发展为多个手法的运用，手法的种类也日渐丰富。

第一节 总 论

一、手法的概念

用手或肢体的相关部位，按特定的技巧作用于体表，以达到治病、防病及保健的目的，这种特定的技巧动作被称为"手法"。手法操作的时候以手部着力，所以统称为"手"，而"法"是指手法中特定的技巧，区别于日常生活中的动作，含有动作的目的，要求还有技巧，是指能治病、防病、保健的有效的医疗手段，所以称之为"法"。

二、手法的要求

（一）手法的基本要求

手法的基本要求是持久、有力、均匀、柔和，从而达到深透和渗透的目的。

1. 持久 指手法按照要求作用一定的时间。

2. 有力 指手法要有一定的力度，达到一定的层次。在用力时应该根据患者的体质及病情选择适当的力量。力量小时仅仅达到皮肤或者皮下，力量大时深达肌肉及骨骼，故力量并不是越大越好。

3. 均匀 指手法的力量及速度在操作幅度上要均匀。在操作时力量不能时轻时重，速度不可以时快时慢，幅度不可以时大时小。在改变力量、速度及幅度时要逐渐并且均匀地改变。

4. 柔和 指手指要轻柔和缓，不应当用蛮力、暴力，做到力量轻而不浮，重而不滞，变换动作要自然。

5. 深透 指手法作用于人体后即有"力达病所"的力透感，治疗后该部位的浅层和深层组织均得到充分的放松。

6. 渗透　指一些手法产生的效果是从浅层组织渗透到深层组织，例如使用摩擦产生的热逐渐渗透到深层组织，就可以称之为渗透。

以上六个方面密切相关，相辅相成，相互渗透。持续运用的手法可以逐渐降低患者肌肉的张力，使手法力量能够逐渐渗透到深层组织。均匀协调的动作，能使手法更趋于柔和。而力量与技巧的结合，则可以使手法既有力，又柔和，达到"刚柔相济"的境界。

（二）手法的其他要求

1. 手法操作时形体的要求

（1）体松　指身体放松。要做到身体放松，首先要精神放松；其次是颈肩部放松，以保证沉肩；肩部放松，以保证肘关节自然下垂；肘及上臂放松，以保证肘部及腕关节能自由屈伸；下肢放松以保证下肢的稳定与放松。但放松并不等于注意力可以不集中，肢体懈怠，而是要"松而不懈，紧而不僵"。

（2）体正　即身体正直。在手法操作过程中，身体要保持正直，即头正、颈直、含胸、拔背、塌腰、敛臀以保证身体正直。

2. 手法操作时呼吸的要求

在手法操作过程中要自然呼吸，不憋气，做到"静、缓、深、匀"，以保证连续、持久的操作手法。"静"是指呼吸平静，呼吸的动作不宜过大。"缓"是指呼吸缓慢，不宜太快。"深"是指呼吸要深沉，气达丹田。"匀"是指呼吸要均匀。呼吸的频率应该与手法的用力、快慢相适应。

3. 手法操作时用力的要求

（1）以近带远　用力的最基本要求是以近端带动远端。例如掌揉法是以上肢带动手掌进行按揉。拇指拨法是以上肢带动拇指进行操作，而拇指的掌指关节及指间关节不动。抹法是以拇指的近端带动远端着力。

（2）刚柔相济　手法需要刚柔相济，即刚中有柔，柔中有刚。有些手法以刚为主，如点法、拨法，有些手法以柔为主，如一指禅推法。在施用以刚为主的手法时，患者应感觉到力量很大但能忍受；在施用以柔为主的手法时，患者应该感受到舒适同时还有一定的力道。

第二节　常用推拿手法的分类与应用

根据推拿手法动作形态的不同，可将其分为7类。

一、摆动类手法

1. 一指禅推法　用大拇指指端、螺纹面或偏锋着力于一定的部位或穴位上，沉肩、垂肘、悬腕、虚掌，以肘部为支点，前臂做主动摆动，带动腕部摆动和拇指关节做屈伸活动，使之产生的力持续地作用于受术部位上的一种手法（图4-1）。

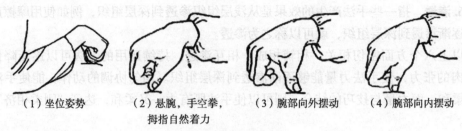

(1) 坐位姿势　　(2) 悬腕，手空拳，　　(3) 腕部向外摆动　　(4) 腕部向内摆动
　　　　　　　　　　拇指自然着力

图 4-1　一指禅推法

【动作要领】术者取端坐位或站姿。操作时腕部放松，肘关节略低于手腕，尺侧要低于桡侧。沉肩、垂肘、悬腕、虚掌、指实。压力、频率、摆动幅度要均匀，动作要灵活。手法频率 120～160 次/分。

【临床应用】本法的特点是接触面积较小，但深透度大，是一种持续的、节律性强的、柔和的推拿手法，故可适用于全身各处的穴位。临床上常用于头面、胸腹及四肢等处。对头痛、胃痛、腹痛及关节筋骨酸痛等常用本法治疗，具有舒筋活络、调和营卫、祛瘀消积、健脾和胃的功能。

2. 滚法　用小指掌指关节背侧着力于一定的部位上，以肘部为支点，通过前臂的旋转运动带动腕关节做伸屈运动，使之产生的力持续地作用于受术部位上的一种手法。

【动作要领】手法吸定的部位要紧贴体表，不能拖动、辗动或跳动。压力、频率、摆动幅度要均匀，动作要协调而有节律。操作时要注意肩、臂尽可能放松，腕关节自然悬垂，肘关节微屈约 120°并下垂，略低于腕，手握空拳，拳呈圆筒状前后滚动，幅度均为 45°左右，滚动频率为 120～160 次/分钟。

【临床应用】滚法压力大，接触面也较大，适用于肩背、腰臀及四肢等肌肉较丰厚的部位。对风湿酸痛、麻木不仁、肢体瘫痪、运动功能障碍等常用本法治疗。具有舒筋活血，滑利关节，缓解肌肉、韧带痉挛，增强肌肉、韧带活动能力，促进血液循环及消除肌肉疲劳等作用。

3. 揉法　用掌根，或大、小鱼际，或手指螺纹面，或肘尖部着力于一定的部位或穴位上，通过手臂轻柔缓和的主动回旋运动带动着力部皮肉回旋运动的一种常见手法（图 4-2）。

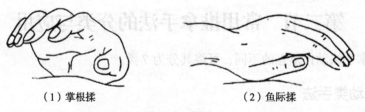

(1) 掌根揉　　　　　　　　　　(2) 鱼际揉

图 4-2　揉法

【动作要领】手法吸定的部位要紧贴体表，不能移动。操作时压力要轻柔，动作要协调有节律。手法频率 120～160 次/分钟。

【临床应用】本法轻柔缓和,刺激量小,适用于全身各部位。常用于胸腹痛、胸闷胁痛、便秘、泄泻等肠胃疾病,以及因外伤引起的红肿疼痛等,具有宽胸理气、消积导滞、活血祛瘀、消肿止痛等作用。

二、震动类手法

1. 抖法 用双手握住肢体的远端,用力做连续的小幅度上下抖动的一种常见手法(图 4-3)。

【动作要领】此法属较轻松、柔和、舒畅的一种手法。操作时上身应前倾,肘关节屈曲,双手同时抖动,幅度小而频率快。

【临床应用】本法常用于四肢部,以上肢为主。临床上常与搓法、捻法配合,作为治疗的结束手法。治疗作用与搓法相同。

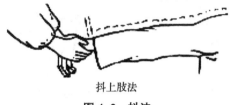

抖上肢法

图 4-3 抖法

2. 振法 用拇指或中指或手掌掌面为着力部位,术者使手臂的肌肉强力地静止性用力而产生震颤并传导,引起着力部位被动震颤的一种手法(图 4-4)。

【动作要领】震颤的幅度小、频率快、持续性强,着力稍重。手法频率一般 400 次/分钟左右,持续 5～20 分钟。

【临床应用】本法一般常用单手操作,也可双手同时进行,适用于全身各部位和穴位。具有祛瘀消积、和中理气、消食导滞、调节胃肠功能等作用。

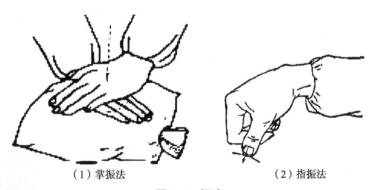

(1)掌振法　　　　　　(2)指振法

图 4-4 振法

三、挤压类手法

1. 按法 用拇指端或中指端或掌根部或肘尖为着力部位,按压一定的部位或穴位并逐渐加力，按而留之的一种手法。

【动作要领】着力部位应紧贴体表，不可移动，用力须平稳并由轻而重，使气力深透，不可用暴力猛然按压。按压时间一般为10秒至2分钟。

【临床应用】按法在临床上常与揉法结合应用，组成"按揉"复合手法。指按法适用于全身各部穴位；掌按法常用于腰背和腹部。本法具有放松肌肉、开通闭塞、活血止痛的作用。胃痛、头痛、肢体酸痛麻木等病证常用本法治疗。

2. 点法 用指端或屈指后第一指间关节凸起部为着力部位，在一定部位或穴位上用力下压的一种手法（图4-5）。

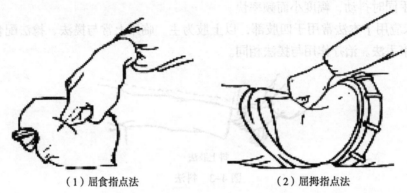

（1）屈食指点法　　　（2）屈拇指点法

图4-5　点法

【动作要领】用力平稳，并随呼吸逐渐加重，但不可久点，应视患者的体质、耐受性等酌情选用。

【临床应用】本法作用面积小，刺激力较强。常用在穴位或压痛点。对胸腹挛痛、腰腿痛等病证常用本法治疗。具有开通闭塞、活血止痛、调整脏腑功能的作用。

3. 捏法 用拇指与食指、中指或拇指与其余四指的指腹为着力部位，对称用力做连续挤压的一种手法（图4-6）。

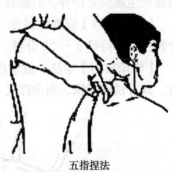

五指捏法

图4-6　捏法

【动作要领】做相对用力挤压动作时应循序而下，动作均匀而有节律。

【临床应用】本方法适用于头部、颈项部、四肢部及背脊处，具有舒筋通络、行气活血的作用。

4. 拿法 用拇指与食指、中指或拇指与其余四指的指腹为着力部位，对称用力，捏提受术部位的一种手法，即"捏而提之谓之拿"（图4-7）。

【动作要领】用力要由轻而重，不可骤然用力，动作要缓和，且有连续性。

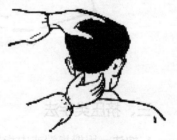

图4-7　拿法

【临床应用】临床常配合其他手法使用于颈项、肩部和四肢等部位，具有祛风散寒、开窍止痛、舒筋通络等作用。

5. 捻法 用拇指、食指指腹面捏住一定的部位，两指相对用力做搓揉动作的一种手法。

【动作要领】操作时，用力要缓和、持续，动作要灵活、快速，不可重滞。

【临床应用】本法一般适用于四肢小关节，具有理筋通络、滑利关节的作用，常配合其他手法治疗指（趾）间关节的酸痛、肿胀或屈伸不利等症。

四、摩擦类手法

1. 摩法 用掌面或食指、中指、无名指三指指面着力于一定的部位上，以腕关节为中心连同前臂在皮肤上做有节律的环旋摩擦的一种手法。

【动作要领】操作时肘关节自然屈曲，腕部放松，指掌自然伸直，用力平稳、均匀、动作协调、轻快柔和。不得按压或带动皮肉运动。手法频率每分钟60～120圈。

【临床应用】本法刺激轻柔缓和，是胸腹、胁肋部的常用手法。胸腹疼痛、食积胀满、气滞等病证常用本法治疗。具有和中理气、消积导滞、调节肠胃蠕动等作用。

2. 擦法 擦法又称平推法，用手掌根，或者手掌面，或大、小鱼际部着力于一定部位上，做直线往返摩擦的一种手法。

【动作要领】操作时腕关节伸直，使前臂与手接近相平，且手指自然伸开，整个指、掌均贴在受术部位上，以肩关节为支点，上臂主动带动手掌做前后或上下的往返移动，向下的压力不宜大，但移动的幅度要大。用力平稳，动作均匀、连续，呼吸自然。手法频率每分钟100～120次。

【临床应用】本法是一种柔和温热的刺激，具有温经通络、行气活血、消肿止痛、健脾和胃等作用，尤以活血祛瘀的作用更强。常用于治疗内脏虚损及气血功能失常的病证。掌擦法多用于胸胁及腹部；小鱼际擦法多用于肩背腰臀及下肢部；大鱼际擦法在胸腹、腰背、四肢等部位均可运用。擦法使用时要注意：治疗部位要暴露，并辅以润滑作用的介质，目的是防止擦破皮肤，又可通过药物的渗透以加强疗效。

3. 搓法 用双手掌面对称地夹住肢体的一定部位相对用力、上下往返地做快速搓揉的一种手法。

【动作要领】操作时，夹持的双手松紧适宜，用力对称，搓动要轻快、柔和、均匀、连续，移动要缓慢。手法频率每分钟120次以上。

【临床应用】适用于腰背、胁肋及四肢部，以上肢部最为常用，一般作为推拿治疗的结束手法。具有祛风散寒、调和气血、舒筋通络的作用。常用于腰背酸痛、胸胁胀闷、肢体麻木等病证。

4. 抹法 用单手或双手拇指螺纹面紧贴于一定的部位上，做上下或左右轻轻往返移动的一种手法。

【动作要领】拇指螺纹面着力而其余四指固定被操作部位，用力要轻而不浮，重而不滞，移动缓慢或轻快。

【临床应用】本法常用于头面及颈项部，对头晕、头痛及颈项强痛等症常用本法做配合治疗，具有开窍镇静、醒脑明目、疏肝理气、活血通络等作用。

5. 推法　用指端或掌根或大、小鱼际或肘尖着力于一定的部位或穴位上做缓慢的单方向直线移动的一种手法。

【动作要领】各着力部应紧贴体表皮肤，用力稳实、均匀，速度缓慢，切忌耸肩、滑动或跳动，不可用力下压。手法频率一般每分钟30～60次。

【临床应用】可以在人体各个部位使用，可以增强肌肉的兴奋性，促进血液循环，并且有舒筋活络、行气活血、消肿止痛之功。

五、叩击类手法

1. 击法　用拳背或掌根或小鱼际或指尖或用桑枝棒等叩击体表一定部位或穴位的一种手法。

【动作要领】叩击的部位要准确，用力应平稳、快速而短暂，由轻到重，垂直叩击体表，不能有拖抽动作，速度均匀而有节奏。

【临床应用】拳背击法常用于腰背部；掌根击法常用于头顶、腰臀及四肢部；小鱼际击法常用于腰背及四肢部；指尖击法常用于头面、胸腹部；棒击法常用于头顶、腰背及四肢部。本法具有舒筋通络、调和气血的作用，对风湿痹痛、局部感觉迟钝、肌肉痉挛或头痛等症常用本法配合治疗。

2. 拍法　用虚掌拍打体表一定部位的一种手法。

【动作要领】操作时，手指自然并拢，掌指关节微屈，平稳而有节奏地拍打受术部位。

【临床应用】适用于肩背、腰臀及下肢部。对风湿酸痛、局部感觉迟钝或肌肉痉挛等症常用本法配合其他手法治疗，具有舒筋通络、行气活血的作用。

3. 弹法　用一手指的指腹紧压住另一手的指甲，用力弹出，做连续弹击一定部位或穴位的一种手法。

【动作要领】操作时，弹击力度要均匀。手法频率一般为120～160次/分钟。

【临床应用】本法适用于全身各部，尤以头面、颈项部最为常用，具有舒筋通络、祛风散寒的作用。项强、头痛等症常用本法配合治疗。

六、运动类手法

1. 摇法　该法是使各关节做被动环转活动的一种手法。

【动作要领】用力平稳，动作缓和，幅度应视被摇关节的活动受限情况由小渐大，从慢到快，顺其自然。摇法因关节部位的不同，其操作要点各异。

（1）颈项部摇法　用一手扶住患者头顶后部，另一手托住患者下颊，做左右、前后的环转摇动。

（2）肩关节摇法　用一手扶助患者肩部，另一手握住患者腕部或托住肘部，做环形的摇动。

(3) 髋关节摇法 患者取仰卧位，屈膝屈髋。术者一手托住患者足跟，另一手扶住患者膝部，做环转摇动。

(4) 踝关节摇法 一手托住患者足跟，另一手握住患者大拇指部，做环转摇动。

【临床应用】本法适用于四肢关节及颈项部等，对关节强硬、屈伸不利等症，具有滑利关节、增强关节活动功能的作用。

2. 背法 术者和患者背靠背站立，术者两肘套住患者肘弯部，然后弯腰屈膝挺臀，将患者反背起，使其双脚离地，以牵伸患者腰脊柱，再做快速伸膝挺臀动作，同时以术者臀部着力，颤动或摇动患者腰部的一种方法（图4-8）。

【动作要领】本法应量力而行。颤动或摇动时应有节律，幅度可大可小，但频率不宜过快，整个动作应协调。

【临床应用】本法可使腰脊柱及其两侧伸肌过伸，促使小关节复位，并有助于缓解腰椎间盘突出症的症状。腰部扭闪疼痛及腰椎间盘突出症等常用本法配合治疗。

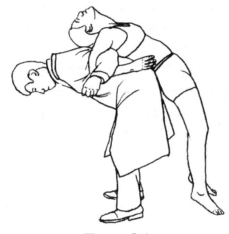

图4-8 背法

3. 扳法 用双手做相反方向或同一方向用力扳动肢体的一种方法。

【动作要领】两手用力应稳实、恰当，配合协调。操作要缓和准确，不可硬扳或施以暴力。幅度应视病变关节的活动度而定，一般由小到大、循序渐进。扳法因部位的不同，其操作要点各异。

(1) 颈项部扳法 操作时有两种方法。

1) 颈项部斜扳法：患者头部略向前屈。术手一手抵住患者头侧后部，另一手抵住对侧下颊部，使头向一侧旋转至最大限度时两手同时用力做相反方向的扳动。

2) 旋转定位扳法：患者坐位，颈前屈到某一特定需要的角度后，术者在其背后，用一肘部托住其下颊部，手则扶住其枕部（向右扳则用右手，向左扳则用左手），另一手扶住患者肩部。托扶其头部的手用力，先做颈项部向上牵引，同时把患者头部做被动向患侧旋转至最大限度后，再做扳法。

(2) 胸背部扳法 操作时有两种方法。

1) 扩胸牵引扳法：患者坐位，令其两手交叉扣住，置于项部。术者两手托住患者两肘部，并用一侧膝部顶住患者背部，嘱患者自行俯仰，并配合深呼吸，做扩胸牵引扳动。

2）胸椎对抗复位法：患者坐位，令其两手交叉扣住，置于项部。术者在其后面，用两手从患者腋部伸入其上臂之间并握住其前手臂下端，同时术者用一侧膝部顶住患者脊柱。嘱咐患者身体略微向前倾斜，术者两手同时向后上方用力扳动。

（3）**腰部扳法**　本法操作时，常用的有腰部斜扳法、腰部旋转扳法、腰部后伸扳法三种。

1）腰部斜扳法：患者侧卧位，术者用一手抵住患者肩部前部，另外一只手抵住患者臀部；或一手抵住患者肩后部，另一手抵住髂前上棘部。把腰被动旋转至最大限度后，两手同时用力做相反方向扳动。

2）腰部旋转扳法：有两种操作方法：①直腰旋转扳法：患者取坐位，术者用腿夹住患者下肢，一手抵住患者近术者侧肩后部，另一手从患者另一侧腋下伸入抵住肩前部，两手同时用力做相反方向扳动。②弯腰旋转扳法：患者取坐位，腰前屈到某一需要角度后需助手帮助固定患者下肢及骨盆。术者用一拇指按住需扳动的脊椎棘突（向左旋转时用右手），另一手勾扶住患者项背部（向左旋转时用左手），使其腰部在前屈位时再向患侧旋转。旋转至最大限度时，再使其腰部向健侧侧弯方向扳动。

3）腰部后伸扳法：患者俯卧位，术者一手托住患者两膝部，缓缓向上提起，另一手紧压在腰部患处，当腰后伸到最大限度时，两手同时用力向相反方向扳动。

【临床应用】本法在临床上常与其他手法配合使用，起到相辅相成的作用，常用于脊柱及四肢关节。关节错位或关节功能障碍等病证常用本法治疗。具有舒筋通络、滑利关节、纠正解剖位置的失常等作用。

4. 拔伸法　拔伸即牵拉、牵引之意。拔伸法是指固定肢体或关节的一端，牵拉另一端的一种方法。

【动作要领】操作时，用力要均匀而持久，动作要缓和。拔伸法因部位的不同，其操作要点各异。

（1）**头颈部拔伸法**　患者正坐，术者站于患者背后，用双手拇指顶在枕骨下方，掌根托住两侧下颌角的下方，并用两前臂压住患者两肩，两手用力向上，两前臂下压，同时向相反方向用力。

（2）**肩关节拔伸法**　患者取坐位，术者用双手握住其腕或肘部，逐渐用力牵拉，嘱患者身体向另一侧倾斜（或有一助手帮助固定患者身体），与牵拉之力对抗。

（3）**腕关节拔伸法**　术者一只手握住患者前臂下端，另一手握住其手部，两手同时向相反方向用力，逐渐牵拉。

（4）**指间关节拔伸法**　术者一手捏住被拔伸关节的近侧端，另一手捏住其远侧端，两手同时做相反方向的用力牵拉。

【临床应用】本法常用于关节错位、伤筋等。对扭错的肌腱和移位的关节有整复作用。

七、复合类手法

1. 踩跷法 用双足前部为着力部位,交替踩踏一定部位的一种方法。

【动作要领】患者俯卧,在胸部和大腿部各垫 2～3 个枕头,使腰部腾空。术者双手扶住预先设置好的横木,以控制自身体重和踩踏时的力量,同时用脚踩踏患者腰部并做适当的弹跳动作,弹跳时足尖不要离开腰部。根据患者体质,可逐渐加重踩踏力量和加大弹跳幅度,同时嘱患者随着弹跳的起落,配合呼吸,跳起时患者吸气,踩踏时患者呼气,切忌屏气。踩踏速度要均匀而有节奏。

【临床应用】临床上常用于腰椎间盘突出症的治疗。本法刺激性强,应用时必须谨慎,对体质虚弱者或脊椎骨质有病变者均不可使用本法。

2. 后扳拔伸法 后扳拔伸法是用一手拇指的指腹点压在腰部患处,并向健侧推顶;另外一只手的手臂穿过患者健侧的下肢,并使其下肢伸直,使该下肢的膝关节附着于术者的肘关节内侧,徐徐托起,手掌扶住该下肢外上方,向后斜下方用力拔伸。

【动作要领】点压腰部时,压力以患者忍受度为限,拔伸时幅度应在患者耐受范围内。持续时间约 1 分钟。

【临床应用】本法常用于腰部疾病,具有疏通经络、活血止痛、纠正关节紊乱的作用,适用于腰部扭伤、腰椎小关节紊乱、腰椎间盘突出症等。

3. 捏脊疗法 捏脊疗法是用拇指指面与食指、中指两指指面或用拇指指面与屈曲成弓状的食指中节指骨桡侧面相对用力,由下而上轻轻捏拿脊柱部皮肤的一种方法,又称捏脊法。

操作时,用拇指指面顶住皮肤,食、中二指前按,两手同时相对用力轻轻提拿、捻捏皮肤,双手交替,缓缓前移;或食指屈曲,以中指骨桡侧面顶住皮肤,拇指前按,两手同时相对用力轻轻提拿、捻捏皮肤,双手交替,缓缓前移,从尾骨端直到大椎穴为止。每交替捻捏 3 次,双手便轻轻用力将皮肤上提 1 次,有时可听到"叭、叭"响声。此法只用于脊柱部皮肤,为常用的保健手法之一,无论小儿或成人均可应用,具有健脾和胃、调阴阳、补气血、培元气、强身体等作用。

第三节 常见病证推拿

应用推拿手法治疗各科病证已有数千年的历史,传统"经络学说"在指导推拿学治疗各种病证方面仍发挥着重要作用,而新的理论假说如"生物全息学说""反射区学说"丰富了推拿治疗的理论基础,使更多的人了解到推拿治疗疾病的科学性。推拿治疗常见病证具有简便、经济、有效的特点。本节重点介绍常见疾病的推拿治疗方法、所选穴位等。

一、感冒

感冒是常见的外感疾病,四时均可发生,尤以冬、春两季气候骤变时多发。临床以恶寒发热、鼻塞、流涕、喷嚏、头痛为主要症状。感冒有轻重之分，轻者一般称伤风；病情较重并可引起流行的称时行感冒或重伤风。

【病因病机】本病主要是由于机体虚弱，抗病能力降低，又当气候突变，寒热失常之时，风邪病毒由皮毛、口鼻而入。因肺气通于鼻，外合皮毛，风邪外袭，必先犯肺，以致肺失宣降而致病。因邪有风寒、风热的不同，故证有风寒、风热之别。

【辨证施治】

1. 风寒感冒 恶寒重，发热轻，或不发热，头痛无汗，肢节酸痛，鼻塞声重，时流清涕，喉痒咳嗽，痰稀色白，口不渴或喜热饮，苔薄白而润，脉浮或浮紧。

（1）治则 祛风散寒，宣肺透表。

（2）手法 一指禅推法、拿法、按法、揉法、分抹法等手法。

（3）取穴与部位 风池、大椎、肺俞、曲池、尺泽、列缺、外关、合谷等穴。头痛加太阳、印堂穴；鼻塞加迎香穴。

（4）操作 ①患者取坐位，术者站于患者侧后方，用一指禅推法在风池、大椎、肺俞穴做重点治疗，5～10分钟。②继上势，拿颈项3～5遍，以酸胀为度。③术者站于患者侧前方，按揉曲池、尺泽、列缺、外关、合谷等穴，约5分钟。④继上势，用一指禅推太阳、印堂等穴，约3分钟。⑤按揉迎香，分抹前额结束治疗。

2. 风热感冒 发热重，微恶寒，汗出不畅，头胀且痛，咳嗽有痰、黏稠而黄，鼻塞流黄浊涕，口渴欲饮，咽痛红肿，苔薄白或微黄，脉浮数。

（1）治则 疏散风热，清肃肺气。

（2）手法 一指禅推法、拿法、按法、揉法、分推法等。

（3）取穴与部位 风池、大椎、肩井、曲池、外关、鱼际、合谷、中府、云门等穴位。头痛加印堂穴，鼻塞加迎香穴。

（4）操作 ①基本方法同风寒感冒，以风池、大椎、曲池等穴为重点，用一指禅推法，以增强解表退热的效果。②按揉鱼际，拿肩井穴。③点按中府、云门穴，以增强发汗解表、清肃肺气的作用。

【注意事项】

1.平时加强身体锻炼，提高机体抗病能力。

2.有发热时要注意休息，多饮开水。饮食宜清淡，忌油腻、鱼腥之物。

【疗效评定】

1. 治愈 症状消失。

2. 好转 发热消退，临床症状减轻。

3. 未愈 临床症状无改善或加重。

二、咳嗽

咳嗽是指外邪袭肺，肺失宣肃而出现的病证，是肺系疾病主要证候之一。有声无痰为咳，有痰无声为嗽，既有声又有痰为咳嗽。因临床上很难将两者截然分开，故统称为咳嗽。其长期不愈者为慢性咳嗽。多见于急、慢性支气管炎。

【病因病机】咳嗽的病因不外乎外感和内伤两大类。外感咳嗽因感受风寒、风热之邪，从口鼻或皮毛而入，因肺合皮毛，开窍于鼻，故肺卫受邪，肺气不宣，以致肺失清肃，迫气上逆而作咳嗽。内伤咳嗽多因他脏病变累及肺脏。如肝气郁结，久郁化火，气火循经上逆犯肺；或由饮食不当，喜食辛辣助火之品，嗜烟酒，熏灼肺胃，灼津生痰；或过食肥甘厚味，致使脾失健运，痰浊内生，阻塞气道，导致肺气上逆而作咳。因肺脏自病者，常由肺系多种疾病迁延不愈，肺脏虚弱，阴伤气耗，肺主气的功能失常，以致肃降无权，而上逆作咳。

咳声高扬者属实，咳声低微者属虚；咳嗽时作，发生于白昼，且鼻塞声重者，多为外感咳嗽；晨起咳嗽阵发加剧，连声重浊，多为痰浊咳嗽；痰白稀薄者属寒，痰白而稠厚者属湿，痰黄而黏稠者属热。

【辨证施治】

1. 外感咳嗽 风寒咳嗽，症见咳嗽喉痒，痰液稀薄色白，鼻塞流清涕，或伴头痛，恶寒，无汗，咽部不红，苔薄白，脉浮紧。风热咳嗽，症见咳嗽，痰黄而稠，流浊涕，发热恶风，咽红而肿，舌尖红，苔薄黄，脉浮数。

（1）治则　祛风散邪，宣肺止咳。

（2）手法　一指禅推法、按法、揉法、拿法、擦法等手法。

（3）取穴与部位　肺俞、风池、孔最、列缺、合谷等穴位。

（4）操作　①患者取坐位，术者位于患者侧后方，取风池、肺俞穴，用一指禅推法或按揉法做重点治疗。然后沿颈椎两侧向大椎方向推揉数次，或沿枕下两风池穴连线做横擦法，以透热为度。时间约10分钟。②继上势，术者立于其侧旁，用拇指按揉曲池、孔最、列缺、合谷等穴，每穴1分钟，以酸胀为度。在颈肩部反复揉、拿3～5分钟。③辨证加减。风寒咳嗽加风门、大杼穴，用一指禅推法或按揉法操作；风热咳嗽加大椎穴，用一指禅推法、擦法，以透热为度；头痛者加印堂、太阳穴，用按揉法或一指禅推法；鼻塞加按揉迎香穴。时间3～5分钟。在整个手法施治过程中宜紧凑连贯，手法略重，让患者汗出为佳。

2. 内伤咳嗽 痰湿咳嗽，症见痰多且黏稠易咳，胸脘痞满，胃纳减少，倦怠乏力，舌苔白腻，脉濡滑；肝火咳嗽，症见胸胁引痛，气逆而咳，痰少而稠，面赤咽干，苔黄少津，脉弦数；肺阴亏虚咳嗽，症见干咳无痰，或痰少而黏、不易咳出，口渴咽干，咳声嘶哑，手足心热，舌红少苔，脉细数。

（1）治则　痰湿咳嗽，宜健脾化痰，理肺止咳；肝火咳嗽，宜清肝泻火，润肺止咳；肺阴亏虚咳嗽，宜养阴清肺，化痰止咳。

（2）手法　一指禅推法、按法、揉法、拿法、擦法、搓法等手法。

（3）取穴与部位　肺俞、肩井、列缺、肝俞、脾俞、尺泽等穴位。

（4）操作　①患者取俯卧位，术者立于其侧旁，用一指禅推法或擦法在患者背部两侧膀胱经往返治疗。时间3～5分钟。②继上势，术者用拇指按揉肺俞、肝俞、脾俞等穴位，每穴1分钟，以酸胀为度。③继上势，术者沿背部两侧膀胱经用擦法治疗，以透热为度。④患者取坐位，术者按揉列缺、尺泽穴，拿肩井穴，每穴1分钟。搓两侧胁肋部，以微热为佳。⑤随症加减。痰湿咳嗽加足三里、阴陵泉、丰隆、公孙等穴，用一指禅推法或按揉法操作；肝火咳嗽加按揉阳陵泉、太冲、鱼际等穴；肺阴亏虚咳嗽，加中府、云门、膻中等穴，用一指禅推法，两大腿内侧做横搓法，并拿捏三阴交穴，时间3～5分钟。

【注意事项】
1. 咳嗽可见于多种呼吸系统疾病，因此必须明确诊断。症状较重者，应配合其他疗法。
2. 平时注意调护，慎防感冒。戒烟、酒，忌食辛辣肥腻之品。
3. 加强身体锻炼，增强体质，提高机体防御疾病的能力及对寒冷的适应能力。

【疗效评定】
1. 治愈 咳嗽及临床体征消失，内伤咳嗽在两周以上未发作者为临床治愈。
2. 好转 咳嗽减轻，痰量减少。
3. 未愈 症状无明显改变。

三、不寐（失眠）

不寐即失眠，亦称不得眠、目不瞑、不得卧，是指经常不能获得正常的睡眠而言，包括睡眠时间、深度或恢复体力不足。轻者难以入寐，或睡中易醒，醒后不能再寐；重者彻夜不能入寐。本病可单独出现，也可与头痛、健忘、眩晕、心悸等同时出现。凡以失眠为主症者，均属本节讨论范围。失眠多见于西医学的神经官能症、更年期综合征等。

【病因病机】人的正常睡眠由心神所主，阳气由动转静即为入眠状态；反之，阳气由静转动即为清醒状态。如果这种阴阳之气自然转化规律遭到破坏，则出现不寐。不寐原因虽多，总与心、脾、肝、肾等脏腑功能失调有关。

1. 心脾两虚 常由思虑伤脾，心血不足，不能养心，以致心神不宁。
2. 肝郁化火 常由恼怒伤肝，肝失条达，肝郁化火，火性炎上，扰动心神。
3. 阴虚火旺 常因肾水不足，心肾不交，水不制火，则心火独亢而神志不宁。
4. 痰热内扰 常因饮食失节，宿食停滞，酿成痰热，痰热上扰，扰动心神。
5. 胃气不和 胃不和则卧不安。

本病治疗先要辨别虚实，虚证多因阴血不足所致；实证多为肝郁化火、痰热内扰、胃气不和所致。治疗应掌握三个原则，即安神镇静、调节脏腑气血阴阳、注重精神治疗。

【辨证施治】
1. 基本治法
（1）治则 调和气血，宁心安神。
（2）手法 一指禅推法、一指禅偏峰推法、揉法、抹法、按法、扫散法、拿法、摩法。
（3）取穴与部位 印堂、神庭、睛明、攒竹、太阳、角孙、风池、肩井、中脘、气海、关元、头面及颈肩部、腹部。

（4）操作　①一指禅推法或揉法：先从印堂向上至神庭，往返5～6遍，再从印堂向两侧沿眉弓至太阳穴往返5～6遍。②一指禅偏峰推法：沿眼眶周围治疗，行一指禅"小∞字"和"大∞字"推法，反复3～4遍。③一指禅推法或揉法：从印堂沿鼻两侧向下经迎香沿颧骨，至两耳前，往返2～3遍。④抹法：先从印堂向上至神庭，再从印堂向两侧沿眉弓至太阳穴，做5～6遍。⑤拇指或中指按揉头面部重点穴位印堂、神庭、睛明、攒竹、太阳，每穴约半分钟。⑥在头两侧胆经循行部位用扫散法治疗2～3分钟，并按揉角孙穴半分钟。⑦五指拿法：从头顶至枕骨下，到枕骨下改用三指拿法，拿2～3遍，并按揉风池穴半分钟，拿揉肩井穴半分钟。⑧摩法：在腹部顺时针摩腹2～3分钟，再用中指点按中脘、气海、关元穴，每穴半分钟。

2. 随症加减

（1）心脾两虚　不易入睡，多梦易醒，醒后难以再眠，或兼神疲乏力，心悸健忘，头晕目眩，纳呆，面色少华，腹胀便溏，舌淡，苔薄白，脉细弱。

1）治则：健脾养血，益气安神。

2）取穴与部位：在基本治法的基础上，增加心俞、肝俞、脾俞、胃俞、足三里等穴及腰背部。

3）操作：①患者俯卧位，术者用拇指按揉背部心俞、肝俞、脾俞、胃俞，每穴各半分钟。②继上势，术者沿背部两侧膀胱经第一侧线和督脉施直擦法，再横擦背部肝俞、脾俞所在位置，以透热为度。③患者仰卧位，术者用拇指按揉双侧足三里穴，以酸胀为度。

（2）阴虚火旺　心烦失眠，入睡困难，五心烦热，头晕耳鸣，口干津少，或口舌生疮，常伴有心悸、健忘、梦遗等，舌质红，少苔，脉细数。

1）治则：滋阴降火，清心安神。

2）取穴与部位：在基本治法的基础上，增加心俞、肝俞、肾俞、命门、桥弓、涌泉及腰背部。

3）操作：①患者取坐位，术者用拇指桡侧面自上向下推抹桥弓，先推一侧，再推另一侧，每侧20～30次。②继上势或取俯卧位，术者用拇指按揉背部心俞、肝俞、肾俞，每穴半分钟。③患者取俯卧位，术者用掌擦法横擦背部肾俞、命门，以透热为度。再擦足底涌泉穴约1分钟。

（3）肝郁化火　情绪急躁易怒，失眠或难以入睡，胸胁胀满，口渴喜饮，目赤口苦，常伴纳呆，大便秘结，小便短赤，舌质红，苔黄，脉弦数。

1）治则：疏肝解郁，理气安神。

2）取穴与部位：在基本治法的基础上，增加章门、期门、心俞、肝俞、肾俞、桥弓、行间、太冲及胁肋部。

3）操作：①患者取坐位，术者用拇指桡侧面自上向下推抹桥弓，先推一侧，再推另一侧，每侧20～30次。②患者取俯卧位，术者用拇指点按揉法，在章门、期门、心俞、肝俞、肾俞、行间、太冲穴施治，每穴半分钟。③患者取坐位，术者用两手掌在其胁肋部行上下往返的搓揉法。时间约1分钟。

（4）痰热内扰　失眠，头重目眩，胸闷恶心，口苦心烦，舌红，苔黄腻，脉滑数。

1）治则：健脾化痰，宁心安神。

2）取穴与部位：在基本治法的基础上，增加心俞、肝俞、脾俞、胃俞、足三里、丰隆等穴位。

3）操作：①患者取俯卧位，术者用拇指按揉背部心俞、肝俞、脾俞、胃俞，每穴各半分钟。②患者取仰卧位，术者用拇指按揉双侧足三里、丰隆，每穴半分钟。

（5）胃气不和　失眠，脘腹胀满，或胀痛，过饥或过饱，口臭吞酸，时有恶心呕吐，大便异臭或便秘，舌淡，苔黄糙，脉弦滑或滑数。

1）治则：和胃化滞，镇静安神。

2）取穴与部位：在基本治法的基础上，增加中脘、下脘、天枢、脾俞、胃俞、足三里、内关等穴及胃脘部。

3）操作：①患者取仰卧位，术者取中脘、下脘、天枢等穴，施一指禅推法或按揉法，时间3～5分钟。②继上势，术者在其胃脘部用指摩法或掌摩法做顺时针方向的抚摩，时间3～5分钟。③继上势，术者取内关、足三里穴，施按揉法，时间3～5分钟。患者转俯卧位，再在两侧膀胱经脾俞、胃俞部位行直擦法，以透热为度。

【注意事项】

1. 功能性失眠用本法效果好，器质性病变引起的失眠应重视病因治疗。
2. 嘱患者多加强户外活动，注意精神方面的调摄，并帮助其解除思想顾虑。
3. 嘱患者少饮浓茶、咖啡、酒等兴奋刺激之品，尤其睡前更不宜服用。

【疗效评定】

1. 治愈　睡眠正常，伴有症状消失。

2. 好转　睡眠时间延长，伴有症状改善。

3. 未愈　症状无改变。

四、胃脘痛

胃脘痛是以上腹胃脘部近心窝处经常发生疼痛为主的消化道病证，又称"胃痛""心下痛"。可见于西医学的急慢性胃炎、胃溃疡、胃痉挛、十二指肠溃疡、胃下垂、胃神经官能症及其他消化道疾病。

【病因病机】胃脘痛为脾、胃病变的主要症状，多由于下述4种原因引起脾胃生理功能失常，而出现疼痛症状。

1. 寒邪客胃　外感寒邪，内客于胃，寒主收引，胃气不和而痛。

2. 饮食伤胃　饮食不节，或过饥过饱，致脾胃受损，胃失和降而痛。

3. 肝气犯胃　忧思恼怒，郁而伤肝，肝失疏泄，横逆犯胃，气机阻滞而胃痛。

4. 脾胃虚弱　饥饱失常，劳倦过度，久病之后，损伤脾胃。或素体脾胃虚弱，脾阳不足，中焦虚寒而致虚寒胃痛；胃阴不足，失其濡养而成阴虚胃痛。胃气以降为顺，推拿治疗胃脘痛，应以和胃理气、调达气机为原则。通则不痛，临床须辨别不通之因，分而治之，其痛自消。胃脘痛尚有瘀血凝滞型，因可能会转化为急腹症，故不在本篇内论述。

【辨证施治】

1. 基本治法

（1）治则　理气止痛。

（2）手法　一指禅推法、摩法、按法、揉法、推法、击法、拍法、拿法、搓法。

（3）取穴与部位　中脘、气海、天枢、肝俞、脾俞、胃俞、三焦俞、肩井、足三里、内关等穴位及胃脘部。

（4）操作　①用一指禅推法、摩法在胃脘部治疗，使热力渗透入胃腑，时间5～8分钟。②按揉中脘、气海、天枢等穴，每穴半分钟，再点按揉足三里穴，以酸胀为度。③沿脊柱两侧膀胱经自上而下推5～10次。④用较重按揉法按揉肝俞、脾俞、胃俞、三焦俞，每穴半分钟。再用指尖击上述各穴，然后拍击背部膀胱经约两分钟。⑤拿肩井，循臂肘而下，点按手三里、内关、合谷等穴。⑥搓两胁理气止痛。

2. 随症加减

（1）寒邪客胃　胃痛暴作，恶寒喜暖，得热痛减，遇寒痛增，口不渴，喜热饮，苔薄白，脉弦紧。

1）治则：温经散寒，理气止痛。

2）取穴与部位：在基本治法的基础上，增加上脘、关元穴、背部左侧压痛点及两侧膀胱经。

3）操作：①患者俯卧位，术者用较重的点按法或一指禅推法在背部脾俞、胃俞穴上重点施术，每穴两分钟。②继上势，术者在脊柱左侧（$T_{7\sim11}$）寻找压痛点，以重刺激手法点按，至疼痛缓解。并沿膀胱经做直擦法，透热为度。③患者取仰卧位，术者在上脘穴中指点按法，以指下触及腹主动脉跳动为度，停留3息，再下移按此法点按至关元穴，往返3遍。然后在胃脘部做掌摩法治疗，以腹腔内透热为佳。

（2）饮食伤胃　脘腹胀痛，嗳腐吞酸，呕吐不消化食物，吐食后痛减，大便不爽，苔厚腻，脉滑。

1）治则：消食导滞，和中止痛。

2）取穴与部位：在基本治法的基础上，增加大肠俞、八髎穴，顺时针方向摩腹。

3）操作：①患者仰卧位，术者用掌摩法在胃脘部做顺时针方向摩腹，以腹腔内透热为佳，并对中脘、天枢穴重点按揉。②继上势，术者用拇指按揉脾俞、胃俞、大肠俞、足三里穴，每穴1分钟。③患者取俯卧位，术者用掌擦法横擦八髎穴，以透热为度。

（3）肝气犯胃　每因情志不遂发病，胃脘胀满，攻撑作痛，脘痛连胁，嗳气频繁，大便不爽，苔多薄白，脉沉弦。

1）治则：疏肝解郁，理气止痛。

2）取穴与部位：在基本治法的基础上，增加膻中、章门、期门、膈俞等穴及两胁肋部。

3）操作：①患者取仰卧位，术者用一指禅推法或按揉法，自天突向下至中脘穴往返治疗，重点在膻中穴，再按揉章门、期门穴，时间约5分钟。②患者取俯卧位，术者用较重的按揉法在肝俞、胆俞、膈俞治疗，每穴1分钟。③患者取坐位，术者用两手掌在其胁肋部行上下往返的搓揉法，时间1~2分钟。

（4）脾胃虚弱　胃脘部隐隐作痛，喜温喜按，空腹痛甚，食则痛减，泛吐清水，胃纳较差，神疲倦怠，甚者手足不温，大便溏泄，舌淡苔白，脉沉细弱或迟缓。

1）治则：温中健脾，散寒止痛。

2）取穴与部位：在基本治法的基础上，增加大肠俞、命门、上髎、次髎等穴及背部膀胱经、督脉。

3）操作：①患者取仰卧位，术者较长时间轻柔地按揉气海、关元、足三里穴，每穴2分钟。②患者取俯卧位，术者用一指禅推法或按揉法在大肠俞、命门穴治疗，每穴1分钟。③继上势，术者在其背部督脉施直擦法，横擦脾俞至上髎、次髎穴，均以透热为度。

【注意事项】

1.嘱患者注意饮食、起居、情志方面的调摄，不过度劳累。

2.疼痛剧烈者，胃或十二指肠溃疡出血者，不宜手法治疗。

3.忌生冷、油腻、辛辣及不易消化的食物。

【疗效评定】

1.治愈　胃脘痛及其他症状消失，X线钡餐造影或胃镜检查正常。

2.好转　胃痛缓解，发作次数减少，其他症状减轻，X线钡餐造影或胃镜检查有好转。

3.未愈　症状无改善，X线钡餐造影或胃镜检查无变化。

五、痛经

妇女正值经期或行经前后，出现周期性小腹部疼痛，或痛引腰骶，甚至剧痛昏厥者称为痛经，亦称"经行腹痛"。西医学的原发性痛经，以及子宫内膜异位症、子宫腺肌病和盆腔炎等引起的继发性痛经，均可参照本病辨证论治。

【病因病机】本病的主要病机是气血运行不畅，不通则痛。经水为血所化，血随气行，气血充沛，气顺血和，经行畅通，自无疼痛之苦。气滞血瘀者常因情志不舒，肝郁气滞，气机不利，血行不畅，冲任不和，经血滞于胞中而作痛；寒凝血瘀者常由经期产后，感受寒邪，或过食寒凉生冷，寒邪伤于下焦，客于胞宫，以致瘀阻冲任，气血凝滞不畅，滞而作痛；气血虚弱者多为素体虚弱，或大病久病之后气血不足，行经以后血海空虚，胞脉失养，不荣则痛；或体虚阳气不振，运血无力，经行不畅而致痛经。

【辨证施治】

1.基本治法

（1）治则　根据"通则不痛"的原理，治疗痛经以通调气血为原则。

（2）手法　摩法、一指禅推法、按法、指振法、揉法、拿法、滚法、擦法。

（3）取穴与部位　气海、关元、血海、三阴交、肝俞、脾俞、肾俞、八髎等穴及腹部、膀胱经、腰骶部。

（4）操作　①患者取仰卧位，术者坐于患者右侧，用摩法在小腹部按顺时针方向操作，约5分钟。②继上势，术者分推、掌揉腹部，以腹部温热舒适为度，约3分钟。③继上势，术者用指振法在气海、关元穴治疗，每穴3次。④继上势，点按血海、三阴交，以酸胀为度，每穴约半分钟。⑤患者取俯卧位，术者用㨰法在腰部脊柱两旁及骶部治疗，约3分钟。再用一指禅推法或按揉法在肝俞、脾俞、肾俞、八髎等穴治疗，以酸胀为度。⑥继上势，术者用小鱼际横擦腰骶八髎穴，10～20次或以透热为度。

2. 随症加减

（1）*气滞血瘀*　经期或经前小腹胀痛，行经量少，淋沥不畅，紫暗有块，块下则疼痛减轻，胸胁乳房作胀，舌质紫暗，舌边或有瘀点，脉沉弦。

1）治则：行气活血，化瘀止痛。

2）取穴与部位：在基本治法的基础上，增加章门、期门、太冲、行间等穴及胁肋部。

3）操作：①患者取仰卧位，术者用拇指点按章门、期门、太冲、行间等穴，每穴约1分钟。②患者取坐位，术者用两手掌面搓揉胁肋部，以透热为佳。

（2）*寒凝血瘀*　经前或经期小腹冷痛，甚则牵连腰背疼痛，得热则舒，经行量少，色暗有血块，畏寒肢冷，面色青白，舌暗，苔白，脉沉紧。

1）治则：温经散寒，祛瘀止痛。

2）取穴与部位：在基本治法的基础上，增加命门、阴陵泉、地机等穴及督脉、膀胱经。

3）操作：①患者取仰卧位，术者用拇指按揉阴陵泉、地机穴，每穴1分钟。②患者取俯卧位，术者用一指禅推法或按揉法在命门、八髎穴治疗，以局部温热感为度，时间2～3分钟。③继上势，术者用鱼际直擦背部督脉，横擦腰部肾俞、命门穴，各10～20次或以透热为度。

（3）*气血虚弱*　经期或经净后，小腹绵绵作痛，按之痛减，经色淡、质清稀，面色苍白，精神倦怠，舌淡，苔薄，脉虚细。

1）治则：补益气血，调经止痛。

2）取穴与部位：在基本治法的基础上，增加命门、胃俞、关元俞、三焦俞、血海、足三里、太溪穴及膀胱经。

3）操作：①患者取仰卧位，术者用拇指按揉血海、足三里、太溪穴，每穴1分钟。②患者取俯卧位，术者用一指禅推法或按揉法在命门、胃俞、关元俞、三焦俞治疗，以局部温热感为度，时间3～5分钟。③继上势，术者用鱼际直擦背部督脉，小鱼际横擦左侧背部，各10～20次或以透热为度。

3. 实证痛经的特殊治疗方法　实证痛经者，如在L_1或L_4（大部分在L_4）触到棘突偏歪或棘旁轻度压痛，可用旋转复位法或斜扳法纠正椎体旋转；直擦背部督脉及横擦腰骶部八髎穴，各10～20次或以透热为度。

【注意事项】

1. 推拿在月经来潮前 1 周治疗 3 次,以后每月在月经前 1 周治疗 3 次,连续治疗 3 个月。

2. 注意经期保暖,避免寒冷,忌食生冷,注意经期卫生。

3. 适当休息,保持情绪安宁,心情愉快,避免忧郁恼怒和过度疲劳。

【疗效评定】

1. 治愈　疼痛消失,连续 3 个月经周期未见复发。

2. 好转　疼痛减轻或疼痛消失,但不能维持 3 个月以上。

3. 未愈　疼痛未见改善。

六、月经不调

月经不调是妇科的一种常见疾病,以月经的周期异常为主要特征,常伴月经量、质、色的异常,临床上根据周期的改变可分为月经先期、月经后期、月经先后不定期。

月经先期为月经周期提前 1～2 周,经期正常,且连续两个月经周期以上者,亦称月经超前、经行先期、经早。

月经后期为月经周期延后 7 天以上,甚至 3～5 个月一行,经期正常,且连续两个周期以上者,亦称经行后期、经期错后、经水过期、经迟,月经愆期。

月经先后不定期为月经不按周期来潮,或提前或延后 7 天以上,经期正常,且连续两个周期以上者,亦称经水无定、经乱等。

【病因病机】引起月经不调的原因可以是外感寒热,或内伤忧思郁怒,或房事不节、产育过多等,以致冲任失调,气血失和酿成本病。月经先期主要由热扰冲任,迫血妄行,致月经先期而下;或气虚统摄无权,冲任失调所致。月经后期主要由营血亏虚,冲任失养;或血寒凝滞;或气滞血瘀,血行受阻导致经行后期。月经先后不定期主要由肝郁、肾虚,致使气血失调,冲任虚损而引起经行先后无定期。

【辨证施治】

1. 月经先期　月经周期提前 7 天以上,甚至 1 月两行。血热者经量多、色紫、质黏稠或夹瘀块,胸胁、乳房、小腹胀痛,烦躁易怒,口苦便干,舌质红,苔薄黄,脉浮数或弦数;气虚者经量多、色淡、质清稀,神疲倦怠,心悸气短,小腹空坠,舌质淡,苔薄白,脉虚细无力。

(1) 治则　血热证清热调经;气虚证补气调经。

(2) 手法　一指禅推法、摩法、按法、揉法、擦法等手法。

(3) 取穴与部位　关元、气海、章门、期门、子宫（中极旁开 3 寸）、冲门等穴及胁肋部。

(4) 操作　患者取仰卧位,术者坐于其侧方,以一指禅推法或按揉法在其关元、气海、子宫、冲门等穴操作,并配合摩法治疗,时间 5～8 分钟。①患者取坐势,术者先按揉章门、期门穴,配合指摩法,然后搓揉胁肋部,时间 3～5 分钟。以透热为度。② 随症加减。血热证加取曲池、太冲、行间、地机等穴,采用按揉法,时间 5～8 分钟。

虚热证加取肾俞、水泉、三阴交、太溪等穴，选用按揉法、擦法施术，时间5～8分钟。气虚证加足三里、脾俞、胃俞等穴，选用按揉法、擦法施术，时间5～8分钟。

2. 月经后期 月经周期延后7天以上，甚至40～50天一行。血虚者经量少、色淡、质清稀，小腹空痛，面色萎黄，皮肤不润，头晕目眩，心悸，舌淡苔薄，脉虚细；血寒者经量少、色淡，小腹冷痛，喜温喜按，面色苍白，舌质淡，苔薄白，脉沉迟；气滞者经量少、色暗红，小腹胀痛，精神郁闷，胸胁满闷不舒，嗳气稍减，舌质暗，苔黄，脉弦或涩。

（1）治则 血虚证养血调经；血寒证温经散寒调经；气滞证疏肝理气调经。

（2）手法 一指禅推法、摩法、按法、揉法、擦法、捏脊法等手法。

（3）取穴与部位 关元、气海、子宫、冲门等穴及督脉、膀胱经。

（4）操作 患者取仰卧位，术者坐于其侧方，以一指禅推法或按揉法在关元、气海、子宫、冲门等穴操作，并配合摩法治疗，时间5～8分钟。①患者取俯卧位，术者沿督脉施捏脊法3～5遍，最后一遍可采用捏三提法操作。②继上势，术者在背部两侧膀胱经及督脉行直擦法，以透热为度，时间两分钟。③随症加减。血虚证加心俞、肝俞、脾俞、血海、地机、足三里等穴，选用按揉法、接法、擦法施术，时间5～8分钟。血寒证加取中极、归来、天枢等穴，用一指禅推法治疗；取肝俞、肾俞穴，用按揉法、接法、擦法，交替使用，时间5～8分钟。气滞证加取期门、章门穴，用一指禅推法、搓揉法操作；取肝俞、蠡沟、太冲等穴，施按揉法操作，时间5～8分钟。

3. 月经先后不定期 月经不按周期来潮，或提前或延后7天以上。肝郁者经量或多或少，经行不畅，胸胁、乳房、小腹胀痛，精神抑郁，胸闷不舒，时欲太息，郁郁不乐，嗳气食少，舌质淡，苔薄白，脉弦。肾虚者经量少、色淡、质清稀，面色晦暗，头晕耳鸣，腰膝酸软，小腹空坠，夜尿多，大便不实，舌质淡，苔薄，脉沉弱。

（1）治则 肝郁证理气调经；肾虚证补肾调经。

（2）手法 一指禅推法、摩法、按法、揉法、擦法、捏脊等手法。

（3）取穴与部位 关元、气海、子宫、冲门等穴及督脉。

（4）操作 患者取仰卧位，术者坐于其侧方，以一指禅推法或按揉法在关元、气海、子宫、冲门等穴操作，并配合摩法治疗，时间5～8分钟。①患者取坐势，术者先按揉章门、期门穴，配合指摩法，然后搓揉胁肋部，时间3～5分钟，以透热为度。②随症加减。肝郁证加取章门、期门、肝俞、三阴交、太冲穴，采用按揉法或一指禅推法施术，时间5～8分钟。肾虚证加取脾俞、肾俞、三焦俞、命门、水泉、太溪穴等穴，选用一指禅推法或按揉法治疗；直擦背部督脉，横擦肾俞等部位，以透热为度，时间5～8分钟。

【注意事项】

1. 患者应注意休息，保持心情舒畅，避免情志过极。
2. 注意调节饮食，忌食生冷寒凉或辛辣之品。
3. 注意经期卫生，随天气环境变化增减衣物，宜保暖，避风寒。

【疗效评定】
1. 治愈 月经周期恢复正常，维持3个月以上。
2. 好转 月经周期恢复正常，但不能维持3个月以上。
3. 未愈 月经周期未见变化。

七、慢性鼻炎

慢性鼻炎中医学称"鼻窒"，是一种以鼻塞为主症的病证，包括慢性单纯性鼻炎和慢性肥厚性鼻炎。临床常伴有头痛、嗅觉减退等。

【病因病机】多因伤风鼻塞治疗不彻底，表邪滞留于鼻窍，并循经入肺，久病耗伤肺气，使肺气不宣，鼻窍不利；或肺气素虚，卫表不固，易感邪毒，则迁延不愈；或由于素体虚弱，易受外邪所侵，日久不愈，寒邪滞留鼻窍，使鼻部气血运行不畅，壅聚鼻窍而为病；或因饥饱劳倦，耗伤脾气，脾失健运，脾气虚弱，气血化生不足，鼻失所养，湿浊上泛鼻窍而为病。

【辨证施治】
1. 基本治法
（1）治则 疏风通经，行气通窍。
（2）手法 一指禅推法、按法、揉法、拿法、抹法、擦法等手法。
（3）取穴与部位 迎香、印堂、上星、攒竹、通天、风池、风府、太阳等穴。
（4）操作 ①患者取坐位，术者立于其侧后方，取风池、风府穴，用一指禅推法，并配合拿风池穴，时间2~3分钟。②继上势，术者立于其侧前方，取迎香、印堂、上星、攒竹、通天、太阳等穴，用一指禅推法或按揉法操作，时间5~8分钟。③继上势，术者在鼻两旁鼻翼至鼻根用指擦法操作，以鼻腔内有温热感为佳。

2. 随症加减
（1）肺气虚弱 鼻塞呈交替性，或鼻塞时轻时重，鼻涕黏稀，遇寒时症状加重，鼻黏膜肿胀色淡，嗅觉减退，说话有鼻音，咳嗽痰稀，气短，面色不华，舌淡，苔薄白，脉缓或无力。

1）治则 补肺益气，祛风通窍。
2）手法 一指禅推法、拿法、点法、按法、揉法、擦法等手法。
3）取穴及部位 在基本治法的基础上，增加肺俞、风门、大椎、极泉、曲池、合谷等穴。
4）操作 ①患者取坐位，术者立于其侧后方，取大椎、风门、肺俞穴，用一指禅推法或按揉法操作，时间约5分钟。②继上势，术者在大椎、风门、肺俞穴用擦法治疗，以透热为度。③继上势，术者立于其侧前方，取膻中、曲池、合谷穴，用按揉法操作，时间2~3分钟。

（2）脾虚夹湿 鼻塞流涕反复发作，涕稀或稠，鼻黏膜肿胀色淡，嗅觉减退，说话鼻音重，伴头痛、头昏，食欲欠佳，大便时溏，体倦乏力，舌淡，脉濡滑。

1）治则 健脾渗湿，祛风通窍。

2）手法 一指禅推法、摩法、按法、揉法、擦法、拔法等手法。

3）取穴及部位 在基本治法的基础上，增加中脘、天枢、脾俞、胃俞、大肠俞、足三里、丰隆等穴。

4）操作 ①患者取仰卧位，术者立于其侧旁，取中脘、天枢穴，用一指禅推法配合摩法操作，时间3～5分钟。②继上势，取足三里、丰隆穴，用一指禅推法或按揉法操作，每穴1分钟。③患者取俯卧位，术者立于其侧旁，取脾俞、胃俞、大肠俞穴，用按揉法配合拔法操作，时间3～5分钟；再用擦法治疗，以透热为度。

（3）气滞血瘀 持续性鼻塞，睡眠时加重，涕多黏黄或黏白，嗅觉迟钝，鼻黏膜肿胀，咽有异物感，头重头昏，耳鸣，听力减退，舌暗红或有瘀点，脉弦细或涩。

1）治则 行气活血，化瘀通窍。

2）手法 一指禅推法、按法、揉法、摩法、振法、擦法、拔法等手法。

3）取穴及部位 在基本治法的基础上，增加脾俞、肺俞、肝俞、血海、足三里、曲池等穴。

4）操作 ①患者取仰卧位，术者立于其侧旁，取曲池、血海、足三里穴，用按揉法操作，时间3～5分钟。②患者取俯卧位，术者立于其侧旁，取肺俞、肝俞穴，用一指禅推法或按揉法操作，配合拔法操作，时间5～8分钟。③继上势，在心俞、肺俞、肝俞穴部位用擦法操作，以透热为度。

【注意事项】

1. 加强体质锻炼，避免受外邪侵袭。
2. 预防上呼吸道感染，避免理化因素及粉尘刺激。
3. 避免长期使用血管收缩剂。

八、便秘

便秘是指大便秘结不通，排便间隔时间延长，两天以上不能自解，或虽有便意，而排便困难。

【病因病机】食物经脾胃消化，吸收精华之后，所剩之糟粕由大肠传送而出。若大肠传导功能失常，粪便在肠内停留时间过长，粪质变干或硬，即可形成便秘。便秘虽为大肠传导功能失常，但也与脾胃肝肾功能失调有关，且其发生有虚实之分。实秘多由胃肠积热、气机郁滞所致，虚秘多由气血亏损、阴寒凝结所致。

1. 胃肠积热（热秘） 阳盛之体，或过食辛辣，或肆意饮酒致胃肠积热。热病之后，余热伤阴，大便干结而致便秘。

2. 气机郁滞（气秘） 情志不舒，久坐少动，致气机郁滞，不能宣达，传导失职，糟粕内停而致便秘。

3. 气血亏损（虚秘） 年老、体虚或劳倦之后则气血不足，气血亏虚传送无力致便秘；血虚津枯，大便失调而致便秘。

4. 阴寒凝结（冷秘） 阳虚之体或年高体衰则阴寒内生，肠道难于传送而致便秘。

西医学认为，肠内缺少能刺激肠壁正常蠕动的内容物，或促使直肠收缩、肛门括约肌松弛、腹肌及膈肌收缩的神经反射发生障碍，可导致大便秘结。治疗应予通便。通便之法可根据不同证型，分而治之。

【辨证施治】

1. 基本治法

（1）治则　和肠通便。

（2）手法　一指禅推法、摩法、擦法、擦法、按法、揉法。

（3）取穴与部位　中脘、天枢、关元、气海、脾俞、胃俞、肾俞、大肠俞、长强、支沟、足三里等穴及腹部。

（4）操作　①一指禅推法，由中脘至关元往返治疗5～6遍。②顺时针方向摩腹5～8分钟，按揉双侧天枢穴两分钟。③擦法从脾俞至大肠俞左右两侧各往返治疗5遍，重点在脾俞、胃俞、大肠俞、肾俞，再用中指或拇指按揉长强，以有酸胀感或有便意为佳。④按揉支沟、足三里穴，每穴1分钟。

2. 随症加减

（1）胃肠积热（热秘）　大便干结，小便短赤，面红身热，口干心烦，有口臭，舌红，苔黄糙，脉滑数。

1）治则：清热降浊，和肠通便。

2）取穴与部位：在基本治法的基础上，增加大横、腹结、曲池、上巨虚、八髎穴。

3）操作：①患者取仰卧位，术者位于一侧，用手掌部做顺时针方向的摩腹，时间延长至8分钟，按揉大横、腹结穴，每穴1分钟。②继上势，术者用拇指按揉曲池、上巨虚穴，每穴1分钟。③患者取俯卧位，术者用掌擦法横擦八髎穴，以透热为度。

（2）气机郁滞（气秘）　大便秘结，欲便不得，嗳气频作，胸胁痞满，甚至胀痛，口苦纳呆，舌苔薄腻，脉弦。

1）治则：疏理肝气，和肠通便。

2）取穴与部位：在基本治法的基础上，增加章门、期门、膻中、肺俞及胁肋部。

3）操作：①患者取仰卧位，术者位于一侧，用拇指按揉章门、期门、膻中穴，以酸胀为度。②患者取俯卧位，术者在背部膀胱经操作时增加拇指按揉肺俞穴。③患者取坐位，术者用手掌横擦胸上部，斜擦两胁，以透热为度。

（3）气血亏损（虚秘）　便秘或不畅，但大便并不干结，临厕努挣，便后疲乏，伴有汗出气短，头晕心悸，面白神疲，舌淡嫩，苔白，脉细弱。

1）治则：益气养血，和肠通便。

2）取穴与部位：在基本治法的基础上，增加大横、膈俞、血海、八髎穴。

3）操作：①患者仰卧位，在腹部操作时增加大横穴，用一指禅推法或按揉法操作，并横擦胸上部。②患者俯卧位，在背部操作时增加膈俞穴，用一指禅推法或按揉法操作，并横擦八髎穴，以透热为度。③患者下肢部操作时增加按揉血海穴，用拇指按揉法。

（4）阴寒凝结（冷秘）　大便艰涩，难以排出，腹中冷痛，小便清长，四肢欠温，腰膝酸软，舌淡，苔白，脉沉迟。

1）治则：温阳驱寒，和肠通便。
2）取穴与部位：在基本治法的基础上，增加命门、八穴及督脉。
3）操作：①患者俯卧位，在背部操作时增加横擦腰背部、肾俞、命门、八髎穴，以透热为度。②继上势，在背部操作时增加直擦背部督脉，以透热为度。

【注意事项】
1.推拿手法治疗应于饭后两小时后实施。
2.避免食品过于精细，少食过度煎炒类、辛辣类食品，忌过度饮酒，多食水果、蔬菜。
3.嘱患者养成定时排便的习惯。
4.适当进行户外活动，多做下蹲起立和仰卧屈髋压腹动作。

【疗效评定】
1. 治愈 两天以内排便1次，便质转润，解时通畅，短期无发作。
2. 好转 3天内排便，便质转润，排便欠畅。
3. 未愈 症状无改善。

九、头痛

头痛是临床常见的自觉症状，可发生于一侧或两侧，或前额，或后枕，或颠顶，或整个头部，也可连及颈项。头痛可单独出现，也可伴随各种急、慢性疾病而出现。本节所论述的头痛是指外感或内伤杂病所致的以头痛为主症者。本病中医学又称为"头风""脑风"。

【病因病机】头为"诸阳之会"，手、足三阳经皆上行于头，足厥阴肝经也上会于颠顶。头为"清阳之腑"，五脏精华之血、六腑清阳之气皆上注于头，故其正常的生理活动要求经络通畅，气血供应正常。凡外感、内伤致脏腑失调，或循经上犯头部，均可导致头痛。

1. 感受外邪 因起居不慎，感受风、寒、湿、热之邪，易导致外感头痛。外感之邪以风邪为主，风为百病之长，多夹时气为患，故外感头痛以风邪所致最多见。风夹寒、夹热、夹湿可引致不同类型的头痛。

（1）风寒头痛 感受风寒之邪，寒凝血滞，络道被阻，而为头痛。
（2）风热头痛 感受风热之邪，风热上炎，侵扰清空，而为头痛。
（3）风湿头痛 风邪夹湿，湿蒙清窍，清阳不展，而为头痛。

2. 内伤头痛 "脑为髓之海"，当体内五脏六腑上滋脑海不足时，可导致头痛。

（1）肝阳头痛 肝阴不足，肝阳偏亢，或肝郁化火，循经上扰清空而致头痛。
（2）气虚头痛 中气不足则清阳不升，清窍失于濡养，而致头痛。
（3）血虚头痛 血虚则脑髓失养，而致头痛。
（4）肾虚头痛 肾虚则髓海空虚，或肾阳衰微，寒从内生，清阳不展而成头痛；或肾阴不足，肾水不能涵肝木，风阳上扰而致头痛。
（5）痰浊头痛 脾失健运，痰浊内生，中焦被阻，致清阳不升、浊阴不降而为头痛。

(6) 瘀血头痛　头痛日久入络，气血瘀滞，或外伤，脑络瘀阻而致头痛。

【辨证施治】

1. 基本治法

(1) 治则　通经络，和气血，止头痛。

(2) 手法　一指禅推法、按法、揉法、拿法、扫散法。

(3) 取穴与部位　印堂、神庭、头维、睛明、鱼腰、太阳、百会、角孙、风池、风府、天柱穴及头面部、颈项部。

(4) 操作　①一指禅推法，从印堂至神庭，再至头维，至太阳，往返3~4遍。②一指禅偏峰推法，沿眼眶周围治疗，行"小∞字"和"大∞字"推法，反复3~4遍。再按揉印堂、头维、睛明、鱼腰、太阳穴，每穴10~15秒。③抹法，先从印堂向上至神庭，再从印堂向两侧沿眉弓至太阳穴，5~6遍。④拿头部五经，扫散法施头侧，时间约5分钟。⑤拿风池、颈项部，时间约3分钟。

2. 随症加减

(1) 风寒头痛　常因受寒引起，痛连项背，恶风寒，喜裹头，口不渴，苔薄白，脉浮紧。

1) 治则：祛风散寒止头痛。

2) 手法：一指禅推法、按法、揉法、拿法、擦法、扫散法。

3) 取穴与部位：印堂、神庭、头维、睛明、鱼腰、太阳、百会、角孙、风池、风府、天柱、风门、肩井、大椎穴及头面部、颈项部、背部。

4) 操作：①小鱼际擦法在项部、背部施治，约5分钟。②按揉肺俞、风门，拿肩井穴，每穴半分钟。③擦项背部膀胱经，横擦大椎，透热为度。

(2) 风热头痛　头痛而胀，甚至头痛如裂，恶风微热，面红目赤，咽喉肿痛，口渴欲饮，小便黄，大便结，舌尖红，苔薄黄，脉浮数。

1) 治则：解表清热止头痛。

2) 手法：一指禅推法、按法、揉法、拿法、推法、拍法、击法、扫散法。

3) 取穴与部位：印堂、神庭、头维、睛明、鱼腰、太阳、百会、角孙、风池、风府、天柱、大椎、肺俞、风门、曲池、合谷穴及头面部、颈项部、背部、上肢部。

4) 操作：①推项背部膀胱经，再拍击膀胱经，皮肤潮红为度。②按揉大椎、肺俞、风门、曲池、合谷穴，每穴半分钟，同时配合擦大椎，拿合谷。③拿肩井，约1分钟。

(3) 风湿头痛　头痛如裹，脘闷纳呆，肢倦身热，汗出，心烦，苔白腻，脉濡数。

1) 治则：清热利湿止头痛。

2) 手法：一指禅推法、按法、揉法、拿法、拍法、击法、捏法、扫散法。

3) 取穴与部位：印堂、神庭、头维、睛明、鱼腰、太阳、百会、角孙、风池、风府、大椎、肩井、合谷穴及头面部、颈项部、背部、上肢部。

4) 操作：①提捏印堂、项部皮肤，以皮肤潮红为度。②拍击背部膀胱经，以皮肤潮红为度。③按揉大椎、风池，拿肩井、合谷，每穴半分钟。

(4) 肝阳头痛 痛而晕，心烦易怒，睡眠不安，面红口干，舌红少苔或苔薄黄，脉弦紧。

1）治则：平肝潜阳，止头痛。

2）手法：一指禅推法、按法、揉法、拿法、推法、扫散法。

3）取穴与部位：印堂、神庭、头维、睛明、鱼腰、太阳、百会、角孙、风池、桥弓、太冲、行间、涌泉穴及头面部、颈项部、背部、下肢部。

4）操作：①自上而下推桥弓，两侧交替进行。②沿头部胆经循行部位用扫散法或梳法治疗，两侧交替进行。③按揉角孙、太冲、行间穴，每穴半分钟。④擦涌泉，透热为度。

(5) 气虚头痛 头部绵绵作痛，时发时止，劳累头痛加剧，倦怠懒言，纳呆，舌苔薄白，脉细弱或脉大无力。

1）治则：补气升清，止头痛。

2）手法：一指禅推法、按法、揉法、拿法、推法、擦法、扫散法。

3）取穴与部位：印堂、神庭、头维、睛明、鱼腰、太阳、百会、角孙、风池、脾俞、肝俞、膈俞、肾俞、足三里穴及头面部、颈项部、背部、下肢部。

4）操作：①推擦督脉，以皮肤潮红为度。②按揉脾俞、肝俞、膈俞、肾俞、足三里，每穴半分钟。

(6) 血虚头痛 头痛而晕，面色少华，神疲乏力，心悸气短，舌淡，脉细弱无力或涩。

1）治则：滋阴养血，止头痛。

2）手法：一指禅推法、按法、揉法、拿法、推法、摩法、扫散法、擦法。

3）取穴与部位：印堂、神庭、头维、睛明、鱼腰、太阳、百会、角孙、风池、中脘、气海、关元、心俞、膈俞、足三里穴及头面部、颈项部、背部、腹部、下肢部。

4）操作：①逆时针摩腹3分钟，以腹部有温热感为佳，按揉中脘、气海、关元，以透热为佳。②横擦背部脾俞所在位置，直擦背部督脉，透热为度。③按揉心俞、膈俞、足三里，酸胀为度。

(7) 肾虚头痛 头痛而空，腰酸腿软，耳鸣目眩，遗精带下。肾阳虚者，四肢作冷，舌淡胖，脉沉细无力；肾阴虚者口干少津，舌质红，脉细数。

1）治则：补益肝肾，止头痛。

2）手法：一指禅推法、按法、揉法、拿法、推法、擦法、扫散法。

3）取穴与部位：印堂、神庭、头维、睛明、鱼腰、太阳、百会、角孙、风池、脾俞、肝俞、膈俞、肾俞、命门、气海、关元、足三里、太冲、行间、涌泉穴及头面部、颈项部、背部、下肢部。

4）操作：①肾阳虚者摩腹4分钟（顺、逆时针各摩两分钟），并按揉气海、关元；直擦背部督脉，再横擦肾俞、命门、腰骶部，以透热为度。②肾阴虚者循头部胆经循行部位用扫散法或梳法治疗，两侧交替进行；自上而下推桥弓，两侧交替进行；按揉角孙、太冲、行间穴，每穴半分钟；推擦涌泉，透热为度。

（8）痰浊头痛　头痛而昏蒙，胸膈支满，纳呆体倦，恶心呕涎，苔白腻，脉滑。

1）治则：运脾化痰，止头痛。

2）手法：一指禅推法、按法、揉法、拿法、推法、擦法、扫散法。

3）取穴与部位：印堂、神庭、头维、睛明、鱼腰、太阳、百会、角孙、风池、脾俞、胃俞、大肠俞、中脘穴及头面部、颈项部、背部、下肢部。

4）操作：①摩腹，一指禅推中脘、天枢，时间6～8分钟。②横擦背部脾俞所在位置，透热为度。③按揉足三里、丰隆、内关、脾俞、胃俞、大肠俞，以酸胀为度。

（9）瘀血头痛　痛有定处，痛如锥刺，经久不愈，舌有瘀点，脉涩。

1）治则：活血化瘀，止头痛。

2）手法：一指禅推法、抹法、按法、揉法、拿法、扫散法、鱼际揉法。

3）取穴与部位：印堂、神庭、头维、攒竹、睛明、鱼腰、太阳、百会、角孙、风池、阿是穴及头面部、颈项部。

4）操作：①抹前额、推抹太阳穴20下。②按揉太阳、攒竹、鱼腰、前额及头侧胆经循行部位。③按揉或鱼际揉法施于局部阿是穴2～3分钟。

【注意事项】

1.推拿虽对缓解头痛症状有较好的疗效，但临床上必须审证求因，明确其发病原因，因颅内器质性病变及脑外伤所致之头痛不宜用推拿治疗。

2.患者平素宜慎起居，适寒温，以防外感。

3.头痛患者均宜戒烟酒，以免诱发头痛。

4.痰浊头痛者饮食宜清淡，勿进食肥甘厚腻之品，以免助湿生痰。

5.肝阳头痛者宜调情志，注意劳逸结合。

【疗效评定】

1.治愈　头痛消失，各项实验室检查正常。

2.好转　头痛减轻，发作时间缩短或周期延长，实验室检查有改善。

3.未愈　头痛症状及血压无变化。

十、眩晕

眩晕是目眩与头晕的总称。眩为眼花，视物模糊；晕是头晕，如坐车船，旋转不定。轻者闭目即止，重者可兼有恶心、呕吐、汗出、欲仆等症状。眩晕可见于诸多疾病，如梅尼埃病、高血压、低血压、脑动脉硬化症、神经官能症等。凡以眩晕为主症者，均可参考本节辨证论治。

【病因病机】眩晕的原因有虚实之分，虚证见于肾精亏虚、气血两虚；实证见于肝阳上亢、痰浊中阻。

1.肝阳上亢　肝失条达，气郁化火，肝阴暗耗，风阳升动，上扰清空而致眩晕，或素体阳盛，肝阴不足，肝阳偏亢，肝火上炎而成眩晕。

2.痰浊中阻　饮食不当，损伤脾胃，或劳倦伤脾，脾失健运，酿成痰浊，聚湿生痰，清阳不升，浊阴不降而发眩晕。

3. 气血两虚 凡久病不愈，或失血之后，气血耗伤，或思虑过度，心脾两虚，均使气血不足，不能上荣头目而致眩晕。

4. 肾精亏虚 先天不足，或后天失调，房事不节，劳伤过度，肾精亏耗，髓海不足，而发生眩晕。

【辨证施治】

1. 基本治法

（1）治则　疏经通络，安神止眩。

（2）手法　一指禅推法、按法、揉法、拿法、抹法、扫散法。

（3）取穴与部位　印堂、神庭、睛明、攒竹、太阳、翳风、听宫、率谷、百会、角孙、风池、风府及足少胆经头部循行线。

（4）操作　①自印堂穴向上至神庭穴，再从印堂向两侧沿眉弓至太阳穴施抹法5～6遍。②自印堂穴向上至神庭穴，再从印堂向两侧沿眉弓至太阳穴，施一指禅推法或揉法，往返5～6遍；并按揉印堂、头维、睛明、鱼腰、太阳穴，每穴10～15秒。③用一指禅偏峰推法，沿眼眶周围治疗，行"小∞字"和"大∞字"推法，反复3～4遍。④用拇指或中指按揉印堂、神庭、睛明、攒竹、太阳、翳风、听宫、率谷穴，每穴约半分钟；并拇指按揉百会穴两分钟。⑤自头维穴沿足少阳胆经头颞部循行线至风池穴施扫散法，两侧交替进行，时间1～2分钟。⑥自前额经头顶向后至后枕部做五指拿五经法，反复5～6遍。⑦用双手拇指按揉双侧内关、神门穴，拿合谷穴，以酸胀为度，时间2～3分钟。

2. 随症加减

（1）肝阳上亢　头晕目眩，耳鸣，头胀痛，急躁易怒，失眠多梦，每因恼怒或烦劳而头痛、眩晕加重，口苦，舌红，苔黄，脉弦。

1）治则：平肝潜阳，滋养肝肾。

2）取穴与部位：在基本治法的基础上，增加桥弓、太冲、行间、涌泉穴。

3）操作：①抹桥弓，用拇指桡侧面沿桥弓自上而下进行推抹，两侧交替进行，推抹5～6遍。②用拇指按揉角孙、太冲、行间穴，每穴半分钟。③用小鱼际擦涌泉穴，以透热为度。

（2）痰浊中阻　眩晕、头重如蒙，目视昏暗，体倦纳呆，胸脘痞闷，泛泛欲吐，舌苔白腻，脉濡滑。

1）治则：健脾和胃，燥湿化痰。

2）取穴与部位：在基本治法的基础上，增加中脘、天枢、足三里、丰隆、内关、脾俞、胃俞、大肠俞穴及腹部。

3）操作：①掌摩胃脘部及腹部，一指禅推中脘、天枢穴，以腹部有温热感为佳，时间2～3分钟。②用拇指按揉足三里、丰隆、脾俞、胃俞、大肠俞穴，以酸胀为度，时间3～5分钟。③用手掌横擦背部脾俞、胃俞穴部位，以透热为度。

（3）气血两虚　眩晕动则加剧，劳累即发，神疲懒言，气短声低，纳少，面色少华，心悸失眠，唇淡，舌质淡嫩，脉细弱。

1）治则：健运脾胃，补气养血。

2）取穴与部位：在基本治法的基础上，增加中脘、气海、关元、心俞、肝俞、膈俞、脾俞、肾俞、足三里及督脉。

3）操作：①掌摩腹部及胃脘部，一指禅推中脘、气海、关元穴，以透热为度，时间3～5分钟。②用拇指按揉心俞、肝俞、膈俞、脾俞、肾俞、足三里穴，每穴半分钟。③用掌擦法直擦背部督脉，横擦背部脾俞、胃俞穴部位，以透热为度。

（4）肾精亏虚　眩晕，精神萎靡，腰膝酸软，耳鸣健忘，遗精。偏肾阴虚者，五心烦热，舌红少苔，脉细数。偏肾阳虚者，四肢不温，形寒怯冷，舌质淡，脉沉细无力。

1）治则：补肾益精，充髓安神。

2）取穴与部位：在基本治法的基础上，肾阴虚者增加桥弓、涌泉、太冲、行间穴；肾阳虚者增加气海、关元、肾俞、命门及督脉。

3）操作：①肾阴虚者，用拇指桡侧面沿桥弓自上而下进行推抹，两侧交替进行，推抹5～6遍；按揉角孙、太冲、行间穴，每穴半分钟；掌擦涌泉穴，以透热为度。②肾阳虚者，掌摩腹部，按揉气海、关元穴，以腹部温热为度；用掌擦法直擦背部督脉，横擦肾俞、命门部位及腰骶部，以透热为度。

【注意事项】

1. 治疗本病手法宜轻柔，避免强刺激，尤其是头面部操作时，不要使患者的头部前后左右晃动，以免加重眩晕之不适。

2. 嘱病人忌食酒、咖啡、浓茶等刺激性食物，戒烟，调养情志，避免过度劳累。

【疗效评定】

1. 治愈　症状、体征及有关实验室检查基本正常。

2. 好转　症状及体征减轻，实验室检查有改善。

3. 未愈　症状无改变。

十一、面瘫

面瘫又称口眼㖞斜、口僻等，是指面神经麻痹而致的以口眼㖞斜为主要症状的一种病证，有中枢性与周围性之分。

【病因病机】周围性面瘫常因正气不足，脉络空虚，风寒之邪乘虚侵袭阳明、少阳脉络，以致经气阻滞，气血运行受阻；以及中风后遗症，筋脉失养，肌肉弛缓不收发为本病。西医学认为，周围性面瘫多因急性非化脓性茎乳突的面神经炎所引起，春秋季多发；中枢性面瘫因脑血管疾患及颅内肿瘤等原因所致。

【辨证施治】

1. 周围性面瘫　起病急，初起有耳后乳突部、耳内及面部疼痛，感觉异常，继之发现两侧面部表情肌不对称，患侧额纹消失，不能蹙额、闭眼、露齿、鼓腮、吹气等，鼻唇沟变浅，口角向对侧偏斜，常有流泪、流涎等，进食时食物常被嵌留在患侧颊与齿之间，同侧舌前2/3部味觉减退，听觉过敏。患侧眼轮匝肌反射减弱或消失。

（1）治则　祛风散寒，活血通络。

（2）手法　摩法、揉法、按法、一指禅推法、拿法。

（3）取穴与部位　太阳、承浆、阳白、攒竹、四白、地仓、颊车、迎香、合谷、肩井、风池、翳风、太冲穴及头面部。

（4）操作　①患者取坐位，医者位于其身侧，一手固定其头部，另一手用指掌摩揉法施术于颜面部，反复1～3遍；然后以拇指的掌面和鱼际肌从额正中线开始，向外至双太阳穴，再向前下至颊部，掌揉至下颌，手法轻，放松于耳部，施术两分钟；然后再用中指指腹点按太阳、阳白、攒竹、四白、迎香、颊车、地仓、承浆穴，约3分钟，用拇指从鼻背向外指摩3～5次。②患者仍坐位，医者位于其身后，用一指禅推法施术于风池、翳风及项部，约3分钟，以局部出现酸、胀、麻、痛感为度；再拿肩井穴1分钟。③患者仍坐位，医者用拿法施术于健侧合谷穴约1分钟；再用拇指按揉法施术于健侧太冲穴约1分钟。

2. 中枢性面瘫　仅限于脸下部的肌肉瘫痪，麻痹呈紧张型，皱额、蹙眉无障碍，味觉及唾液分泌不受影响，常伴有一侧肢体的偏瘫。

（1）治则　舒筋通络，行气活血。

（2）手法　摩法、揉法、按法、一指禅推法、拿法、抹法、扫散法。

（3）取穴与部位　太阳、承浆、阳白、攒竹、四白、地仓、颊车、迎香、合谷、肩井、风池、翳风穴及头面部。

（4）操作　①头面部、颈项部操作同周围性面瘫之①和②。②患者仰卧位，医者用抹法，从印堂至太阳；扫散头侧胆经循行部位；按揉上述诸穴，时间约4分钟。

【注意事项】

1. 推拿治疗本病，主要适用于急性期过后的患者，能促进恢复，缩短病程。
2. 手法要轻柔，避免擦伤皮肤；并防止暴露的角膜感染，可配合使用眼药水。
3. 局部避风寒，外出要戴口罩；并用温热水洗脸，避免冷水刺激。
4. 由于本病病变初期多为面神经茎乳突孔内水肿，故两周内不宜推拿治疗，以免加重病情。可先给予肾上腺皮质激素及抗炎、抗病毒治疗，待急性期过后再行推拿疗法。

十二、郁证

郁证是指以心情抑郁，情绪不宁，或易怒善哭，胸胁满痛，及咽中有异物感等为主要表现的病证，常伴有心悸、眩晕、失眠、纳呆和妇女月经不调等症状。郁证相当于西医学中的神经官能症，可见于癔症、更年期综合征、神经衰弱、反应性精神病等。

【病因病机】郁证主要是由情志所伤，肝气郁结，脾失健运，心神失常，脏腑阴阳气血失调，导致五脏气机不和而出现郁证的各种症状。病初多为实证，经久不愈，则转为虚证。

1. 肝气郁结　肝失条达，气失疏泄，使肝气郁结而成气郁。

2. 气郁化火　气郁日久化火，肝火上炎而成火郁。

3. 痰气郁结　气滞则津液运行不畅，凝聚成痰，而成痰郁。

4. 心脾两虚　肝郁抑脾，久郁伤脾，饮食减少，化生乏源，气血不足，心脾两虚，心失所养，神失所藏，而致心神不安。

【辨证施治】

1. 基本治法

（1）治则　疏肝理气，健脾养心。

（2）手法　推法、按法、揉法、拿法、捏法、摩法。

（3）取穴与部位　印堂、睛明、鱼腰、太阳、攒竹、四白、迎香、头维、百会、角孙、风池、风府、肩井、内关、神门、合谷、中脘、足三里、心俞、肝俞、胆俞、脾俞、胃俞穴及头面部。

（4）操作　①患者坐位，术者位于患者侧前方，以双拇指分推印堂至太阳穴3～5遍，揉眉弓数次；再分抹目眶及两旁鼻翼5～10次；两拇指同时按揉太阳、攒竹、四白、迎香穴，每穴半分钟；然后双手五指分开，拿揉头部两侧，使患者头部有热胀感；拇指按揉百会半分钟；继而拿风池及颈项部两分钟，再五指拿五经（由前发际向后发际移动），5～10次；最后双手捏拿风池、肩井穴各两分钟，以透热为度。②患者坐位，医者用双手拇指按揉内关、神门、合谷穴各两分钟，以得气为度。③患者仰卧位，医者位于患者右侧，在腹部施以顺时针掌摩法3分钟，并掌按中脘穴两分钟，以腹部温热舒适为度。医者移至患者下肢部，揉按足三里穴3分钟，以得气为度。④患者俯卧位，医者位于患者左侧，沿足太阳膀胱经两侧推揉背部3～5遍，并重点按揉心俞、肝俞、胆俞、脾俞、胃俞穴各1分钟，以热透胸腹为佳。

2. 随症加减

（1）肝气郁结　精神抑郁，情绪不宁，善太息，脘闷嗳气，胁肋胀痛、痛无定处，腹胀纳呆，大便不调，舌苔白或黄腻，脉弦。

1）治则：疏肝理气解郁。

2）取穴与部位：在基本治法的基础上，增加太冲、行间、章门、期门等穴及头颞部、胁肋部。

3）操作：①患者取坐位，术者循头颞部足少阳胆经循行部位用扫散法治疗，两侧交替进行，时间2～3分钟。②继上势，术者点按揉章门、期门穴，以酸胀为度。并搓摩患者两胁，以透热为度，时间2～3分钟。③患者仰卧位，术者点按下肢部太冲、行间，以酸胀为度，时间1～2分钟。

（2）气郁化火　情绪急躁易怒，胸闷胁胀，口苦咽干，或头痛，目赤，耳鸣，或吞酸嘈杂，便秘，舌红，苔黄，脉弦数。

1）治则：清肝泻火解郁。

2）取穴与部位：在基本治法的基础上，增加桥弓、太冲、行间、章门、期门等穴及胁肋部。

3）操作：①患者坐位，术者用拇指桡侧面推抹桥弓，先推一侧，再推另一侧，每侧均20～30次。②继上势，术者立于患者身后，搓摩患者两胁，以透热为度。并点按揉章门、期门，以酸胀为度，时间3～5分钟。③患者仰卧位，术者用拇指点按揉行间、太冲穴，以酸胀为度，时间2～3分钟。

（3）痰气郁结　精神抑郁，咽中不适如有物梗阻，吞之不下，咳之不出，兼有胁肋胀痛，胸部闷塞，舌苔白腻，脉弦滑。

1）治则：利气化痰解郁。

2）取穴与部位：在基本治法的基础上，增加天突、中府、气海、章门、期门、丰隆等穴及腹部。

3）操作：①患者取仰卧位，术者用掌摩法摩腹3～5分钟，一指禅推天突、中府、中脘、气海、丰隆穴，每穴1分钟。②患者取坐位，术者在背部膀胱经肝俞至胃俞部位用横擦法，以透热为度，时间2～3分钟。③继上势，术者用两手相对搓摩两侧胁肋部，以透热为佳。并点按揉章门、期门，以酸胀为度，时间2～3分钟。

（4）心脾两虚　善思多虑，头晕神疲，健忘失眠，心悸胆怯，面色少华，纳呆，舌淡，苔薄白，脉细。

1）治则：健脾养心，益气补血。

2）取穴与部位：同基本治法，增加膻中、巨阙、血海、太冲、三阴交等穴及督脉。

3）操作：①患者取俯卧位，术者按揉背膀胱经第一侧线的穴位，从上至下3～5遍；重点按揉心俞、肝俞、脾俞、小肠俞、肾俞，以酸胀为度。②继上势，术者用掌擦法，直擦背部膀胱经第一侧线和督脉，横擦背部肝俞、脾俞所在位置，以透热为度，时间2～3分钟。③患者取仰卧位，术者用拇指按揉膻中、巨阙、血海、太冲、三阴交等穴，时间2～3分钟。

【注意事项】

1. 对于郁证虚证的治疗，手法宜轻柔。
2. 注重精神调适，帮助患者解除思想顾虑，树立战胜疾病的信心，以巩固疗效。
3. 鼓励患者参加适当的体育锻炼，以增强体质。

【疗效评定】

1. 治愈　症状消失，情绪正常。

2. 好转　症状减轻，情绪基本稳定。

3. 未愈　症状、情绪均无改善。

十三、乳痈

乳痈是以乳房部红肿胀痛结块，并伴发热、恶寒、头痛等全身症状，日久化脓溃烂为特征的乳房疾病。常发生在妇女哺乳期，尤以初产妇最为多见，发病多在产后3～4周。发于妊娠期的称为内吹乳痈，发于哺乳期的称为外吹乳痈，其他时间发生的称为席风乳痈。本病西医学称为急性乳腺炎。

【病因病机】乳头属足厥阴肝经，乳房属足阳明胃经。本病形成多因气滞热壅，热毒炽盛，厥阴、阳明经脉受阻，乳汁淤积，乳络不畅，化脓成痈。

1.乳汁淤积是乳痈最常见的原因，初产妇乳头易破损，或乳房畸形，或内陷，影响充分哺乳，或因乳汁多而吸少，致乳汁淤积，乳络不畅，阻塞成块，郁久化热，酿肿成痈。

2.情志不畅，肝气不舒，厥阴之气失于疏泄；产后饮食不节，脾胃运化失司，阳明胃热壅滞，湿热蕴结于胃络，乳络闭阻，气滞血瘀，邪热蕴积成肿块，热盛肉腐成脓而成乳痈。

3.产妇汗出当风，或哺乳受风，或乳儿含乳而睡，热毒侵入，而致乳络不通，化热成痈。

【辨证施治】乳痈发病初期乳房肿胀疼痛，皮色不变或微红，结块或有或无，乳汁排泄不畅，伴有形寒、发热、周身骨节酸痛、口渴、便秘、苔黄、脉数等症状；若数日后见肿块增大，皮色焮红疼痛，发热持续不退，硬块渐软，按之波动者，是已脓成，舌红，苔黄腻，脉洪数；经数日后破溃而出稠脓，脓排尽后体温恢复正常，肿痛渐消，逐渐愈合。

1.治则 根据乳痈发病的初起、脓成、已溃等阶段，分别施以消散、托里、排脓等法。推拿治疗本病一般是在乳痈初起尚未成脓阶段有较好疗效，脓已成或有高热肿痛者应采取综合治疗。

2.手法 摩法、揉法、点法、拿法、一指禅推法。

3.取穴与部位 天溪、乳根、中脘、天枢、气海、风池、肩井、少泽、合谷、肝俞、脾俞、胃俞。

4.操作 ①患者取仰卧位，术者先施揉法、摩法于患乳周围的乳根、天溪等穴，8～10分钟。②继上势，术者用掌揉法揉腹部，重点在中脘、天枢、气海穴，时间3～4分钟。③患者取坐位，术者点按风池，再沿颈椎两侧行拿法，3～5遍，再拿肩井。④继上势，术者用一指禅推法沿背部膀胱经治疗，重点在肝俞、脾俞、胃俞，以病人感觉酸胀为度，时间3～5分钟。⑤继上势，术者用拇指点按少泽、合谷等穴，每穴1分钟。

治疗本病时，手法宜轻快柔和，手法操作时从周围逐步移向肿块中央，对未成脓者应同时配合热敷法。

【注意事项】

1.饮食宜清淡，忌食肥甘辛辣之品。

2.哺乳时避免露乳当风，注意胸部保暖，哺乳后应轻揉乳房。

3.保持乳房清洁，养成良好的哺乳习惯，哺乳前清洁婴儿口腔，每日按时哺乳，不让婴儿含乳而睡。

4.断乳时应逐渐减少哺乳时间，再行断乳，不可突然断乳。

【疗效评定】

1.治愈 全身症状消失，肿块消散，疮口愈合。

2.好转 全身症状消失，局部肿痛减轻，或疮口尚未愈合。

3.未愈 反复"传囊"或形成乳漏。

十四、慢性盆腔炎

慢性盆腔炎是指女性内生殖器官，以及周围的结缔组织、盆腔腹膜发生的慢性炎症。以小腹坠胀疼痛、腰骶部酸痛，伴月经、白带异常，或见小腹部包块为特征，可局限于一个器官，也可累及多个器官乃至整个盆腔。多因急性盆腔炎迁延不愈而形成，是妇科的常见病，属于中医"带下病""腹痛""癥瘕"等范畴。

【病因病机】中医学认为，本病由湿热或气滞血瘀所致，与肝、脾、肾三脏有关。

1. 湿热下注 素体虚弱，行经、产后胞脉空虚，湿热邪毒乘虚内侵，蓄积盆腔，客于胞中，与气血相搏，气血运行不畅，冲任二脉受损，而见小腹坠胀、带下异常。

2. 气滞血瘀 情志不舒，恼怒伤肝，郁而化火，湿热内蕴，肝郁气滞，血行受阻；饮食失调，或忧思伤脾，脾失健运，水湿停滞，郁而化热，以致湿热内蕴，气血郁滞，而见小腹坠胀、带下异常，日久而癥瘕包块。

【辨证施治】

1. 基本治法

（1）治则 行气活血，化瘀止痛。

（2）手法 一指禅推法、揉法、点法、振法、㨰法、擦法。

（3）取穴与部位 膈俞、肝俞、脾俞、胃俞、关元俞、带脉、中极、命门、八髎、阴陵泉、足三里、三阴交等。

（4）操作 ①患者取仰卧位，术者按顺时针方向掌揉小腹或摩腹，时间 5～8 分钟。②继上势，术者用一指禅推法或点按曲骨、横骨、水道、带脉各约半分钟，如有下腹部包块，可用掌振法操作 3 分钟。③继上势，术者用拇指点按阴陵泉、足三里、三阴交、丘墟、太溪、水泉各约半分钟。④患者取俯卧位，术者用一指禅推法或㨰法在背部膀胱经第一侧线治疗，同时用拇指按揉膈俞、肝俞、脾俞、胃俞、关元俞，以酸胀为度，时间约 5 分钟。⑤继上势，术者用鱼际直擦背部督脉，横擦命门、八髎穴，各 10～20 次或以透热为度；轻叩腰部脊柱两侧及骶髂部结束治疗。

2. 随症加减

（1）湿热下注 小腹胀痛，带下量多、色黄、质稠腥臭，头眩而重，身体困重，倦怠乏力，胸闷腹胀，口渴不欲饮，痰多，或有发热恶寒，腰骶酸痛，尿道灼痛，大便秘结，小便黄赤，舌红、苔黄腻或白腻，脉濡数或弦滑。

1）治则：祛湿化浊，行气止痛。

2）取穴与部位：在基本治法的基础上，增加曲池、合谷、蠡沟、阳陵泉、侠溪等穴。

3）操作：①患者取坐位，术者用拇指按揉曲池、合谷穴，以酸胀为度，每穴 1 分钟。②继上势，术者用拇指按揉蠡沟、阳陵泉、侠溪穴，以酸胀为度，每穴 1 分钟。

（2）气滞血瘀 小腹胀痛而硬、按之痛甚，带下量多、色白、质稀薄，腰骶酸痛，月经失调、色深黑有血块。严重者面色青紫，皮肤干燥，大便燥结，舌暗红或有瘀斑，脉沉涩。

1）治则：理气散结，化瘀止痛。

2）取穴与部位：在基本治法的基础上，增加章门、期门、太冲、气海、肾俞、次髎等穴及胁肋部。

3）操作：①患者取仰卧位，术者用拇指按揉气海、太冲穴，以酸胀为度，每穴1分钟。②患者取俯卧位，术者用拇指按揉或一指禅推肾俞、次髎穴，以酸胀为度，每穴1分钟。③患者取坐位，术者用中指按揉章门、期门穴，每穴1分钟；并用两手掌搓揉胁肋部，时间约1分钟。

【注意事项】
1. 生活要有规律，节制房事。
2. 患者应进行适当的体育锻炼，增强体质。
3. 增加营养，腰骶部及小腹部宜保暖，避风寒。

十五、经断前后诸证

经断前后诸证是指妇女在绝经前后出现月经紊乱、潮热汗出、烦躁易怒、头晕耳鸣、失眠多梦、心悸健忘、腰背酸楚、面浮肢肿、大便溏泄、情志不安等症状的病证，亦称绝经前后诸症。本病为绝经期妇女的多发病，临床往往某一症状突出，其他症状并见。病程短者数月，长者可迁延数年甚至更长。

本病相当于西医的更年期综合征，因手术切除双侧卵巢或接受放射治疗的年轻妇女出现类似症状，可参照本节辨证治疗。

【病因病机】妇女绝经前后肾气渐衰、天癸将竭、阴阳失调、脏腑气血功能紊乱是本病发生的内在基础，受体质、产育、疾病、营养、劳逸、社会环境、精神等因素影响而发病。本病其本在于肾，常累及他脏，以致病情复杂。

1. 肾阴虚　肾阴素虚，精亏血少，经断前后，天癸将竭；或忧思不解，积念在心，营血暗耗；或房事不节，精血耗伤，肾阴更虚，冲任衰少，脏腑失养，则成本病。

2. 肾阳虚　素体阳虚，经断前后，肾阳亏虚；或房事不节，损伤肾气，命门火衰，冲任失调，脏腑失于温煦，而发本病。

3. 阴阳俱虚　肾藏元阴而寓元阳，阴损及阳，阳损及阴，而致阴阳俱虚，真阴真阳不足，不能濡养、温煦脏腑，遂致诸症丛生。

【辨证施治】
1. 基本治法
（1）治则　以调和阴阳、补肾安神为原则。
（2）手法　摩法、一指禅推法、点法、拿法、抹法、擦法。
（3）取穴与部位　膻中、中脘、气海、关元、内关、肾俞、命门、太阳、百会、风池、大椎、肩井、神门、足三里、三阴交等穴。
（4）操作　①患者取仰卧位，术者用掌摩法做顺时针方向摩腹，手法由轻到重。时间约5分钟，以腹部透热为佳。②继上势，术者以一指禅推法或点按法在膻中、中脘、气海、关元等穴施术，每穴各半分钟。③患者取俯卧位，术者按揉脊柱两侧膀胱经2～3遍，再用一指禅推法或拇指按揉法在厥阴俞、膈俞、肝俞、脾俞、肾俞、命门穴治疗，每穴半分钟。④继上势，术者用鱼际擦法直擦背部督脉和膀胱经，横擦肾俞、命门穴，用小鱼际横擦骶部八髎穴，各10～20次或以透热为度。⑤患者取坐位，术者拿揉风池穴及项部至大椎穴，时间约两分钟。⑥继上势，推抹印堂至神庭穴、印堂至太阳穴各5～10遍；点按百会、印堂、太阳穴，每穴半分钟；做头颞部足少阳胆经循行线扫散法操作5～6遍。⑦继上势，点按内关、合谷穴各半分钟，拿、搓、抖上肢3遍。

2. 随症加减

（1）肾阴亏虚　绝经前后，月经紊乱，月经量少或多、色鲜红，阴道干涩，腰背酸痛，头晕耳鸣，失眠多梦，潮热汗出，五心烦热，口干便秘，或皮肤瘙痒或如虫行，舌红，少苔，脉细数。

1）治则：滋阴益肾，育阴潜阳。

2）取穴与部位：在基本治法的基础上，增加心俞、肝俞、肾俞、太溪、三阴交、中极、神门、四神聪；心烦者加大陵；潮热者加照海。

3）操作：①患者取俯卧位，术者用拇指在背部足太阳膀胱经第一侧线的心俞、肝俞、肾俞穴重点点按，以酸胀为度，时间3～5分钟。②患者取仰卧位，术者在太溪、三阴交、中极穴用拇指按揉法操作，潮热者加按揉照海穴，时间3～5分钟。③患者取坐位，术者用拇指点按神门、四神聪穴，潮热者加按揉照海穴，时间2～3分钟。

（2）肾阳亏虚　绝经前后，月经紊乱、量或多或少、色淡质稀，神疲乏力，形寒肢冷，面色晦暗，头目晕眩，腰膝酸软，小腹冷坠，或纳少便溏，小便频数，面浮肢肿，或心悸健忘，舌淡胖，苔白滑，脉沉细。

1）治则：温肾助阳，补益心脾。

2）取穴与部位：在基本治法的基础上，增加心俞、膈俞、肩井穴。纳少、便溏加脾俞、胃俞；失眠、多梦加神门穴。

3）操作：①患者取俯卧位，术者用拇指在背部足太阳膀胱经第一侧线的心俞、膈俞穴重点点按，以酸胀为度，时间2～3分钟。②纳少、便溏加点按脾俞、胃俞，以酸胀为度，时间1～2分钟。③失眠多梦加按揉神门穴，时间1分钟，患者取坐位操作。并揉拿肩井穴5～8遍。

（3）阴阳俱虚　经断前后，月经紊乱、量或少或多，乍寒乍热，烘热汗出，头晕耳鸣，健忘，腰背冷痛，舌淡，苔薄，脉沉弱。

1）治则：温阳滋肾，阴阳双补。

2）取穴与部位：在基本治法的基础上，增加小腹部、大腿内侧及涌泉穴等。

3）操作：①患者取仰卧位，术者用掌振法振小腹部3分钟，以腹腔内透热为佳。②继上势，术者拿揉双大腿内侧3遍，以酸胀为宜；再用小鱼际擦涌泉穴，以透热为度。

【注意事项】

1. 做好心理调适，保持乐观情绪。

2. 加强身体锻炼，做到劳逸结合，饮食宜清淡。

【疗效评定】

1. 治愈　烘热汗出、情志异常症状消除。

2. 好转　诸症减轻。

3. 未愈 诸症无变化。

第四节 小儿推拿

小儿推拿手法与成人手法有所不同,有的手法相似,有的手法虽然在名称上与成人手法一样,但具体操作要求却完全不同(如推法、捏法等)。有些手法只用于小儿,而不用于成人,如运法(运水入土、运土入水、运内八卦)等。因此要很好地进行手法的练习。手法的练习方法较多,但小儿推拿手法练习以进行人体操作为主,学龄前期以上及部分肥胖患儿可参考成人推拿的手法练习。

小儿推拿手法操作时,一般以推法、揉法、运法次数为多,而按法、捣法次数宜少,摩法时间较长,掐法则重、快、少,在掐后常继用揉法,按法和揉法也常配合应用。在临床应用上,小儿推拿手法经常与具体穴位结合在一起,例如补脾经、补肺经(向指根方向直推),清脾经、清肺经(向指尖方向直推),揉一窝风(用揉法于一窝风穴),掐人中(用掐法于人中穴)等。捏脊法等刺激性较强的手法,一般应放在最后操作,以免刺激过强,使患儿哭闹,影响操作治疗。

一、小儿推拿常用手法

小儿推拿手法的种类较少,清·张振鋆在《厘正按摩要术》中首次将"按、摩、掐、揉、推、运、搓、摇"列为小儿推拿八法。随着小儿推拿的发展,许多成人推拿手法也变化运用到小儿推拿中来,成为小儿推拿常用手法。本节主要介绍推、摩、按、揉、掐、捏、运、捣 8 种常用手法。

(一)推法

推法包括直推法、分推法、旋推法、合推法四种。

1. 直推法 用拇指桡侧边缘,或食指、中指末节指面,附着在穴位上,做单方向直线推动,称直推法,分为拇指直推法,食指、中指直推法。

【动作要领】操作时宜做直线推动,不宜歪斜,同时配用适量介质;推动时要有节律,频率每分钟 200～300 次;用力均匀,始终如一。

【临床应用】本法主要用于线状穴、面穴等小儿特定穴的操作,如推三关、推大肠、推脾经、推肺经、推六腑等,有调阴阳、和脏腑、理脾胃等作用。在某些穴位上推动的方向与补泻有关,应根据不同部位和穴位而定。

2. 分推法 用两手拇指桡侧或指面,或两手食、中、环、小指指面,自穴位中间向两旁做分向推动;或做"∧"形推动,称分推法。

【动作要领】做分向推动时,两手用力要均匀一致,用力勿忽大忽小;根据患儿病证的寒热虚实,调节两手用力的大小。操作的频率每分钟 200～300 次。

【临床应用】本法多用于面穴、线穴及平面部位穴位的操作,如分推膻中、分推腹阴阳、分推大横纹、推坎宫、分推肩胛骨等,具有调阴阳、和脾胃、宣肺理气、止咳化痰、解表等作用。

3. 旋推法 以拇指指面在穴位上做顺时针或逆时针方向旋转推动。

【动作要领】操作速度较运法快，用力较指揉法轻。

【临床应用】主要用于手部面状穴位。如旋推肺经、旋推肝经等。

4. 合推法 以两拇指螺纹面自穴两旁向穴中合拢推动，称合推法。

【动作要领】此法操作方向与分推法相反，用力要均匀，轻快柔和，平稳着力于皮肤，不宜使皮肤向中间起皱。频率每分钟200～300次。

【临床应用】主要用于大横纹的治疗，有化痰散结等作用。

（二）摩法

以手掌面或食、中、环指指面附着于一定部位或穴位上，以腕关节连同前臂做顺时针或逆时针方向环形移动摩擦，称摩法。该法可分为指摩法和掌摩法。

【动作要领】本法操作时手法要轻柔，速度均匀协调，压力大小适当，频率每分钟120～160次。

【临床应用】摩法多用于头面部、胸腹部的"面"状及"点"状穴，如摩囟门、摩中脘、摩腹、摩脐，以治疗肠胃疾患，对急性扭挫伤可用摩法消肿。本法具有理气活血、消肿退热、消积导滞等作用。在某些穴位上摩法的方向与补泻有关，使用时应根据不同穴位而定，如顺时针摩、揉腹部有消食和胃通便之作用，逆时针摩、揉腹部有温中健脾止泻的作用。

（三）按法

以指、掌等节律性地按压施术部位，称按法。按法一般以指按与掌按两种按法应用较多，常与揉法结合运用，组成"按揉"复合手法。

【动作要领】

1. 指按法 以拇指指端或螺纹面置于施术部位或穴位上，做与施术部位相垂直的逐渐向下按压。当按压力达到所需的力量后，要稍停片刻，即所谓的"按而留之"，然后松劲撤力，再做重复按压，使按压动作既平稳又有节奏。

2. 掌按法 以单手或双手掌面置于施术部位或穴位上，垂直逐渐向下按压。施力原则同指按法。

按法用力宜由轻到重，稳而持续，使刺激充分达到肌体组织的深部。按压的用力方向多为垂直向下或与受力面相垂直。手法操作要有缓慢的节奏，不可突施暴力。

【临床应用】按法具有刺激强而舒适的特点，易于被接受，可补虚泻实。指按法接触面积小，刺激较强，常在按后施以揉法，有"按一揉三"之说。一般多用于面部，亦可用于肢体穴位。掌按法面积较大，沉实有力，舒缓自然，多用于背腰部、下肢后侧、胸部及上肢部。

（四）揉法

以中指或拇指指端，或掌根，或鱼际，吸定于一定部位或穴位上，做顺时针或逆时针方向旋转揉动，称揉法。揉法又可分为中指揉法、拇指揉法、掌根揉法、鱼际揉法。

【动作要领】操作时压力轻柔而均匀，手指不可离开接触的皮肤，使该处的皮下组织随手指的揉动而运动，不可在皮肤上摩擦，频率每分钟200～300次。

【临床应用】本法具有调和气血、祛风散热、理气消积等作用。指揉法常用于"点"状穴及经穴，根据病情需要，亦可二指并揉或三指同揉，如揉二扇门以发汗解表，揉天枢、揉肚脐以调理大肠等。鱼际揉和掌揉法适用于"面"状穴。

（五）掐法

用指甲重刺穴位称掐法。

【动作要领】掐法是强刺激手法之一。掐时要逐渐用力，达深透为止，注意不要掐破皮肤。掐后轻揉局部，以缓解不适之感，故临床上常与揉法配合应用，称掐揉法。

【临床应用】本法适用于头面部、手足部点状穴位，用于小儿急性惊证，如掐人中、掐十王等，具有定惊醒神、通关开窍的作用。

（六）捏法

用拇指桡侧缘顶住皮肤，食、中指前按，三指同时用力提拿皮肤，双手交替捻动向前；或食指屈曲，用食指中节桡侧顶住皮肤，拇指前按，两指同时用力提拿皮肤，双手交替捻动向前。

【动作要领】操作时捏起皮肤多少及提拿用力大小要适当，而且不可拧转。捏得太紧，不容易向前捻动推进，捏少了则不易提起皮肤。捻动向前时，需直线前进，不可歪斜。

【临床应用】本法主要用于脊柱"线"状穴的操作，用于治疗疳积，故称为"捏脊（积）"。操作时，可捏三下提一下，称之为"捏三提一法"。本法具有调阴阳、和脏腑、培元气、强身体、健脾胃、通经络、行气血等作用。主治先、后天不足的一切虚弱病证，如小儿积滞、疳证、厌食、腹泻、腹痛、呕吐、便秘、惊风、夜啼等。

（七）运法

以拇指或中指指端在一定穴位上，由此往返做弧形或环形推动称为运法，主要有弧形运法、环形运法。

【动作要领】运法宜轻不宜重，宜缓不宜急，要在体表旋绕摩擦推动，不带动深层肌肉组织，频率一般每分钟80～120次为宜。

【临床应用】运法是小儿推拿手法中最轻的一种，常用于线状穴、面状穴及点状穴等小儿头面及手部特定穴的操作，如运内八卦、运水入土、运土入水、水底捞月、运太阳、运板门等，具有宽胸理气、调理脾胃、止咳化痰、清热安神等作用。

（八）捣法

用中指指端，或食、中指屈曲的指间关节，做有节奏地叩击穴位的方法，称捣法。

【动作要领】操作时指间关节要自然放松，利用腕关节主动屈伸运动，捣击时位置要准确，用力时腕部要富有弹性，捣击后指端立即抬起。

【临床应用】本法常用于点状穴，如捣小天心等，具有镇惊安神、宁志明目及利尿清热等作用。对小儿夜啼、惊骇恐惧、惊风、斜视、癃闭、口舌生疮等病证具有一定疗效。

二、小儿常见病证推拿治疗

小儿推拿治疗小儿常见病疗效显著，它是古代劳动人民在长期与疾病做斗争的实践中不断发展、充实起来的一门学科。它是以中医理论为指导，应用手法与穴位作用于小儿的机体部位，以平衡阴阳，调整脏腑、经络、气血功能，从而达到防治疾病的目的。

小儿推拿具有适应证广泛、操作方便、安全可靠、无副作用等优点。据统计，推拿治疗儿科常见病证有50余种，本章介绍15种常见病证。

小儿时期处在不断生长发育的过程中，具有脏腑柔弱、血气未充、经脉未盛、内脏精气未足、卫外机能未固、阴阳二气均不足的特点，在生理、病理、辨证与治疗均与成人不同。

小儿发病方面以外感病和饮食内伤居多，故推拿治疗上常以解表（开天门、推坎宫、运太阳、拿风池等）、清热（清天河水、退六腑、推脊等）、消导（揉板门、补脾经、揉中脘、揉天枢等）为多；另一方面，小儿病情变化迅速，一日之内即可由实热证转变为虚寒证（正气暴脱），因此临诊时必须审慎果断，必要时进行综合治疗。

小儿推拿治疗应注意以下几点：①医者的指甲须修剪圆滑，长短适宜，以不触痛患儿皮肤为宜。②天气寒冷时，医者先将手搓热，待手暖时方可操作，以防刺激患儿不能很好地合作。③室内保持一定温度，不宜过冷过热，空气流通，环境安静，避免风吹着凉。④医者态度和蔼，细心耐心，认真操作。⑤推拿顺序在临床上一般有3种方法，可根据情况灵活应用。其一，一般先推上肢部穴位，后依次推头面、胸腹、腰背、下肢部穴位。其二，先推主穴，后推配穴。其三，先推配穴，后推主穴（如捏脊等）。不管采用哪种方法，无论主穴、配穴，运用掐、拿、捏等强刺激手法，应最后操作，以免刺激患儿引起哭闹，影响后来的操作进行和治疗效果。⑥推拿的时间应根据患儿年龄大小、病情轻重、体质强弱及手法的特性而定，如推法、揉法次数较多，摩法时间较长，按法和揉法常配合应用，治疗1次约10分钟左右，一般不超过20分钟，亦可根据病情灵活掌握，通常每日治疗1次，高热等急性病可每日治疗两次，慢性病可隔日治疗1次。⑦上肢部穴位，习惯只推左侧，无男女之分；其他部位的双侧穴位，两侧均可治疗，如太阳、迎香、足三里、乳根、乳旁等。⑧治疗时应配合推拿介质，如滑石粉等，目的是润滑皮肤，防止擦破皮肤，提高治疗效果。⑨患儿骨折、皮肤病、出血等部位，一般不宜推拿。

（一）婴幼儿腹泻

婴幼儿腹泻是指小儿大便次数增多，粪便稀薄，甚至如水样便。多见于1岁以下的婴儿。多发生于夏、秋季节。该病相当于西医学的单纯性消化不良等。

【病因病机】

1. 感受外邪　腹泻的发生与气候有密切关系。寒、热、暑、湿之邪皆能引起腹泻，而尤以湿邪引起的为多。脾喜燥恶湿，湿困脾阳，使运化不健，对饮食水谷的消化、吸收发生障碍而致腹泻。

2. 内伤乳食　由于喂养不当，饥饱无度，或突然改变食物性质，或喜食油腻、生冷，或饮食不洁，导致脾胃损伤，运化失职，不能腐熟水谷而致腹泻。

3. 脾胃虚弱　小儿脏腑娇嫩，脾常不足，且小儿生机蓬勃，脾胃负担相对较重，一旦遇到外来因素的影响就能导致脾胃受损，使水谷不得运化，则水反而为湿，谷反而为滞，水湿滞留，下注肠道而为腹泻。

4. 惊骇恐惧　小儿受惊吓后，易使脾胃气机功能紊乱，惊恐伤肾，惊则气乱，恐则气下。脾主运化，肾司二便，若脾肾受损，水谷滞留，下走大肠而致腹泻。

西医学认为，婴幼儿腹泻除与饮食、气候等因素有关外，尚与致病性大肠杆菌、病毒及其他感染有关。

【临床表现】

1. 伤食泻　腹泻腹胀，大便量多、味酸臭，泻前哭闹，泻后痛减，伴口臭纳呆，呕吐酸馊，舌苔厚，脉滑，指纹紫红而滞。

2. 寒湿泻　大便清稀多沫，色淡不臭，肠鸣腹痛，面色淡白，口不渴，小便清长，苔薄白腻，指纹色红或青。

3. 脾虚泻　久泻不愈，或经常反复发作，或每于食后即泻，便稀夹有不消化食物残渣，面色苍白，食欲不振，乏力，肌肉消瘦，舌淡，苔薄，指纹淡红，脉虚弱。

4. 湿热泻　腹痛即泻，急迫暴注，色黄褐热臭，身有微热，口渴，尿少色黄，舌红，苔黄腻，指纹色紫，脉滑数。

5. 惊恐泻　受惊后即泻，大便色青，昼则惊惕，夜则紧偎母怀，头发竖立无光泽，或夜间惊啼，或脉乍来乍数，山根色青，指纹青。

【推拿治疗】

1. 伤食泻

（1）治则　消食导滞，和中助运。

（2）处方　运板门、运内八卦、补脾经、清大肠、揉中脘、摩腹、揉天枢、揉龟尾。

2. 寒湿泻

（1）治则　温中散寒，化湿止泻。

（2）处方　补脾经、推三关、补大肠、揉外劳、揉脐、推上七节骨、揉龟尾、按揉足三里。若肠鸣腹痛者加揉一窝风、拿肚角；体虚加捏脊；惊惕不安加掐揉五指节、清肝经、开天门、猿猴摘果等。

3. 脾虚泻

（1）治则　健脾益气，温阳止泻。

（2）处方　补脾经、补大肠、推三关、摩腹、揉脐、推上七节骨、揉龟尾、捏脊。久泻不止者加按揉百会；腹胀加运内八卦；肾阳虚者加补肾经、揉外劳。

4. 湿热泻

（1）治则　清热利湿，调中止泻。

（2）处方　清脾经、清胃经、清大肠、清小肠、退六腑、揉天枢、揉龟尾。

5. 惊恐泻

（1）治则　镇惊安神，调中止泻。

（2）处方　平肝经、捣揉小天心、掐揉五指节、开天门、猿猴摘果、补脾经、补大肠、摩腹、推上七节骨、揉龟尾。

如治疗不及时，迁延日久可影响小儿的营养、生长和发育。重者还可出现精神萎靡、眼眶囟门凹陷、面色苍白、小便极少或无尿、呕吐频繁、饮食难进等，甚至危及生命，故宜抓紧时机，配合中西药物治疗。

【注意事项】

1. 腹泻期间宜食易消化食物。
2. 合理按时喂养。
3. 腹脐部及足部注意保暖，不宜吃寒凉食品。
4. 蔬菜、水果不宜多食，如香蕉、红薯、韭菜等要少吃。
5. 不要吃润肠通便之品，如蜂蜜、香油等。

【疗效评定】

1. 治愈　大便成形，全身症状消失。大便镜检无异常，病原学检查阴性。

2. 好转　大便次数及水分减少，全身症状改善。大便镜检脂肪球或红、白细胞偶见。

3. 未愈　大便次数及水分未改善，或症状加重。

（二）便秘

便秘是指大便秘结不通，或排便时间过长，或虽有便意而排出困难的一种症状。可单独出现，有时继发于其他疾病的过程中。单独出现便秘有两种情况：一是习惯性便秘，多与体质因素有关，如阴虚体质多血燥；阳虚体质多气弱。二是一时性便秘，其原因与饮食起居失调有关，如生活不规律、未养成按时排便习惯等，也可继发于他病出现便秘。

【病因病机】

1. 饮食不节，过食辛热厚味，以致肠胃积热，气滞不行，或于热病后耗伤津液，导致肠道燥热，津液失于输布而不能下润大肠，以致大便秘结难于排出。

2. 先天不足，身体虚弱，或病后体虚，气血亏损。气虚则大肠传送无力，血虚则津少不能滋润大肠，以致大便排出困难。

【临床表现】便秘可分为实秘和虚秘两类。

1. 实秘 大便干结，面赤身热，口干唇燥，烦热口臭，纳食减少，腹部胀满，小便黄少，苔黄燥，指纹色紫。

2. 虚秘 排便时间间隔长，便秘不畅，或大便并不干硬，但乏力难下，面唇淡白，指爪无华，形瘦气怯，腹中冷痛，喜热恶寒，四肢不温，小便清长，舌淡苔薄，脉虚，指纹淡。

【推拿治疗】

1. 实秘

（1）治则　顺气行滞，清热通便。

（2）处方　清大肠、退六腑、运内八卦、按揉膊阳池、摩腹、按揉足三里、推下七节骨、搓摩胁肋、揉天枢。

2. 虚秘

（1）治则　益气养血，滋阴润燥。

（2）处方　补脾经、清大肠、推三关、揉上马、按揉膊阳池、揉肾俞、捏脊、按揉足三里。

【注意事项】

1. 让患儿多吃蔬菜、水果及含纤维素较多的食物。
2. 让患儿做适当的运动，以促使患儿的胃肠蠕动。
3. 少吃辛辣之品。
4. 让患儿定时吃饭吃饱，以防饥饿发生饥饿性便秘。

（三）腹痛

腹痛为小儿常见的临床症状，胃脘部、脐的两旁及耻骨以上部位发生的疼痛统称为腹痛。腹痛涉及的疾病范围很广，许多内、外科疾病均可出现腹痛的症状。本节所讨论的内容主要是指无外科急腹症指征的小儿腹痛，以感受寒邪、乳食积滞、脏气虚冷、蛔虫扰动为发病因素。

【病因病机】

1. 感受外邪 由于护理不当，或气候突然变化，小儿腹部为风寒冷气所侵，寒邪客于肠胃之间，寒主收引，寒凝则气滞，以致经络不通，搏结肠间，气机阻滞，不通则痛。

2. 乳食积滞 由于乳食不节，暴饮暴食，或恣食生冷，食物停滞中焦，气机受阻，升降失和，传化失职，而致腹痛。

3. 蛔虫感染 由于感染蛔虫，扰动肠中，或窜行胆道，或虫多而扭结成团，阻滞气机而致气滞作病。

4. 脾胃虚寒 平素脾胃虚弱，或久病脾虚，致脾阳不振，中阳不足，脾不运化，寒湿滞留，气血不足以温养而致腹痛。

【临床表现】

1.寒痛 腹痛急骤，哭叫不止，常在受凉或食生冷后发生，遇冷更甚，得热则减，腹部拒按，手足欠温，小便清长，面色青白，舌淡，苔白，指纹色红或隐伏不见。

2.伤食痛 腹部胀满，疼痛拒按，厌食，嗳腐吞酸，恶心呕吐，矢气频作，夜卧不安，腹泻或便秘，苔厚腻，脉滑，指纹淡滞。

3.虫痛 腹痛突然发作，以脐周为甚，时发时止，有时腹部可触到蠕动之块状物、时隐时现，有便虫史，面黄肌瘦，食欲不佳，或嗜食异物，如有蛔虫窜行胆道则痛如钻顶，或伴呕吐。

4.脾胃虚寒 腹痛隐隐，时作时止，痛处喜按，得温则适，面色萎黄，形体消瘦，食欲不振，易发腹泻，舌淡，苔薄，指纹色淡。

【推拿治疗】

1.寒痛

（1）治则 温中散寒，理气止痛。

（2）处方 补脾经、揉外劳、推三关、摩腹、掐揉一窝风、拿肚角。

2.伤食痛

（1）治则 消食导滞，和中止痛。

（2）处方 补脾经、清大肠、揉板门、运内八卦、揉中脘、揉天枢、分腹阴阳、拿肚角。

3.虫痛

（1）治则 温中行气，安蛔止痛。

（2）处方 揉一窝风、揉外劳、推三关、摩腹、揉脐，可按揉肝俞、胆俞或背部压痛点。

4.脾胃虚寒

（1）治则 温补脾肾，益气止痛。

（2）处方 补脾经、补肾经、推三关、揉外劳、揉中脘、揉脐、按揉足三里。

【注意事项】

1.在治疗期间宜注意腹部保暖，不宜受寒，不宜贪凉纳饮。

2.急性婴幼儿腹痛者，要排除急腹症。

（四）呕吐

呕吐是小儿常见的一种症状，很多疾病都可以出现。由于胃失和降、气机上逆所致。凡食物从口中而吐，有声有物者称为呕吐。小儿哺乳后，乳汁随口角溢出，称"溢乳"，一般不属于病态，改进喂奶方法即可。

【病因病机】胃为水谷之海，主受纳，其气以降为和，与脾相表里，共同完成食物的消化吸收。若邪气扰胃，胃气不降反而上逆，则发生呕吐。

呕吐的病因主要有以下的几种。

1.乳食积滞 由于小儿喂养不当，乳食过多，或恣食生冷肥腻等不消化的食物，积滞中脘，损伤脾胃，以致胃不受纳，脾失运化，升降失调，胃气上逆而发生呕吐。

2. 胃有积热 由于乳母喜辛辣之品，乳汁蕴热；或较大儿童过食辛热之品，热积胃中，或感受夏秋湿热之邪，蕴于中焦，致脾胃升降失司，胃气上逆，而致呕吐。

3. 脾胃虚寒 先天禀赋不足，脾胃虚弱，易受寒凉；或乳母喜食寒凉生冷之品，乳汁寒薄；或小儿过食瓜果冷食，导使寒凝胃脘，中阳不运，胃失和降，寒邪上逆则发为呕吐。

4. 跌仆惊恐 小儿神气怯弱，易受感触，若骤见异物，暴受惊恐，惊则气乱，恐则气下，以致气机逆乱，胃气上逆，而发生呕吐。

【临床表现】

1. 伤食吐 呕吐酸馊乳块或不消化食物，口气臭秽，不思乳食，腹痛腹胀，吐后胃部舒适，大便酸臭，或溏或秘，苔厚腻，脉滑实，指纹紫。

2. 胃寒吐 病情缓慢，病程较长，食久方吐，吐物不消化，臭味不大，或吐清稀痰涎，呕吐时发时止、时轻时重，倦怠无力，面色㿠白，四肢欠温，或腹痛绵绵，喜暖喜按，大便稀溏或完谷不化，小便清长，舌淡，苔白，脉细无力，指纹青。

3. 胃热吐 食入即吐，呕吐酸臭，胃脘疼痛或闷胀不适，身热烦躁，口渴喜饮，唇干面赤，大便气秽或秘结，小便黄赤，舌红，苔黄，脉滑数，指纹色紫。

4. 惊恐吐 暴受惊恐或跌仆惊吓之后，呕吐清涎，心神烦乱，神态紧张，睡卧不安，面色青白，或惊惕哭闹，脉弦数，指纹青紫。

【推拿治疗】

1. 伤食吐

（1）治则 消食导滞，和中降逆。

（2）处方 补脾经、清板门、横纹推向板门、运内八卦、掐揉四横纹、揉中脘、分腹阴阳、按揉足三里。

2. 胃寒吐

（1）治则 温中散寒，和胃降逆。

（2）处方 补脾经、揉外劳、横纹推向板门、推三关、推天柱骨、揉中脘。

3. 胃热吐

（1）治则 清热和胃，降逆止呕。

（2）处方 清脾胃、清大肠、退六腑、运内八卦、横纹推向板门、推天柱骨、推下七节骨。

4. 惊恐吐

（1）治则 镇惊止吐。

（2）处方 补脾经、运内八卦、清肝经、掐心经、分手阴阳、揉小天心、推膻中、按百会。

【注意事项】

1. 呕吐患儿应减少饮食量，宜少食多餐，每次量不宜太多。
2. 宜吃易消化之品，少吃或不吃油腻荤腥之物。

第五章 常用中医护理技术

中医护理技术，是以中医理论为指导的传统疗法，是临床护理技术的重要组成部分，是解决患者护理问题的操作技能，具有操作方便、疗效显著、易于掌握、适应广泛等特点，本章将介绍一些常用的中医护理技术。

第一节 毫针刺法

一、概述

（一）概念

针刺法是在中医经络学说理论指导下，利用金属制成的各种不同形状、型号的针具，采用一定的手法，刺激人体腧穴的一种操作方法。此法可通过刺激腧穴，激发经络之气，调整脏腑功能，以疏通经络，行气活血，调和阴阳，扶正祛邪，从而达到防病治病的目的。

毫针为针灸临床使用最多的一种针具。毫针刺法是古今临床运用最广泛的一种针刺方法，是指毫针的持针、进针、行针、补泻、留针及出针等针刺方法的总称。

（二）毫针的结构、规格

1. 毫针的结构 结构分为针尖、针身、针柄、针根、针尾五部分（图 5-1）。针尖是针身的尖端锋锐部分，亦称针芒。针身是针尖与针柄之间的主体部分，亦称针体，对应针刺的不同深度针身的长度有多种规格。针根是针身与针柄连接的部分，也是刺入深度与提插幅度的标志。针柄是针体与针根之后的部分，是持针、运针、温针的部位，用金属丝或铜丝缠绕呈螺旋状或圆筒状。针尾是针柄的末梢部分。目前临床所用的毫针由不锈钢、金、银或合金制成，不锈钢毫针具有强度和韧性较高、耐腐蚀、耐高温、不易折针的优点，因此不锈钢毫针是目前应用最广泛的针具。

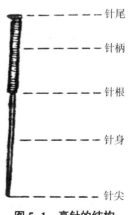

图 5-1 毫针的结构

2. 毫针的规格 是指毫针的针身长度、直径，有新旧两种计量方式。针身长度原以"寸"计算，现以毫米（mm）为单位

（表5-1）。针身的直径，原来用"号数"表示，现按毫米（mm）计量（表5-2）。临床上以长度为25～75mm、粗细直径为0.32～0.38mm的毫针最为常用。

表5-1 毫针针身长度规格

规格/寸	0.5	1.0	1.5	2.0	2.5	3.0	3.5	4.0
长度/mm	15	25	40	50	65	75	90	100

表5-2 毫针的粗细规格

规格/号数	26	27	28	29	30	31	32
直径/mm	0.45	0.42	0.38	0.34	0.32	0.30	0.28

（三）毫针的选择

根据患者的年龄、性别、胖瘦、体质强弱、病情虚实、病变部位深浅及穴位所在部位，选择长短、粗细适宜的毫针。一般情况，男性、体壮、肥胖、病变部位较深者、肌肉丰厚部位的腧穴，可选较粗、稍长的毫针；反之，女性、体弱、形瘦、病变部位比较浅者，应选较细、稍短的毫针。所选毫针的针身应长于腧穴针刺应进深度的0.5寸，如肾俞应直刺0.5～1寸，可选用1.5寸毫针。

（四）毫针的消毒

为避免针刺过程中出现感染或造成交叉感染，针具要做好严格的消毒工作。针具最常用的消毒方法为高压蒸汽灭菌法，即将毫针等针具用棉布包好，放于密闭的高压蒸汽锅中蒸30分钟以上，维持98～147Kpa压强，115～123℃高温，可达到消毒灭菌要求。目前临床多应用一次性消毒灭菌毫针，一穴一针，使用方便。

（五）持针法与进针法

1. 持针法 持针法是指术者手指持针的姿势，操作时，持针的手称为刺手，另一辅助进针之手称为押手，两手相互配合，完成操作。

刺手的作用是掌握毫针。进针时，使臂力、腕力集中于指端，使手指持针有力，保持毫针顺利刺入穴位，透皮无痛。行针时，手指有力而灵活，容易产生针感。押手的作用是确定穴位和刺入点，固定穴位皮肤，使刺入的穴位准确，并使长针有所依靠，避免出现摇晃和弯曲。进针时，按压穴旁，可减轻针刺痛感。行针时，循按穴位周围皮肤，可促进针感的产生与传导，提高疗效。

常用持针姿势为拇、食、中指持针，以拇指在内侧，食指、中指在外侧。术者可根据自己的指力情况灵活应用。

2. 进针法 临床常用的方法有单手进针法、双手进针法、管针进针法等。

（1）单手进针法 是指刺手持针对准穴位，运用指力，结合腕力，快速将针刺入皮下的方法。此法用于短针进针。

（2）双手进针法　指刺手与押手相互配合，将针刺入穴位的方法。常用的双手进针法有以下 4 种。

①指切进针法（图 5-2）：又称爪切进针法，以押手拇指或食指的指端切按腧穴皮肤，刺手持针，针尖紧靠押手指甲面迅速刺入腧穴。此法适用于短针进针。

②夹持进针法（图 5-3）：或称骈指进针法，用押手的拇指和食指捏消毒干棉球夹住针身下端，露出针尖 1～2mm。将针尖固定于针刺穴位的皮肤表面，刺手持针柄，使针身垂直，在刺手指力下压时，押手的拇、食指同时用力，两手协同将针刺入皮肤。此法适用于肌肉丰满部位及长针的进针。

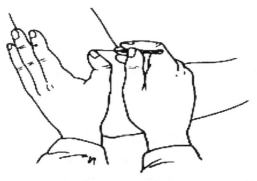

图 5-2　指切进针法

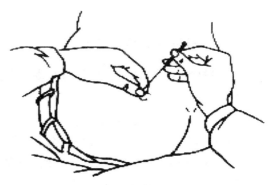

图 5-3　夹持进针法

③提捏进针法（图 5-4）：以押手的拇、食二指将针刺部位的皮肤提起，刺手持针，从捏起部位的上端将针刺入。此法适用于皮肉浅薄部位的腧穴进针。

④舒张进针法（图 5-5）：用押手的拇、食二指或食、中二指将所刺腧穴部位的皮肤向两侧撑开，使皮肤紧绷，刺手进针，使针从押手拇、食二指或食、中二指的中间刺入。此法适用于皮肤松弛或有褶皱部位腧穴的进针。

（3）管针进针法　将特制的无尾毫针插入塑料或金属制成的比毫针短 5mm 左右的针管内，放在穴位皮肤上，押手压紧针管，刺手食指对准露出的针柄上端一击，使针尖迅速刺入皮肤，然后将针管去掉，再将针插入穴内。此法痛感轻，适用于儿童和惧针者。

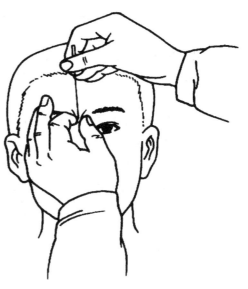

图 5-4　提捏进针法

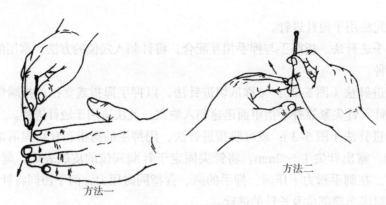

图 5-5 舒张进针法

（六）进针的角度、深度

1. 进针角度 是指进针时针身与皮肤表面所构成的夹角，一般分直刺、斜刺和平刺三种。

（1）直刺法 在毫针刺入时，针身与皮肤表面呈 90°左右，垂直刺入穴位。直刺法适用于人体大部分腧穴，尤其是肌肉丰厚部位的腧穴，如四肢、腰背部穴位。

（2）斜刺法 在毫针刺入时，针身与皮肤表面呈 45°左右，倾斜刺入穴位。斜刺法适用于肌肉较浅薄处或内有重要脏器或不宜于直刺、深刺的腧穴，如胸背部、关节部穴位。

（3）平刺法 又称沿皮刺、横刺。在毫针刺入时，针身与皮肤表面呈 15°左右，沿皮横向刺入穴位。平刺法适用于头面部、胸背及肌肉浅薄处腧穴或用于透穴法等特殊针法。

2. 进针深度 是指针身刺入腧穴皮肉的深浅度。每个腧穴的针刺深度，以既有明显的针感，又不损伤脏器组织为原则。一般根据患者的体质、年龄、病情及针刺部位而定。

（1）体质 体弱形瘦者宜浅刺；体壮肥胖者宜深刺。

（2）年龄 小儿及年老体弱者宜浅刺；中青年身强体壮者宜深刺。

（3）病情 阳证、表证、虚证、新病宜浅刺；阴证、里证、实证、久病宜深刺。

（4）部位 头面和胸背及皮薄肉少处的腧穴，或深部有重要脏器宜浅刺；四肢、腰、臀、腹及肌肉丰满处，无重要器官，避开大血管和骨骼的腧穴宜深刺。

（七）常用的行针手法

1. 提插法 是指将毫针刺入腧穴一定深度后，将针身提到浅层，再由浅层插到深层的操作方法。将针身由深层向上退出至浅层为提，反之使针从浅层向下刺入深层为插。对于提插幅度的大小、频率的快慢和操作时间的长短，应根据患者的体质、病情、腧穴部位灵活调整。提插时指力要均匀一致，不能用力忽大忽小。频率以 60～90 次/分钟为宜，幅度以 3～5mm 为宜，保持针身垂直，不改变针刺方向、角度。行针过程中，对腧穴刺激强时，提插的幅度需大，频率快；反之，对腧穴刺激弱时，提插幅度要小，频率慢。

2. 捻转法 是指将毫针刺入腧穴一定深度后，以刺手拇指和中、食二指捏住针柄，来回旋转捻动的操作方法。捻转时，角度一般在180°～360°，不能单向捻转，以免针体被腧穴软组织及肌纤维缠绕，引起局部疼痛或滞针。捻转角度的大小、频率及操作时间等，应根据患者的体质、病情和腧穴的特征而定。捻转幅度越大，频率越快，刺激量也就越大，反之刺激量就小。

（八）得气

1. 概念 得气亦称气至、针感，是指将毫针刺入腧穴一定深度后，施以一定的行针手法，使针刺部位获得经气感应。当这种经气感应产生时，患者自觉针刺部位有酸、麻、重、胀等反应，有时出现沿着一定方向和部位传导、扩散等现象。术者的刺手会感到针下沉紧、涩滞或针体颤动等感觉。若针刺未得气，则患者腧穴处无特殊感觉和反应，术者的刺手会感到针下空松虚滑。

2. 意义 得气是施行补泻手法的基础和前提。只有在得气的基础上，施行补泻手法，才可能取得预期的效果。得气与否及得气迟速，可协助判断病情轻重和预后。除去人体禀赋因素，一般来说，得气快者，病情较轻，预后较佳；得气慢甚至久久不能得气者，病情较重，预后欠佳。因此，得气与否及得气迟速，是能否获得针刺疗效的关键。

3. 影响得气的因素 主要包括术者、患者和环境三个方面。腧穴定位不准，针刺角度有误、深浅失度，或手法运用不当等，均可影响得气的产生。患者体质虚弱、病久体虚、正气虚惫，以致经气不足，或因其他病因，感觉迟钝、丧失，则不易得气。气候寒冷、阴雨潮湿，不易得气；气候温暖、天气晴朗，较易得气。

（九）毫针补泻手法

针刺补泻是运用一定的针刺手法激发经气以鼓舞人体正气、疏泄病邪而防治疾病的方法。针刺补法，可鼓舞人体正气，使低下的功能恢复旺盛；针刺泻法可疏泄病邪，使亢进的功能恢复正常。毫针补泻手法是实现针刺补泻最主要的手段和方法，可分为单式补泻手法和复式补泻手法。

1. 单式补泻手法

（1）捻转补泻　针下得气后，拇指向前用力重、向后用力轻为补法；拇指向后用力重、向前用力轻为泻法。

（2）提插补泻　针下得气后，先浅后深、重插轻提、以下插用力为主者为补法；先深后浅、轻插重提、以上提用力为主者为泻法。

（3）徐疾补泻　进针时徐徐刺入、少捻转、疾速出针者为补法；进针时疾速刺入、多捻转、徐徐出针者为泻法。

（4）迎随补泻　进针时针尖随着经脉循行去的方向刺入为补法；进针时针尖迎着经脉循行来的方向刺入为泻法。

（5）呼吸补泻　在患者呼气时进针、吸气时出针为补法；在患者吸气时进针、呼气时出针为泻法。

（6）开阖补泻　出针后迅速按闭针孔为补法；出针时摇大针孔，且不揉按针孔为泻法。

（7）平补平泻　进针得气后均匀地提插、捻转后即出针，为平补平泻法。

2. 复式补泻手法

（1）烧山火法　将穴位的可刺深度分为浅、中、深三层（天、人、地三部），先浅后深，每层各做紧按慢提（或用捻转补法）9次，然后退回至浅层，称为一度。如此反复操作数度，再将针按至深层留针。操作过程中，可配合呼吸补泻中的补法，出针时按压针孔。

（2）透天凉　针刺入后直插深层，按深、中、浅的顺序，在每一层中紧提慢按（或捻转泻法）6次，称为一度。如此反复操作数度，再将针紧提至浅层留针。操作过程中，可配合呼吸补泻法中的泻法，出针时摇大针孔而不按压。

（十）留针法与出针法

1. 留针法　毫针刺入腧穴并施行手法后，将毫针留置于腧穴内一段时间，称为留针。留针的目的是加强针刺的作用和便于继续行针施术。一般留针时间15～30分钟；对一些慢性、疼痛性、顽固性等疾病，可延长留针时间，有时留针可达数小时。在留针过程中做间歇性行针，可增强、巩固疗效。临床中是否留针或留针时间的判断，需根据患者具体病情而定，不可一概而论。

2. 出针法　又称起针、退针。在施行针刺手法或留针达到针刺治疗目的后，即可出针。出针的方法，一般是一手拇、食两指持无菌干棉球轻轻按压于针刺部位，另一手持针做轻度捻转，先将针退至皮下，静留片刻，然后迅速将针拔出。出针后，除特殊需要外，都要用无菌干棉球轻压针孔片刻，以防出血。最后检查针数，防止漏针。

（十一）适应证

用于治疗内、外、妇、儿、五官等各科病证，常用于止痛、镇静、退热、调理脾胃等。

（十二）禁忌证

1. 饥饿、过饱、大怒、大惊、醉酒、过度疲劳、精神紧张者禁用。
2. 皮肤有感染、溃疡、瘢痕或肿瘤者，除必要的特殊治疗外，不宜在患侧进针。
3. 孕妇下腹部、腰骶部及三阴交、合谷、至阴等对孕胎反应敏感的腧穴不宜针刺。
4. 小儿囟门未闭时，囟门附近腧穴不宜针刺。
5. 凝血机制障碍者不宜针刺。
6. 在针刺过程中，大血管部位应避开。
7. 患者的胸、背部不宜直刺或深刺，以免损伤心肺。

二、操作方法

（一）评估

1. 根据患者病情，选择合适的针刺法、针刺部位及腧穴，女性患者评估是否在孕期。
2. 根据患者针刺局部皮肤情况，选择合适的针刺部位。
3. 患者对疾病和操作的认识，对疼痛的耐受度。
4. 病室温度及注意保护患者的隐私。

（二）操作前准备

1. 护理人员准备　衣帽整齐，精神面貌良好，洗手，修剪指甲，戴口罩。

2. 用物准备　治疗盘，一次性毫针，皮肤消毒液，无菌干棉球、弯盘。必要时备毛毯、屏风等。

3. 患者准备

（1）向患者做好告知解释工作，取得配合，告知治疗过程中可能出现酸麻重胀的感觉，属于正常现象。

（2）观察局部皮肤情况，注意保护患者隐私。

（三）操作步骤

1. 评估　核对医嘱。到床边核对患者，做好解释工作，取得患者合作，评估针刺部位皮肤情况。

2. 准备　备齐用物，携至患者床旁。

3. 体位　再次核对，协助患者取舒适体位，充分暴露针刺部位，关闭门窗，注意保暖，必要时使用屏风遮挡。

4. 定位　根据病情或遵医嘱确定针刺部位。先用手指按压穴位，询问患者有无酸麻重胀感觉，以核对穴位。

5. 针刺　术者消毒手指后对患者进针部位消毒。针刺前检查毫针针柄是否松动、针尖是否有钩等。再次核对，根据针刺部位，选择相应的进针方法，正确进针。得气后调节针感，查点针数，一般留针10～20分钟。

6. 观察　在针刺及留针过程中，询问患者有无不适，密切观察患者有无晕针、滞针等异常情况，如出现意外，应紧急处理。

7. 起针　一手持针柄，根据针刺补泻手法需要捻转提针至皮下并拔针，随即另一手用干棉球轻按针孔片刻以防止出血，最后再次核对，并核查针数，防止遗漏。

8. 结束　操作结束，协助患者整理衣着，安置舒适体位，整理床单位，健康宣教。清理用物，用过的物品按消毒隔离要求处理，洗手，记录并签名。

（四）评价

1. 取穴是否正确，进针方法是否恰当。
2. 患者对针刺的认知及耐受程度，症状是否改善。
3. 有无针刺意外情况发生。
4. 人文关怀是否体现，与患者沟通是否融洽。

三、注意事项

1. 治疗室内要经常保持清洁、安静、空气流通、温度适宜，定期进行空气消毒或通风换气。
2. 针刺前做好患者的思想工作，以解除其顾虑。为患者取舒适体位，以利于治疗。
3. 体质虚弱者不宜针刺过强，饥饿、过度劳累、精神高度紧张时，不宜针刺。
4. 选择恰当针具，并检查针具是否弯曲、锈蚀、带钩。
5. 采用正确的进针方法，注意进针的角度和深度。在行针、留针期间，针身不宜全部刺入皮内。进针、行针的手法不宜过猛过速，以免出现弯针、断针。
6. 针刺过程中应密切观察患者的反应，如出现针刺意外，应及时处理。
7. 留针时应记录针数，出针时再进行核对，以防将针遗留在患者身上。
8. 使用过的针具，集中放入锐器盒，统一销毁处理。
9. 嘱患者针刺后勿马上洗澡，以防感染。

四、针刺意外的处理与预防

（一）晕针

晕针是指针刺过程中患者突然出现头晕目眩、精神倦怠、面白肢冷、恶心欲吐、多汗、心慌、血压下降等现象，重者神志不清，唇甲青紫，二便失禁，脉微欲绝，甚者晕厥。

1. 原因

（1）初诊患者精神紧张。
（2）患者体质虚弱，大汗、大泻、大出血之后或疲劳、饥饿等。
（3）体位选择不当，操作者手法过重，刺激量过大。
（4）治疗室空气不流通，闷热或室温太低、寒冷。

2. 处理

（1）立即停止针刺，将已刺毫针全部起出，让患者平卧，头部放低，松开衣带，注意保暖。
（2）轻者给饮温开水或糖水后，静卧片刻即可恢复；重者在上述处理的基础上，指掐或针刺人中、合谷、内关、足三里等穴，或灸百会、气海、关元等穴；必要时，应配合医生采取相应的急救措施。

3. 预防

（1）对初次接受针刺、体弱及精神过度紧张者，应先做好解释，消除患者顾虑，选择舒适的体位，选穴宜少，手法宜轻。

（2）饥饿、大汗、疲劳者，应先进食、饮水，充分休息后再行针刺。

（3）针刺和留针过程中，应随时观察患者的神色，及时发现晕针先兆并处理。

（4）室内通风，保持空气新鲜。

（二）滞针

滞针是指在针刺入腧穴后，术者感觉针下出现异常涩滞，捻转、提插、出针均感困难，患者感觉针刺部位疼痛的现象。

1. 原因

（1）患者精神紧张，针刺入后局部肌肉强烈收缩。

（2）行针时单向捻转太过，致肌纤维缠绕针身。

（3）留针时间过长。

2. 处理

（1）对于紧张患者，应进行精神抚慰，分散其注意力，使其肌肉放松，或在滞针腧穴附近进行循按、叩弹针柄。或在附近再刺1～2针，以宣散气血，待肌肉松弛后再起针。

（2）因单向捻针造成的，可反向将针捻回，并用刮柄、弹柄法，使缠绕的肌纤维回解，即可消除滞针。

3. 预防

（1）对精神紧张者，应做好解释工作，减轻或消除患者顾虑。

（2）操作时避免单向捻转。

（三）弯针

弯针是指进针后，针身在体内发生弯曲的现象。弯针出现后，针柄改变了刺入时的方向和角度，提插、捻转、出针均感困难，患者感到针处疼痛。

1. 原因

（1）术者针刺手法过猛，针尖碰到坚硬组织。

（2）针刺或留针过程中患者移动体位，或针柄受到外力压迫、碰撞。

（3）滞针后未做及时处理。

2. 处理

（1）针身轻微弯曲，将针缓慢拔出；弯曲角度较大者，应顺着弯曲的方向顺势将针退出。若针身弯曲不止一处，须视针柄扭转倾斜的方向，逐渐分段慢慢拔出。

（2）因体位改变引起者，应协助患者慢慢恢复原体位，待肌肉放松后再起针，切忌强行拔针，以防折针。

3. 预防

（1）术者手法要熟练，避免进针过猛、过快。

（2）患者体位要舒适，叮嘱患者在针刺过程中不要随意变换体位，注意保护针柄不受外力碰撞。

（3）及时处理滞针。

（四）断针

断针又称折针，是指针刺过程中针身折断在患者体内。行针时或出针后发现针身折断，其断端部分针身暴露于皮肤外，或断端全部陷入体内。

1. 原因

（1）针具质量欠佳，针身或针根有损伤、锈蚀、裂痕，针刺前未检查。

（2）行针时手法过猛过强。

（3）留针时患者体位改变或针柄受到外力碰撞。

（4）滞针、弯针未能及时正确进行处理。

2. 处理

（1）发现断针时，嘱患者不要变动原有体位，防止断针陷入深层。

（2）若断针有部分露于体外，可用止血钳或镊子夹住外露部分拔出。

（3）若断端与皮肤相平或稍凹陷于皮内，可用拇、食二指垂直向下轻压针孔两旁，使断端显露后，用镊子将断针取出。

（4）若断针完全陷入体内时，应配合医生，在X线下定位，手术取出。

3. 预防

（1）针刺前认真检查针具，不合要求的针具，应剔除不用。

（2）针刺手法轻巧、熟练，不可用力过猛，针刺时勿将针身全部刺入。

（3）留针时嘱患者不要随意改变体位。

（4）及时正确处理滞针、弯针。

（五）血肿

血肿是指针刺部位出现皮下出血并引起肿痛的现象，表现为出针后，针刺部位肿胀疼痛，继而皮肤呈现青紫色。

1. 原因

（1）针刺时刺伤小血管。

（2）针尖弯曲带钩刺伤皮下组织。

2. 处理

（1）微量皮下出血而致小块青紫者，一般不必处理，可自行消退。

（2）若局部肿胀疼痛剧烈、青紫面积较大者，可先冷敷止血后，次日再做热敷或在局部轻轻揉按，以促进局部瘀血吸收消散。

3. 预防

（1）熟悉人体解剖结构，避开血管针刺。

（2）仔细检查针具，锈针、带钩的针拒绝使用。

(3)出针时立即用消毒干棉球按压针孔 1～2 分钟。

毫针刺法操作流程见图 5-6。

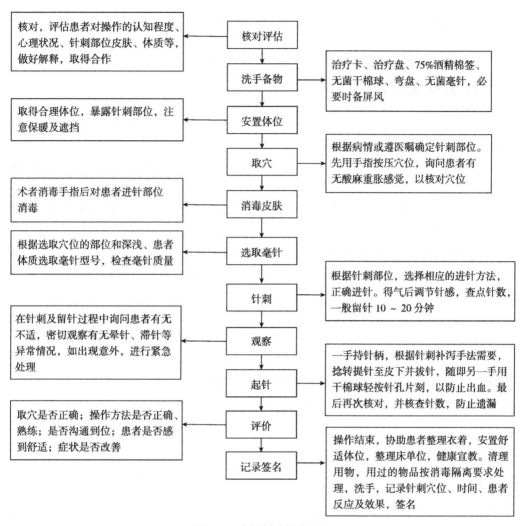

图 5-6　毫针刺法操作流程

第二节　穴位注射法

一、概述

(一)概念

穴位注射法又称水针疗法,是针刺法与肌内注射法相结合的一种操作方法,是根据病证的不同,选用相应的穴位和药物,并将一定剂量的药液注入穴位,以充分发挥穴位和药物对疾病的综合作用,从而达到治疗疾病目的的一种方法。该疗法是以中医基本理论为指导，激发经络、穴位的治疗作用，结合近代医药学中药物药理作用和注射方法而形成的独特疗法，能起到穴位、针刺、药物三者结合的综合作用。

（二）目的

穴位注射的目的是改善局部血运，利于组织修复。

（三）常用药液与用具

1. 常用药液 原则上易于吸收、刺激性弱、可用于肌内注射的药液都可根据病情需要选用。

（1）常用的中药注射液 当归注射液、红花注射液、复方丹参注射液、生脉注射液、黄芪注射液、板蓝根注射液、鱼腥草注射液、川芎注射液等。

（2）常用的西药 5%～10%葡萄糖注射液、0.9%生理盐水、25%硫酸镁、维生素B_1、维生素B_{12}、维生素C注射液、阿托品注射液等。

2. 用具 可根据需要选用不同型号的注射器和针头。

（1）常用的无菌注射器 1mL注射器、2mL注射器、5mL注射器、10mL注射器、20mL注射器。

（2）常用的针头 5～7号，以5号长针头最常用。

（四）注射剂量

注射剂量需根据药物说明书规定的剂量，不能过量。一般以穴位部位来分，可用原药物剂量的1/5～1/2，耳穴可注射0.1mL，头面部可注射0.3～0.5mL，四肢部可注射1～2mL，胸背部可注射0.5～1mL，腰臀部可注射2～5mL或5%～10%葡萄糖注射液10～20mL。

（五）穴位选择

临床常结合经络、穴位的确诊法，选取阳性反应点进行治疗，即用拇指或食指指腹以均匀力量在患者体表进行按压、触摸、滑动，以检查有无压痛、条索状或结节等阳性反应物，以及皮肤的凹陷、隆起、色泽等变化。软组织损伤可选择最明显的压痛点。选穴宜少而精，1～2穴为宜。

（六）注射角度、深度与疗程

一般根据穴位所在部位与病情需要决定，皮肉浅薄部位宜浅刺，肌肉丰厚的部位可深刺。注射药量较多时，由深至浅，边推边退并变换角度，使药液向多方向推进。

急症每日1～2次，慢性病一般每日或隔日1次，6～10次为1个疗程。反应强烈者可隔2～3日1次，穴位可左右交替使用。每个疗程间可休息3～5日。

（七）适应证

1. 各种痛证　如风湿关节痛、腰腿痛、坐骨神经痛、肩背痛、三叉神经痛、泌尿系结石、软组织扭伤、挫伤等。

2. 各种慢性病　如胃下垂、溃疡病、神经衰弱、哮喘等。

（八）禁忌证

1. 疲乏、饥饿或精神紧张者不宜穴位注射。
2. 局部皮肤有感染、瘢痕或有肿瘤的部位不宜穴位注射。
3. 有出血倾向的疾病及高度水肿的患者不宜穴位注射。
4. 孕妇的腰骶部或子宫敏感部位不宜穴位注射。

二、操作方法

（一）评估

1. 患者主要症状及证型、临床表现、既往史、药物过敏史、女性患者的经孕产史。
2. 患者体质及局部皮肤情况。
3. 对疼痛的耐受程度。
4. 精神及心理状况，患者对此项操作的认识（提前做好告知）。
5. 病室环境，温湿度适宜，保护隐私。

（二）操作前准备

1. 护理人员准备　衣帽整齐，精神面貌良好，洗手，修剪指甲，戴口罩。

2. 用物准备　治疗卡、治疗盘、注射药物、一次性无菌注射器及针头、皮肤消毒液、无菌棉签或棉球、砂轮、脉枕、弯盘、锐器盒等。

3. 患者准备

（1）向患者做好告知解释工作，取得配合，告知注射部位出现疼痛、酸胀的感觉属于正常现象；注射后避免沾水，以免感染。

（2）观察局部皮肤情况，注意保护患者隐私。

4. 环境准备　病室环境整洁、温湿度适宜。

（三）操作步骤

1. 核对、评估　护理人员衣帽整齐，核对医嘱，查看病历及化验单，到患者床旁进行双向核对，做好解释，取得合作。了解患者有无操作禁忌证、药物过敏史，确定施术部位、患者体位、操作手法。嘱患者排空二便。

2. 准备　备齐用物，携至患者床旁。

3. 再次核对　核对患者床号、姓名，核对腕带。

4. 安置体位 关闭门窗，协助患者取合理体位，暴露局部皮肤。根据注射部位取舒适体位，以便于操作。注意保护隐私，注意保暖。

5. 定穴 三次核对，用拇指或食指指腹以均匀力量在患者体表进行按压、触摸、滑动，测试患者感觉及反应，探查阳性点，在相应病变区有无压痛、条索状或结节，以及皮肤的凹陷、隆起、色泽等变化。

6. 抽药消毒 按操作规程抽吸药液，常规消毒取穴部位的皮肤。消毒方法正确，以所取穴中心由内向外环形消毒，直径大于5cm。

7. 针刺注药 右手持注射器，排尽空气，左手绷紧皮肤，针尖对准穴位迅速刺入皮下，然后用针刺手法将针推进一定深度，并上下提插，询问患者感受，得气后回抽注射器，若无回血等，即可将药液注入。若所注药液较多，可注射一部分后，将针头稍稍提起，边退边注药，并适当变换角度。急性病、体壮者可快推药；慢性病、体弱者宜慢推药；一般疾病应中等速度推药。

8. 观察 注射过程中注意观察有无针刺意外，或药物过敏反应等情况。如有异常，立即报告医生，并配合处理。

9. 拔针 药物注射结束，快速拔针，用无菌棉签按压针孔，以防出血。

10. 清洁整理 协助患者衣着，整理床单位，安排舒适体位，清理用物，健康教育。用过的物品按消毒隔离要求进行处理。告知注射部位24小时不能着水，防止感染，以及其他需注意的事项。

11. 洗手、记录、签名 根据医嘱，详细记录操作过程、穴位、药名、剂量、患者的反应等，并签名。

（四）评价

1. 患者体位是否舒适持久。

2. 患者及家属对此项操作的满意度，是否达到预期目标。

3. 在进行穴位注射治疗时，除了腧穴的定位要准确外，还应观察患者是否"得气"、操作手法是否熟练。

4. 人文关怀是否到位，与患者沟通是否到位。

三、注意事项

1. 严格执行无菌操作规程、查对制度。

2. 操作前按要求检查注射器。检查药液的有效期、是否变质等。

3. 注意药物的性能、药理作用、剂量、配伍禁忌、副作用及过敏反应等，容易引起过敏的药物应先做皮试，不良反应较重者不宜注射。

4. 选穴要准确，深浅度适宜，注药前应回抽，以免注入关节腔、脊髓腔及血管内。注射时避开神经干，如患者有触电感，应稍后退再推药，以免损伤神经。

5. 颈项、胸背部腧穴注射时不宜过深；年老、体弱者选穴宜少，且药量应酌减，以免晕针。

穴位注射法操作流程见图 5-7。

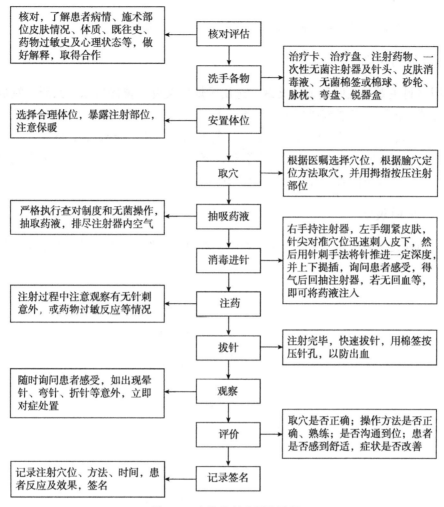

图 5-7　穴位注射法操作流程

第三节　灸　法

一、概述

（一）概念

灸法是指将某些燃烧材料，点燃后在体表的一定部位或腧穴，通过悬置或放置的方法，对局部进行熏灼、温熨，借助灸火的热力，通过刺激经络腧穴，调整脏腑功能，达到防治疾病的一种方法。《医学入门》曰："凡病药之不及，针之不到，必须灸之。"说明灸法不仅具有独特的疗效，还能弥补针刺的不足。

(二) 目的

灸法的目的是温经散寒，扶阳固脱，消瘀散结，防病保健。

(三) 灸用材料

灸用材料主要是艾叶制成的艾绒。选用干燥的艾叶，捣碎后除去杂质，制成纯净细软的艾绒，再制成艾卷或搓捏成大小不同的艾炷。《本草纲目》说："艾叶能灸百病。"《名医别录》载："艾味苦，微温，无毒，主灸百病。"艾叶气味芳香，味辛、微苦，性温热，具有纯阳之性。艾火燃烧时热力温和，能穿透皮肤，直达深部，并且艾的产地广泛，易于采集，价格低廉，所以一直为临床所用。

(四) 常用灸法

灸法的种类很多，本节主要介绍艾灸法，常用的艾灸法有艾条灸、艾炷灸、温针灸（图5-8）。

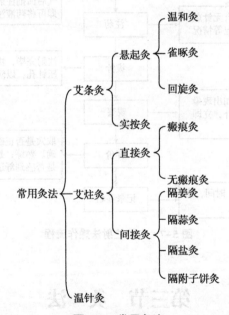

图5-8 常用灸法

1. 艾条灸 艾条灸又称艾卷灸，是用桑皮纸将艾绒制成圆柱形的艾条（卷）（图5-9），将其一端点燃，对准腧穴或患处施灸的一种方法。艾条灸又分为悬起灸和实按灸两大类。

（1）悬起灸 将艾条悬放在距离施术部位一定高度上进行熏烤，而不使艾条点燃端直接接触皮肤。

1）温和灸（图5-10）：将艾条燃着的一端与施灸处的皮肤保持2～3cm左右的距离，使患者局部温热而无灼痛，每穴灸10～15分钟，以皮肤出现红晕为度。

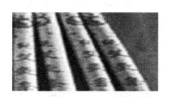
图 5-9　艾条（卷）
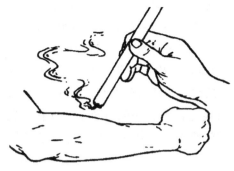
图 5-10　温和灸

2）雀啄灸（图5-11）：将艾条点燃的一端对准穴位2～5cm处，似鸟雀啄米状，一上一下地进行艾灸，一般可灸10～15分钟。

3）回旋灸（图5-12）：将点燃的艾条一端接近施灸部位，距皮肤3cm左右，平行往复回旋施灸，一般灸20～30分钟。

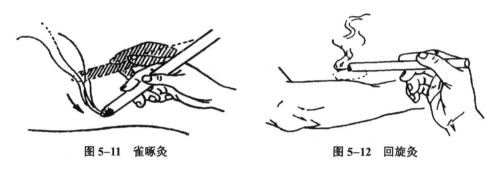
图 5-11　雀啄灸　　　　　　　　图 5-12　回旋灸

（2）实按灸（图5-13）　将点燃的艾条隔布或棉纸数层实按在穴位上，使热气透入皮肉深部，火灭热减后重新点火按灸，称为实按灸。

2.艾炷灸　艾炷灸是将纯净的艾绒，放在平板上，用手搓捏成大小不等的圆锥体（图5-14）。艾炷每燃烧完一炷称为一壮。

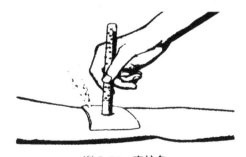
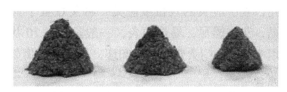
图 5-13　实按灸　　　　　　　　图 5-14　艾炷

（1）直接灸　又称明灸、着肤灸，即将艾炷直接置放在腧穴部位的皮肤上施灸的一种方法。根据灸后对皮肤刺激的程度不同，又分为无瘢痕灸和瘢痕灸两种。

1）无瘢痕灸：又称非化脓灸，施灸前在应灸的穴位涂少量的凡士林，以利于艾炷黏附。然后将大小适宜的艾炷置于应灸部位，点燃施灸。当艾炷燃剩2/5左右，患者感到灼痛时，换炷再灸。一般灸3～7壮，以局部皮肤红晕、充血为度。此法因施灸后的皮肤无灼伤，灸后不化脓，不留瘢痕，故称无瘢痕灸。临床常用于慢性虚寒性疾病。

2）瘢痕灸：又称化脓灸，施灸前在应灸的穴位涂少量大蒜汁，以增强黏附性和刺激作用。然后将大小适宜的艾炷放置于应灸部位，点燃施灸。每壮艾炷必须燃尽，除去灰烬，方可换炷再灸。一般可灸7～9壮。灸后1周左右施灸部位可化脓形成灸疮，愈合后留有瘢痕，故称为瘢痕灸。实施瘢痕灸前必须征求患者及家属的同意与合作，才能使用此法。临床常用于治疗哮喘、肺痨、瘰疬。

（2）间接灸（图5-15） 又称隔物灸、间隔灸，是在艾炷与腧穴皮肤之间垫上某种物品而施灸的一种方法。本法既发挥了艾灸的作用，又有药物的功能，具有特殊的效果。常用的灸法有隔姜灸、隔蒜灸、隔盐灸、隔附子饼灸。

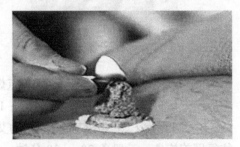

图5-15 间接灸

1）隔姜灸：将鲜姜切成直径3～4cm、厚0.3～0.4cm的薄片，中间以针刺数孔，将姜片置于应灸的穴位或患处。艾炷置于姜片上点燃，艾炷燃尽，易炷再灸，一般灸5～10壮，以皮肤红润不起泡为度。多用于治疗因感寒而致的呕吐、腹痛、痛经及风寒痹痛等。

2）隔蒜灸：将鲜大蒜切成厚0.3～0.5cm的薄片，中间以针刺数孔，将蒜片置于应灸的穴位或患处。艾炷置于蒜片上点燃，艾炷燃尽，易炷再灸，一般灸5～10壮，以皮肤红润不起泡为度。多用于治疗淋巴结核、肺结核、初起的肿疡（未溃疮疖、乳痈）及虫、蛇、蝎、蜂蜇咬伤等病证。

3）隔盐灸：又称"神阙灸"，将纯净干燥的食盐填敷于脐部，于盐上再置一薄姜片，上置大艾炷施灸，艾炷燃尽，易炷再灸，连续施灸，不拘壮数，以期脉复、肢温、证候改善。多用于治疗急性寒性腹痛、吐泻并作、中风脱证、四肢发凉等。

4）隔附子饼灸：将附子片或饼（将附子研成细末，以黄酒调制成3cm×0.8cm的饼状）中间穿孔，置于应灸的穴位或患处，将艾炷置于其上点燃，艾炷燃尽，易炷再灸，一般灸5～10壮。多用于治疗命门火衰而致的阳痿、早泄或疮疡久溃不敛等症。

3. 温针灸（图5-16） 温针灸是针刺与艾灸结合使用的一种方法，热力沿针身传至穴位及组织深部，从而达到治疗疗效。一般燃2～5壮。适用于既需要针刺留针，又须施灸的疾病。

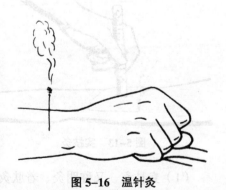

图5-16 温针灸

（五）适应证

1. 经络闭阻所引起的风寒湿痹证，寒凝血滞导致的胃脘痛、痛经、闭经、寒疝、腹痛、痢疾等。
2. 阳气下陷而引起的遗尿、脱肛、崩漏、带下、阴挺、久泻，以及各种虚寒证、虚脱证、寒厥证和中气不足等。
3. 乳痈初起、瘿瘤、瘰疬等。
4. 防病保健。无病施灸，可以激发人体的正气，增强抗病的能力，使人精力充沛，长寿不衰。可调理亚健康状态。《扁鹊心书·须识扶阳》说："人于无病时，常灸关元、气海、命门、中脘，虽未得长生，亦可保百年寿也。"

（六）禁忌证

1. 极度疲劳、空腹、过饱、酗酒、大渴或对灸法恐惧者，应慎灸。
2. 体弱者，刺激量不宜过强，以防晕灸。
3. 实热证、阴虚发热者慎用灸法；中暑、高血压危象、肺结核晚期大量咯血不宜用灸法。
4. 颜面、心前区、五官、大血管部、关节和肌腱处，不可用瘢痕灸；乳头、外生殖器不宜直接灸；孕妇下腹部、腰骶部及能引起宫缩的部位不宜用灸法。

二、操作方法

（一）评估

1. 患者主要症状及证型、临床表现、既往史、女性患者的经孕产史。
2. 患者体质及施灸部位的局部皮肤情况。
3. 对疼痛、温度等的耐受程度。
4. 精神及心理状况，患者对此项操作的认识（提前做好告知）。
5. 病室环境，温湿度适宜，注意遮挡患者，保护隐私。

（二）操作前准备

1. 护理人员准备 衣帽整齐，精神面貌良好，洗手，修剪指甲，戴口罩。

2. 用物准备 治疗卡、治疗盘、艾条或艾炷、火柴或打火机、弯盘、小口瓶、纱布、凡士林、棉签、镊子，必要时备浴巾、屏风等。间接灸按需备姜片、蒜片或细生盐等。温针灸按需备无菌毫针、皮肤消毒液、无菌棉签、厚纸片等。

3. 患者准备

（1）向患者做好告知解释工作，取得配合，告知治疗过程中如局部皮肤出现烧灼、热烫的感觉需及时告知，防止出现烫伤或水疱；艾绒点燃后可出现较淡的中药燃烧气味。

（2）观察局部皮肤情况，注意保护患者隐私。

4. 环境准备 病室环境整洁，温湿度适宜。

（三）操作步骤

1. 核对、评估 护理人员衣帽整齐，核对医嘱，查看病历及化验单，到患者床旁进行双向核对，做好解释，取得合作。了解患者有无操作禁忌证，便于确定施术部位、体位、手法，选择合适的灸法。嘱患者排空二便。

2. 准备 备齐用物，携至患者床旁。

3. 再次核对 核对患者床号、姓名，核对腕带。

4. 安置体位 关闭门窗，屏风遮挡，协助患者取舒适、合理体位，充分暴露施术部位。注意保护隐私，注意保暖。根据施术部位选取体位，使患者保持平稳舒适、持久的姿势，便于医者操作。

5. 确定部位 遵医嘱或病情确定施灸部位及采取的施灸方法。

6. 施灸 再次核对施灸部位。

（1）艾条灸 手持艾条，将艾条的一端点燃，对准施灸部位，以患者局部皮肤有温热感而无灼痛为宜，灸至局部皮肤出现红晕为度。对昏迷或局部知觉减退者，术者食指、中指分开后置于施灸部位两侧，通过术者的手指来感受局部温度，以便随时调节施灸距离。弯盘置施术部位旁，随时弹去艾灰。一般灸10～15分钟。

（2）艾炷灸 施灸部位的皮肤涂少许凡士林或大蒜汁，将艾炷直接或间接置于相应部位，点燃艾炷。无瘢痕灸燃剩2/5～3/5、患者有灼痛感时取下，易炷再灸，一般灸3～7壮，以皮肤充血、红晕、不起泡为度。瘢痕灸燃尽除灰，易炷再灸。施灸时艾火烧灼皮肤，产生剧痛，可用手在施灸腧穴部位或患处皮肤周围轻轻拍打，以减轻疼痛。

（3）温针灸 消毒取穴部位皮肤，选择毫针，正确持针，实施针刺，行针留针，将艾绒搓团裹于针柄上点燃施灸，也可将一段长2cm的艾条穿插在针柄上点燃施灸。待艾绒或艾条燃尽，除去艾灰，换炷再灸。每穴可施灸3～5壮，通过提插捻转手法调节针感，针刺部位垫厚纸片，防止灰火脱落灼伤皮肤。

7. 观察 施灸过程中随时观察局部皮肤及病情变化，询问患者有无不适。艾条灸时应保持注意力集中，防止偏离穴位或艾灰脱落。温针灸时应观察有无针刺意外。

8. 灸毕 使艾绒彻底熄灭，清洁局部皮肤。

9. 清洁整理 协助患者衣着，整理床单位，安排舒适体位，清理用物，健康教育。用过的物品，按消毒隔离要求处理，告知注意事项。

10. 洗手、记录、签名 根据医嘱，详细记录实施灸疗后的客观情况，并签名。

（四）评价

1. 患者的体位是否安全、舒适。
2. 局部皮肤有无灼伤、烧伤。
3. 患者症状是否改善，施灸后局部皮肤是否潮红；患者是否觉得温热、舒适。
4. 施灸方法是否正确，手法是否熟练，施灸部位或穴位是否正确。
5. 人文关怀是否到位，与患者沟通是否到位。

6. 床单位是否整洁，有无艾灸碎屑。

三、注意事项

1. 施灸的先后顺序：部位先灸头部、背腰部；后灸胸腹、四肢；艾炷先小后大；壮数先少后多。

2. 施灸过程中密切观察患者的病情及对施灸的反应。

3. 施灸后，若局部皮肤出现灼热微红，属正常现象；若局部出现小水疱，注意勿擦破，可自行吸收；若水疱较大，可用消毒的毫针刺破水疱，放出水液，或用无菌注射器抽出水液后再涂红花油，覆盖消毒纱布，保持干燥，防止感染。

4. 瘢痕灸者，在灸疮化脓期间要加强营养，注意休息，并保持灸疮局部清洁，防止感染，也可用无菌敷料保护灸疮，待其自然愈合。

5. 使用温针灸时，针柄上的艾绒团必须捻紧，防止艾灰脱落灼伤皮肤或烧坏衣物。艾条灸、艾炷灸施灸过程中，同样要防止艾火灼伤皮肤或烧坏衣物。

6. 及时熄灭艾火，防止复燃，注意安全。

艾灸法操作流程见图 5-17。

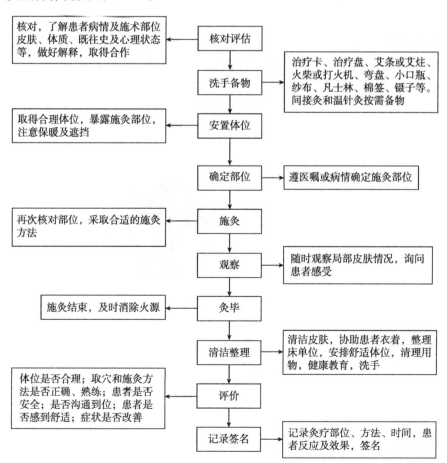

图 5-17　艾灸法操作流程

第四节　拔罐法

一、概述

（一）概念

拔罐法又称"吸筒法"，古称"角法"，是以罐或筒为工具，利用热力（燃烧、蒸汽）和抽吸的方法排出罐（筒）内空气，使罐（筒）内形成负压，吸附于腧穴或体表的一定部位，造成被吸附部位的皮肤充血、瘀血，以调节脏腑功能，而达到防病治病目的的一种治疗方法。

（二）目的

拔罐法的目的是温经通络，祛风散寒，消肿止痛，吸毒排脓。

（三）常用罐的种类

1. 竹罐（图5-18）

选材：用直径3～5cm坚固的竹子截成6～10cm不同长度，磨光而成。

优点：轻巧价廉，取材容易，制作简单，适于药煮。

缺点：易爆裂漏气。

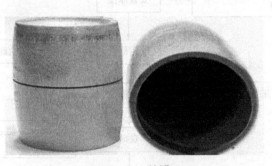

图 5-18　竹罐

2. 陶罐（图5-19）

选材：用陶土烧制而成，罐的两端较小、底平。

优点：吸附力度大。

缺点：质地较重，易破碎。

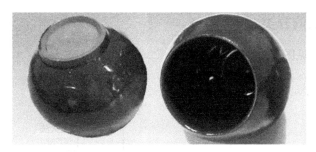

图 5-19 陶罐

3. 玻璃罐（图 5-20）

选材：用耐热玻璃制成，形如球状，肚大口小，口边外翻。

优点：质地透明，易于观察皮肤变化，便于掌握时间。

缺点：易破碎，过热可破裂。

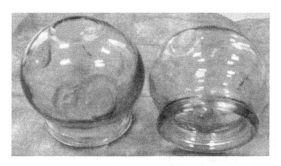

图 5-20 玻璃罐

4. 抽气罐和挤压罐（图 5-21）

选材：用透明塑料制成。上面加装活塞，便于抽气。

优点：操作简单，可按需要调节压力大小。

缺点：不具备热力作用。

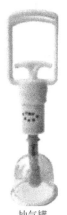
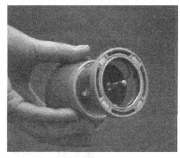

挤压罐

抽气罐

图 5-21 抽气罐和挤压罐

（四）拔罐法的分类

拔罐法的分类见图 5-22。

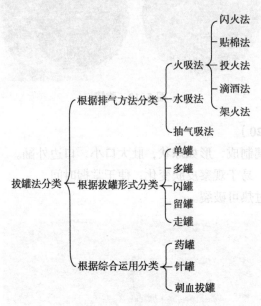

图 5-22 拔罐法分类

1. 根据排气方法分类

（1）火吸法　是利用点火燃烧的方法驱除罐内空气，形成负压的方法，包括闪火法、贴棉法、投火法、滴酒法、架火法。罐内负压的大小可通过燃火的时间、罐体大小、扣罐速度来调整。

1）闪火法（图 5-23）：相对比较安全，适用于各种体位。

操作方法：一手用镊子或止血钳夹 95% 酒精棉球，点燃；另一手握住罐体，罐口略朝下，将点燃的酒精棉球伸入罐的中部环绕 1～2 周后抽出，迅速将罐扣在应拔的部位，使其吸附在皮肤上。需要吸附力大时，可适当延长闪火时间，加快扣罐速度。操作时酒精棉球不可太湿，以免滴落的酒精烫伤皮肤。

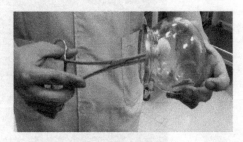

图 5-23 闪火法

2）贴棉法（图 5-24）：多用于侧面拔罐。

操作方法：将直径为 0.5～1cm 的棉花片浸少量 95% 酒精，贴于罐的内壁中下段，点燃后迅速将罐扣在所选的部位，使其吸附住。操作中注意酒精不可浸得太多，以免酒精滴落或燃着的棉花脱落烫伤皮肤。

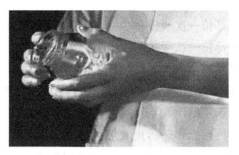

图 5-24　贴棉法

3）投火法（图 5-25）：多用于侧面拔罐。

操作方法：将酒精棉球或折成宽筒状的纸条点燃后，趁火最旺时，将燃端朝罐底，投入罐内后迅速将罐扣在所选的部位上。扣罐时，罐口要略向上倾斜，避免火源掉下烫伤皮肤。

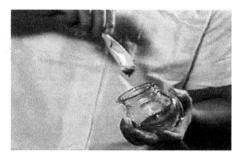

图 5-25 投火法

4）滴酒法：多用于侧面拔罐。

操作方法：在罐内滴入 95％酒精 1～3 滴，沿罐内壁摇匀，使其均匀地分布于罐壁，然后点火燃着，迅速将罐扣在应拔的部位上。

5）架火法：多用于俯卧、仰卧的平坦部位拔罐。

操作方法：用不易燃烧和不传热的物体，如胶木小瓶盖等（直径要小于罐口），放在应拔的部位中心，上置小块酒精棉球，点燃后迅速将罐扣上。操作时扣罐要准，防止碰翻火架。

（2）水吸法　是用水煮或水蒸气的方法驱除罐内空气，使罐内产生负压的方法。可于锅具中加入中药，以对症治疗，提高疗效。

操作方法：将竹罐放于沸水中煮 2～3 分钟，倒夹罐底取出，甩去罐内热水，用湿毛巾紧堵罐口，趁热迅速扣在应拔部位上。本法吸附力较小，操作时宜快捷。

（3）抽气吸法　是用抽气设备排出罐内空气，使罐内产生负压的方法。

操作方法：将抽气罐扣在应拔部位上，再用抽气设备从活塞处将空气抽出，使之产生负压，吸附于应拔部位。本法适用于任何部位，负压可随时调节。

2. 根据拔罐形式分类

（1）单罐　在选定的部位一次吸拔一个罐。适用于病变范围较小的部位或阿是穴。

（2）多罐　在选定的部位一次吸拔两个以上的罐。适用于病变范围较大或选穴较多时。拔罐时注意罐与罐之间的距离要适当，避免损伤皮肤。

（3）闪罐　将罐拔住后又立即取下，再迅速拔住、取下，如此反复多次，直至皮肤潮红为度。多用于火罐，选用的罐具不宜过大，并且在操作时应注意罐体温度，如罐体过热，需及时更换罐具后再行操作，防止烫伤。

（4）留罐　指将罐吸拔在应拔部位后留置10～15分钟，然后再将罐起下。

（5）走罐（图5-26）　选用口径较大的玻璃罐，罐口要平滑厚实，以免划伤皮肤。先在罐口或欲拔部位涂凡士林等润滑油，再用闪火法或滴酒法将罐拔住，一手握住罐体，一手按住罐旁近端皮肤，前后左右推动数次，直至皮肤潮红为止。操作时罐稍倾斜，推动时罐口前端略有提起，使后边着力。

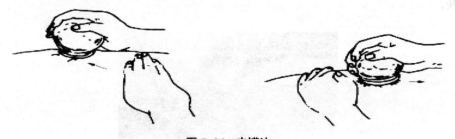

图5-26　走罐法

3. 根据综合运用分类

（1）药罐　是在拔罐操作时加入适量相应的药物，如在水吸法中加入中药，或将盛有药液的小瓶盖放于应拔部位的皮肤上（平坦部位），以此为中心，用闪火法将罐吸拔上，摇晃罐体，使瓶盖内药液溢出。

（2）针罐　是将针刺和拔罐相结合应用的一种方法，即先针刺得气后留针，再以针为中心点，用闪火法将火罐拔上，留置5～10分钟，然后起罐起针。

（3）刺血拔罐　是在应拔罐部位的皮肤消毒后，用三棱针点刺、皮肤针叩刺或注射器针头刺破细小血管后，用闪火法将罐吸拔于点刺部位，使之出血，一般刺血拔罐留置10～15分钟。

（五）起罐方法

起罐时一手扶住罐体向一侧倾斜，另一手的拇指或食指按压罐口周围的皮肤，使空气进入罐内，罐即可起下，切不可强行上提或旋转提拔（图5-27）。

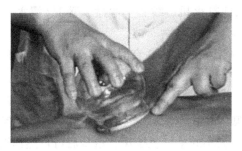

图 5-27　起罐方法

（六）适应证

1. 风湿痹证、各种神经麻痹、急慢性疼痛、关节疼痛、腰背酸痛、腹痛、泄泻、腰肌劳损、口眼㖞斜等。
2. 外感风寒、咳嗽气喘、脘腹胀满、消化不良等。
3. 疮疡将溃或已溃脓毒不泄的外科疾患、扭伤、痈肿疮毒、蛇伤急救排毒等。

（七）禁忌证

1. 饥饿疲劳、精神过度紧张、意识不清、不配合时不宜拔罐。
2. 肌肉瘦削、体质虚弱者不宜拔罐。
3. 高热、昏迷、抽搐、凝血机制障碍性疾病、内科危重疾病、接触性传染病等不宜拔罐。
4. 中重度水肿、恶性肿瘤、皮肤感染破损、急性外伤性骨折、瘰疬、疝气处、骨骼凹凸不平及毛发多处、心尖区、体表大动脉搏动处、静脉曲张等大血管部位、孕妇腹部及腰骶部不宜拔罐。

二、操作方法

（一）评估

1. 患者主要症状及证型、临床表现、既往史、女性患者的经孕产史。
2. 患者体质及拔罐部位的局部皮肤情况（选择合适的拔罐部位与罐具）。
3. 对疼痛、温度的耐受程度。
4. 患者目前的心理状况，对此项操作的认识（提前做好告知）。
5. 病室环境安静，温湿度适宜，注意遮挡，保护患者隐私。

（二）操作前准备

1. 护理人员准备　衣帽整齐，精神面貌良好，洗手，修剪指甲，戴口罩。
2. 用物准备　治疗卡、治疗盘、罐具（玻璃罐、竹罐、陶罐）、止血钳、95% 酒精棉球（或宽纸条）、火柴或打火机、纱布、弯盘、盛 1/2 清水的带盖灭火罐，必要时备凡士林、纸巾、毛毯、屏风。

根据拔罐部位，选择大中小型号适宜的罐具，并检查罐口、罐体。罐体应无裂痕，罐口边缘光滑、无破损。

3. 患者准备

（1）向患者做好告知解释工作，取得配合，告知由于罐内空气负压收引的作用，局部皮肤会出现与罐口相当大小的紫红色瘀斑，数日后可自然消退；治疗过程中局部可能出现水疱或烫伤。

（2）观察局部皮肤情况，注意保护患者隐私。

4. 环境准备 病室环境整洁，温湿度适宜。

（三）操作步骤

1. 核对、评估 护理人员衣帽整齐，核对医嘱，查看病历及化验单，到患者床旁进行双向核对，向患者做好解释，取得合作。了解患者有无操作禁忌证，便于确定拔罐部位、患者体位、操作手法，选择合适的罐具。嘱患者排空二便。

2. 准备 备齐用物，携至患者床旁，检查罐具，罐体无裂痕，罐口边缘光滑、无破损。

3. 再次核对 核对患者床号、姓名，核对腕带。

4. 安置体位 关闭门窗，屏风遮挡，协助患者取合理体位，充分暴露拔罐部位。注意保护隐私，注意保暖。根据拔罐部位，取舒适合理体位，便于操作。

5. 确定部位 遵医嘱或病情，选择拔罐的部位。选择肌肉丰厚的部位，尽量避开骨骼凹凸不平处、毛发较多处、瘢痕处等。

6. 再次查罐 检查罐口和罐体。罐体应无裂痕，罐口边缘光滑、无破损。

7. 拔罐 根据医嘱或病情选择拔罐方法。

（1）火吸法的闪火法 一手持火罐，另一手持止血钳夹 95% 酒精棉球点燃，伸入罐内中下段，绕 1～2 周后使罐内形成负压，迅速将罐扣在已经选择的拔罐部位（穴位）上，待火罐吸牢后方可离开，防止火罐脱落。将燃烧的酒精棉球稳妥地投入装有清水的容器中。动作要轻快稳准，持火的手应远离施术部位，防止烫伤。酒精棉球干湿度适宜，防止酒精滴落。点燃的棉球要在罐的中下段环绕，不可烧及罐口，防止烫伤。

（2）水吸法 将竹罐放于沸水中煮 2～3 分钟，倒夹罐底取出，甩去罐内热水，用湿毛巾紧堵罐口，趁热迅速扣在应拔部位上。要甩去罐内的热水，防止烫伤。动作要快捷，防止吸附力过小。

（3）抽气吸法 将抽气罐扣在应拔部位上，再用抽气设备从活塞处将空气抽出，使之产生负压，吸附在应拔部位上。

8. 留罐 适时留罐。留罐 10～15 分钟。

9. 观察 拔罐过程中随时观察火罐吸附情况和皮肤颜色，观察有无烫伤和水疱，询问患者的感受。如有不适及时妥善处理。嘱患者不可随意变换体位，以防火罐脱落。

10. 起罐 一手扶住罐体,另一手用拇指或中指按压罐口周围皮肤,使空气进入罐内即可起下。以轻缓为宜,不可强行上提或旋转提拔。

11. 清洁 操作毕,用消毒纱布清洁局部皮肤,观察有无烫伤、水疱,如有及时妥善处理。清洁皮肤采用点式擦拭,防止损伤皮肤。用手掌根部轻轻按摩拔罐部位。

12. 整理 协助患者衣着,整理床单位,安排舒适体位,清理用物,健康教育。用物按消毒隔离要求进行处理。告知拔罐后注意休息,饮食清淡,3小时内不能洗冷水澡,以及其他需要注意的事项。

13. 洗手、记录、签名 根据医嘱,详细记录实施拔罐后的客观情况,并签名。

(四)评价

1. 火罐吸附是否紧密,有无脱落。
2. 患者局部皮肤是否出现紫红、破溃,有无烧伤、烫伤。
3. 患者是否感觉舒适,症状是否缓解。
4. 患者对此项操作的满意度,是否达到预期目的。
5. 人文关怀是否到位,与患者沟通是否到位。

三、注意事项

1. 病室温度适宜,避免直接吹风,防止受凉。
2. 拔罐时取合理、舒适体位,选择肌肉较丰厚、富有弹性的部位,尽量避开骨骼凹凸不平处、毛发较多处、瘢痕处等,充分暴露应拔部位。留罐期间不要随意移动,以防罐具脱落。
3. 拔罐时动作要轻快稳准,防止烫伤。采用闪火法拔罐时,注意酒精棉球不能太湿,不要把火焰烧到罐口,以免烧伤皮肤;贴棉法时注意棉片不宜太厚,吸取时酒精不宜太多,以免造成贴棉脱落或酒精流溢;投火法时不要让火源掉下灼伤皮肤、烧毁衣物;留针拔罐,选择罐具宜大,毫针针柄宜短,以免吸拔时罐具触碰针柄造成损伤。
4. 拔罐过程中应注意询问患者的感觉,观察局部情况。在拔罐区出现冒凉气、温热感、紫斑、瘀血、微痛等现象,属于拔罐的正常反应。若出现局部发紧、发酸、疼痛较明显或灼痛,应取下重拔。若出现头晕胸闷、恶心欲吐、面色苍白、四肢厥冷、呼吸急促、冷汗淋漓等晕罐症状,应立即起罐,让患者平卧(或头低足高位),轻者喝温开水,休息片刻即可恢复;重者可点按人中、合谷、内关、足三里、百会、气海、关元等穴,必要时采用中西医结合方法处理。
5. 老年人、儿童、体质虚弱及初次接受拔罐者,拔罐数量宜少,留罐时间宜短。
6. 起罐时不可强拉或旋转罐具,以防止损伤。

拔罐法操作流程见图5-28。

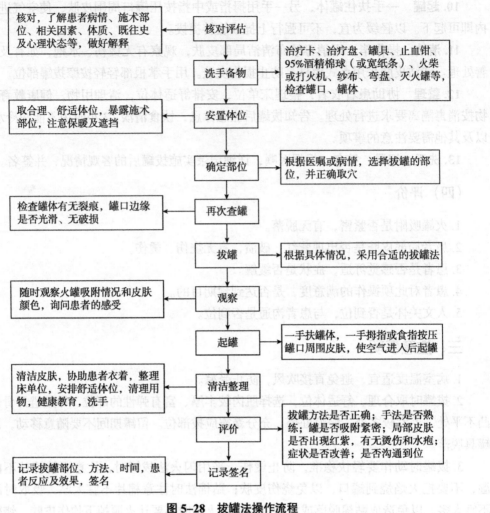

图 5-28 拔罐法操作流程

第五节 耳穴压籽法

一、概述

（一）概念

耳穴压籽法是指选用质硬而光滑的小粒药丸、种子等贴压耳穴以达到防治疾病目的的一种治疗方法，又称压豆法、压丸法。此法是在耳毫针、埋针治病的基础上产生的一种简易方法，不仅能收到毫针、埋针同样的疗效，而且安全、无创、无痛，且能起到持续刺激的作用，易被患者接受。

（二）目的

1. "一退""两补""三健" "一退"：退热；"两补"：补肾、补血；"三健"：健脑、健脾、健肝血。

2. "三抗""三调""利五官" "三抗"：抗过敏、抗感染、抗风湿；"三调"：调节自主神经功能、调节内分泌功能、调节月经周期和经量；"利五官"：利咽、明目、助听、通鼻、美容。

3. "六对双向调""十止" "六对双向调"镇静与兴奋、降压与升压、降率与强心、止血与活血、利尿与止遗、通便与止泻；"十止"：止痛、止晕、止鸣、止惊、止痒、止咳、止喘、止带、止吐、止酸。

（三）耳郭的表面解剖

耳郭的解剖部位见图 5-29。

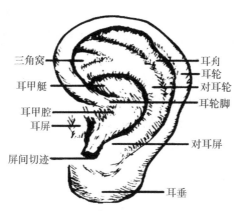

图 5-29 耳郭表面解剖结构

1. **耳轮** 耳郭外缘向前卷曲的部分。
2. **对耳轮** 与耳轮相对的隆起处。
3. **耳轮脚** 耳轮深入到耳甲腔的横行凸起。
4. **对耳轮上脚** 对耳轮向上的分支。
5. **对耳轮下脚** 对耳轮向下的分支。
6. **三角窝** 对耳轮上下脚之间构成的三角形凹窝。
7. **耳舟** 对耳轮与耳轮之间的凹沟。
8. **耳甲艇** 耳轮脚以上的耳甲部。
9. **耳甲腔** 耳轮脚以下的耳甲部。
10. **耳屏** 耳郭前面的瓣状凸起，又称耳珠。
11. **对耳屏** 耳垂上部与耳屏相对的隆起。
12. **屏上切迹** 耳屏上缘与耳轮脚之间的凹陷。
13. **屏间切迹** 耳屏与对耳屏之间的凹陷。

14. **屏轮切迹**　对耳屏与对耳轮之间的凹陷。
15. **耳轮结节**　耳轮外上方稍肥厚的结节状凸起。
16. **外耳道口**　耳轮下缘与耳垂交界处。
17. **耳垂**　耳郭最下部无软骨的皮垂。

（四）耳穴的分布

人体发生疾病时往往会在耳郭的相应部位出现"阳性反应"点，如压痛、变形、变色、结节、电阻降低等，这些反应点就是防治疾病的刺激点，又称耳穴。耳穴在耳郭的分布有一定的规律，一般来说耳郭形如一个倒置的胎儿，头部朝下，臀部朝上（图5-30）。

1. **耳垂**　有与头面部相应的穴位。
2. **对耳屏**　有与脑部和神经系统相应的穴位。
3. **耳舟**　有与上肢相应的穴位。
4. **对耳轮体和对耳轮上、下脚**　有与躯干和下肢相应的穴位。
5. **耳甲艇**　有与腹腔脏器相应的穴位。
6. **耳甲腔**　有与胸腔脏器相应的穴位。
7. **耳轮脚周围**　有与消化道相应的穴位。
8. **耳屏四周**　有与耳鼻喉相应的穴位。

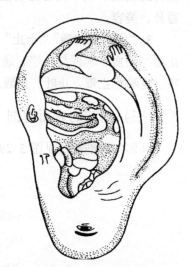

图5-30　耳穴的分布

（五）耳穴的取穴原则

1. **按疾病相应部位选穴**　如胃病取"胃"穴。
2. **按循经辨证选穴**　如偏头痛属足少阳胆经循行部位，选"胆"穴。
3. **按脏腑辨证选穴**　脱发、遗精选"肾"穴。
4. **按西医学理论选穴**　炎性反应选"肾上腺"穴，月经不调选"内分泌"穴。
5. **按临床经验选穴**　如"神门"穴有镇静、镇痛作用，可治疗失眠、痛经等。

（六）耳穴的探查方法

1. **观察法**　即用肉眼或借助放大镜在自然光线下，直接观察耳郭局部有无变形、变色等征象，如凹陷、脱屑、水泡、丘疹、硬结、软骨增生、充血、色素沉着等。这些反应处一般有较明显的压痛或电阻变低。
2. **探查法**　即用探针、毫针针柄或火柴棒，在与疾病相应的耳区从周围逐渐向中心探压，或对肉眼观察所发现的阳性反应点进行探压。压到敏感点时，患者会出现皱眉、呼痛、躲闪等反应，挑选压痛最明显的一点作为耳穴压籽的治疗点。
3. **电阻测定法**　用电子仪器测定耳穴皮肤电阻、电位、电容等变化。患者可在与疾病的相应耳穴处出现电阻下降、导电量增高的现象，这些反应点称为"良导点"，可作为耳穴压籽的刺激点。

（七）适应证

耳穴治病操作简便、无副作用，临床常用于治疗内、外、妇、儿、五官、伤科等疾病，各种疼痛性、内分泌代谢疾病，亦可用于失眠、老年便秘、预防感冒、晕车，以及输血、输液反应等。

（八）禁忌证

1. 年老体弱者慎用耳穴压籽法。
2. 严重心脏病、严重器质性病变、外耳有疾患者禁用此法；习惯性流产的孕妇、妊娠期、经期慎用耳穴压籽，尤其不宜刺激子宫、卵巢、内分泌、肾等穴。
3. 耳郭有湿疹、炎症、溃疡、冻疮破溃者不宜用此法。

二、操作方法

（一）评估

1. 患者主要症状及证型、临床表现、既往史、女性患者的经孕产史。
2. 患者体质及耳郭部位的皮肤情况，耳穴的阳性反应点，有无红晕、压痛点。
3. 对疼痛等的耐受程度。
4. 患者精神及心理状况，对此项操作的认识（提前做好告知）。
5. 病室环境，温湿度适宜，注意遮挡患者，保护隐私。

（二）操作前准备

1. 护理人员准备 衣帽整齐，精神面貌良好，洗手，修剪指甲，戴口罩。
2. 用物准备 治疗卡、治疗盘、皮肤消毒液、无菌棉签、镊子、探棒、治疗碗、胶布、剪刀、王不留行籽、耳压板、弯盘，必要时备耳穴电针仪。
3. 患者准备
（1）向患者做好告知解释工作，取得配合，告知治疗过程中耳压局部有热、麻、胀、痛感，或感觉循经络放射传导，属正常反应。
（2）观察局部皮肤情况，注意保护患者隐私。
4. 环境准备 病室环境整洁，温湿度适宜。

（三）操作步骤

1. 核对、评估 护理人员衣帽整齐，核对医嘱，查看病历及化验单，到患者床旁进行双向核对，做好解释，取得合作。了解患者有无操作禁忌证，便于确定部位、手法。嘱患者排空二便。
2. 准备 备齐用物，携至患者床旁，检查压籽材料是否光滑。

3.再次核对 核对患者床号、姓名,核对腕带。
4.安置体位 关闭门窗,协助患者取合适体位。
5.定穴 遵医嘱所列耳穴,探查阳性反应点。
(1)观察法 拇指、食指往后上方拉住耳轮。由上至下、从内到外,分区观察。在相应病变区有变形、变色、结节、充血、丘疹、凹陷、脱屑、水泡等阳性反应即为治疗点。
(2)按压法 耳郭相应部位,用探针轻轻按压,寻找压痛点,询问患者感觉。压到敏感点时,患者会出现皱眉、呼痛、躲闪等反应,选压痛最明显点为治疗点。
(3)电阻测定法 用耳穴探测仪测定到的反应点,即是耳压的部位。
6.消毒 消毒取穴部位的皮肤。由上而下、由内到外、从前到后消毒两次。
7.埋籽按压 一手固定耳郭,另一手压贴,用镊子取王不留行籽小方块胶布,将其固定在所选耳穴部位,用手反复按压,以刺激局部腧穴。按压力度根据患者病情和耐受程度而定。拇、食指相对用力按压,不可揉搓。
8.观察 压籽过程中密切观察患者有无不适,观察患者自行按压的方法是否正确,询问患者有无痛感、发热感。
9.清洁整理 协助患者衣着,整理床单位,安排舒适体位,清理用物,健康教育。用过的物品按消毒隔离要求处理。告知注意事项。
10.洗手、记录、签名 根据医嘱,详细记录实施治疗后的客观情况,并签名。

(四)评价

1.患者体位是否舒适。
2.患者及家属对此项操作的满意度,症状是否改善,是否达到预期目的。
3.局部皮肤情况,患者有无不适。
4.选穴是否准确,操作手法是否正确、熟练。
5.探查阳性反应点方法是否正确。
6.人文关怀是否到位,与患者沟通是否到位。
7.床单位是否整洁,有无王不留行籽遗留。

三、注意事项

1.注意局部消毒,预防感染。
2.贴压材料应选用表面光滑,大小和硬度适宜,无毒、无致敏的种子或中成药的丸剂。
3.按压力不可过大,以按压为主,切勿揉搓,以免搓破皮肤,造成耳穴感染。
4.局部皮肤不沾水,潮湿脱落后及时更换胶布固定。
5.留籽时间视季节气候而定,夏季留置埋籽1~3天,春秋季2~3天,冬季5~7天;每日按压3~5次,每次每穴按压1~2分钟。
6.留籽期间,密切观察患者有无不适等情况。如胶布过敏,局部出现丘疹、瘙痒感，停 3～5 天再贴。

耳穴压籽法操作流程见图 5-31。

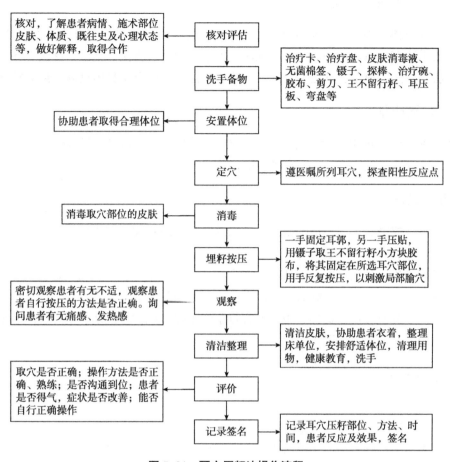

图 5-31 耳穴压籽法操作流程

第六节 穴位按摩法

一、概述

（一）概念

穴位按摩法又称"推拿疗法"，是在中医基本理论指导下，通过术者的手法，作用于人体体表的特定部位或穴位而产生刺激作用，疏通经络，调动机体抗病能力，从而达到防病治病、保健强身目的的一种治疗方法。

（二）目的

穴位按摩的目的是疏通经络，舒筋整复，滑利关节，活血祛瘀，调整脏腑气血，增强人体抗病能力。

(三) 常用按摩手法

用手或肢体其他部分，按各种特定的技巧动作，在体表操作的方法称为按摩手法。其常用的手法有一指禅推法、滚法、揉法、摩法、擦法、推法、搓法、抹法、振法、抖法、按法、点法、捏法、拿法、捻法、拍法、击法、弹法等（具体见第二部分推拿学）。

(四) 适应证

适应证广泛，可用于骨伤科、外科、内科、妇科、儿科等各科疾病，对运动系统、神经系统、消化系统为主的疾病有独特的优势。

(五) 禁忌证

1. 疲劳、醉酒、饥饿过饱、剧烈运动以及精神病患者发作期禁用手法治疗。
2. 年老体衰者慎用手法治疗。
3. 各种骨折、骨质疏松、骨结核；严重心、肺、脑、肝、肾疾病；急性传染病、化脓性疾病、皮肤疾病、恶性肿瘤、出血性疾病等禁用手法治疗。
4. 局部皮肤有破损、烫伤、瘢痕不宜行手法治疗；妇女月经期、孕妇、产后未恢复者禁止在腰、臀、腹部行手法治疗。

二、操作方法

(一) 评估

1. 患者主要症状及证型、临床表现、既往史、女性患者的经孕产史。
2. 患者体质及局部皮肤情况。
3. 对疼痛的耐受程度。
4. 精神及心理状况，患者对此项操作的认识（提前做好告知）。
5. 病室环境，温湿度适宜，保护隐私。

(二) 操作前准备

1. 护理人员准备 衣帽整齐，精神面貌良好，洗手，修剪指甲，戴口罩。

2. 用物准备 治疗卡、治疗盘、按摩床、高低不等的凳子、靠背椅、各种规格的软垫或大小不等的枕头、治疗巾、大毛巾等。根据实际情况准备推拿介质（如滑石粉、葱姜水、红花油、麻油等）。

3. 患者准备

(1) 向患者做好告知解释工作，取得配合，告知按摩时局部出现酸胀感觉属于正常现象；局部皮肤可能会出现青紫。

(2) 观察局部皮肤情况，注意保护患者隐私。

4. 环境准备 病室环境整洁，温湿度适宜。

（三）操作步骤

1. 核对、评估 护理人员衣帽整齐，核对医嘱，查看病历及化验单，到患者床旁进行双向核对，向患者做好解释，取得合作。了解患者有无操作禁忌证，以便确定按摩的部位、患者体位、操作手法。嘱患者排空二便。

2. 准备 备齐用物携至患者床旁。

3. 再次核对 核对患者床号、姓名，核对腕带。

4. 安置体位 关闭门窗，协助患者取合理体位，暴露局部皮肤。注意保护隐私，注意保暖。体位应有利于患者放松，并有利于术者发力和持久操作。

5. 定位 根据医嘱确定按摩穴位或部位。根据腧穴定位方法（骨度分寸定位法、体表解剖标志定位法、手指同身寸法和简便取穴法）正确定位或选取部位。

6. 按摩 根据患者的症状、发病部位、年龄和耐受程度，正确采用各种按摩手法，并灵活运用，力量及摆动幅度均匀，时间符合要求，操作时根据具体情况应用介质。一般先以轻柔的手法开始，如揉法、摩法等；再用针对主症或相应穴位的手法，如点法、按法、推法等；待结束时用揉法、抖法、搓法等。

7. 观察 按摩过程中注意询问患者对手法的反应，及时调整手法力度，或停止操作。

8. 清洁整理 协助患者衣着，整理床单位，安排舒适体位，清理用物，健康教育。用过的物品按消毒隔离要求进行处理。告知注意事项。

9. 洗手、记录、签名 根据医嘱，详细记录操作过程、穴位、患者的反应等，并签名。

（四）评价

1. 患者体位是否安全、舒适。
2. 被按摩穴位是否潮红、皮肤温度微热，并且有酸、麻、胀、痛感。
3. 患者症状是否改善，是否自觉无其他不适或不良反应。
4. 患者及家属对此项操作的满意度，是否达到预期目的。
5. 取穴及按摩手法是否正确。
6. 人文关怀是否到位，与患者沟通是否到位。

三、注意事项

1. 操作前修剪指甲，以免划破患者皮肤。
2. 按摩须在诊断明确的情况下方可实施。
3. 根据个体情况选择适当的体位，既让患者感到舒适，便于放松肌肉，同时又便于术者操作。
4. 进行腰、腹部按摩前嘱患者排尿。

5. 操作时术者精力要集中，能随时观察患者的反应，以便根据实际情况及时调整手法、强度及持续时间。如出现头晕目眩、恶心、自汗等反应，应立即停止操作，扶患者平卧床上休息，做相应的处理。

6. 个别患者在进行1~3次按摩后可出现局部疼痛、青紫或破损现象。一般可用轻手法继续按摩，严重时停止操作，待局部情况好转后再进行治疗。

穴位按摩法操作流程见图5-32。

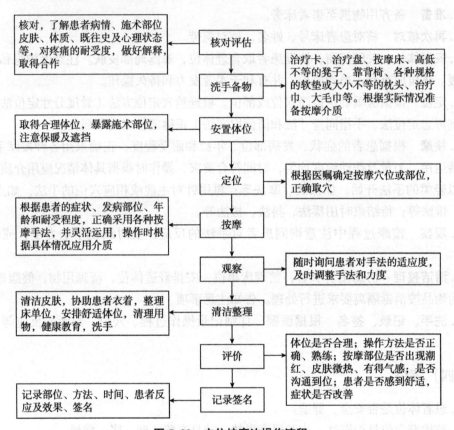

图 5-32 穴位按摩法操作流程

第七节 刮痧法

一、概述

（一）概念

刮痧法是在中医基础理论的指导下，应用牛角、玉石等边缘钝滑的器具，蘸上具有一定治疗作用的刮痧介质，在人体体表相关部位刮拭，以达到疏通经络、防治疾病的一种治疗方法。

（二）目的

刮痧的目的是疏通腠理，逐邪外出。

（三）刮痧的工具

刮痧工具包括刮痧板和刮痧介质。

1. 刮痧板　是刮痧的主要工具。常用的刮痧板有鱼形、肾形、椭圆形，材质以水牛角和玉质为多。水牛角味辛、咸、寒，具有发散行气、清热解毒、活血化瘀作用。玉味甘，性平，入肺经，可润心肺，清肺热，具有滋阴清热、养神宁志、健身祛病的作用。水牛角和玉质刮痧板既能作为刮痧工具使用，本身又有治疗作用而没有副作用，可以明显提高刮痧的疗效。

刮痧板（图5-33）一般为长方形，边缘光滑，四角钝圆。两个长边，一边稍厚，一边稍薄，薄面用于人体平坦部位的治疗刮痧，凹陷的厚面适合于按摩保健刮痧。两个短边，有的一边呈方形或圆形，适合头、项等部位的刮痧，有的一边呈燕尾状，凹口部分适合于手指、足趾、脊柱等部位的刮痧，棱角部分适合于人体凹陷部位、关节附近穴位和需要点按的穴位刮痧。

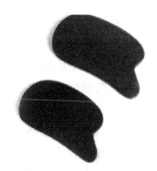

图5-33　刮痧板

2. 刮痧介质　是刮痧治疗的润滑剂，民间常用水、香油、酒等，治疗时常选用有药物治疗作用的刮痧活血剂等，不但能减轻疼痛，加速病邪外排，还可保护皮肤，预防感染，使刮痧安全有效。

（四）操作种类

刮痧操作种类见图5-34。

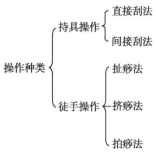

图5-34　刮痧法操作种类

刮痧操作一般分为持具操作和徒手操作两类。

1. 持具操作　是指利用刮痧工具进行操作，根据是否接触皮肤又可分为直接刮法和间接刮法。

（1）直接刮法　是指刮痧工具直接接触患者皮肤。

（2）间接刮法　是在刮拭部位放一层薄布，刮痧工具作用在薄布上，而不直接接触患者皮肤，一般用于保健刮痧或患者皮肤容易过敏时。

2. 徒手操作　是指操作过程中不使用刮痧工具，包括扯痧法、挤痧法、拍痧法等。

（1）扯痧法　是用单手拇指和食指或食指和中指，提扯施术部位皮肤，用力较重，扯出痧痕为止。用于咽喉疼痛不舒、心胸胀闷等。

（2）挤痧法　是用两手拇指和食指相对，在施术部位用力挤压，多用于头痛、脑胀等。

（3）拍痧法　用手蘸上清水、香油、药液等拍打体表施术部位，至局部的皮肤发红充血，多用于痛痒、麻胀部位。

（五）刮拭方法

1. 面刮法　用刮痧板的1/3边缘接触皮肤，刮痧板向刮拭的方向倾斜30°～60°，以45°应用最为广泛，利用腕力多次向同一方向刮拭，有一定刮拭长度。这种手法适用于身体比较平坦部位的经络和穴位。

2. 角刮法　用刮板的棱角部分在穴位上自上而下刮拭，刮板面与刮拭皮肤呈45°倾斜。这种刮法多用于肩部肩贞穴、胸部中府、云门穴。

3. 点压法　用刮板角与穴位呈90°垂直，由轻到重，逐渐加力，片刻后猛然抬起，使肌肉复原，多次重复，手法连贯。这种手法适用于无骨骼的软组织处和骨骼凹陷部位，如人中穴、膝眼穴。

4. 拍打法　用刮板一端的平面拍打体表部位的经穴。拍打法多在四肢特别是肘窝和膝窝进行，拍打时一定要在拍打部位先涂刮痧油，拍打法可治疗四肢疼痛、麻木及心肺疾病。

5. 按揉法　用刮板角部20°倾斜按压在穴位上，做柔和的旋转运动，刮板角平面始终不离开所接触的皮肤，速度较慢，按揉力度应深透至皮下组织或肌肉。常用于对脏腑有强壮作用的穴位，如合谷、足三里、内关穴以及后颈背腰部痛点的治疗。

6. 立刮法　用刮板角部与穴区呈90°垂直，刮板始终不离皮肤，并施以一定的压力做短距离（约3cm左右）前后或左右摩擦。这种手法适用于头部穴位。

在治疗过程中，根据病情和刮拭部位，可选择几种刮拭方法结合起来灵活运用。

（六）刮拭要点

1. 五度

角度：刮具与刮拭方向呈45°～90°。

长度：刮拭时应尽量拉长，背部刮痧每条6～15cm。

力度：力量适中均匀，循序渐进，轻重结合。

速度：速度适中，以慢为主，每分钟30次左右。

程度：一般刮拭20次左右，以皮肤出现痧痕为度，如不出痧或出痧少，不可强求。

2. 四力

腰力：保持身体平衡。

臂力：带动腕力。

腕力：控制力度强弱。

指力：固定刮板。

3. 方向 从上到下，从内到外，一般以头部、颈部、背部、胸部、腹部、上肢、下肢为顺序，单方向刮拭，不宜来回，刮好一部位（经络），再刮另一部位（经络）。

（七）补泻手法

1. 补法 刮拭按压力小，速度慢，能激发人体正气，使低下的功能恢复旺盛。临床多用于年老、体弱、久病、重病或形体瘦弱之虚证患者。

2. 泻法 刮拭按压力大，速度快，能疏泄病邪，使亢进的功能恢复正常。临床多用于年轻、体壮，新病、急病或形体壮实的实证患者。

3. 平补平泻法 亦称平刮法，有三种刮拭手法。第一种为按压力大，速度慢；第二种为按压力小，速度快；第三种为按压力中等，速度适中。具体应用时可根据患者病情和体质而灵活选用。其中按压力中等、速度适中的手法易于被患者接受。平补平泻法介于补法与泻法之间，常用于正常人保健或虚实兼见证的治疗。

补泻手法的原则适用于前面介绍的面刮法、角刮法、拍打法。

（八）刮痧常用部位

1. 头部 眉心、太阳穴等。

2. 颈项部 后项、颈部两侧。

3. 胸部 胸部刮痧应取肋间，不宜在肋骨上刮痧，应避开左右两侧乳头，如各肋间隙、胸骨中线。

4. 肩背部 两肩部、背部脊柱旁两侧。

5. 上下肢 上臂内侧、肘窝，下肢大腿内侧、委中穴上下，足跟后跟腱处。

（九）选经配穴原则

1. 局部取经穴 即在疼痛的部位，或表现出不舒适症状的部位，以及病变邻近部位取经穴，因为腧穴对所在部位的局部和邻近部位的病证有治疗作用，能疏通这些部位的经脉，行气止痛，活血化瘀。经络脏腑病变引起的局部疼痛、胀满、麻木或其他不适症状均可选用局部经穴治疗。如偏头痛取头部两侧的太阳穴、头维穴等。

2. 背部取经穴 即取脊背部督脉和膀胱经的腧穴。因督脉总督一身的阳经，对调节全身的气机至关重要。靠近督脉的膀胱经上有五脏六腑的腧穴，也就是五脏六腑及其经脉在膀胱经上气血输注的部位。经络或脏腑发生病变，背部膀胱经和督脉上相应腧穴都会有反应。对这些腧穴施以适当的刺激，有良好的调理经脉、脏腑的作用。如心脏病变，取膀胱经上的心俞及与之平行的督脉部位。

3. 随症取经穴 即对症取经穴，这种取穴方法不以病变部位的远近为依据，而是根据中医理论，结合腧穴的功能主治，又针对全身性的某些疾病或证候取穴的一种方法。如外感发热取督脉的大椎、大肠经的合谷、曲池穴清热解表。

（十）刮痧治疗后的反应

刮痧治疗由于病情不同，治疗局部可出现不同颜色、不同形态的痧。皮肤表面的痧有鲜红色、暗红色、紫色及青黑色。痧的形态有散在、密集或斑块状，湿邪重者皮肤表面可见水疱样痧。皮肤下面深层部位的邪多为大小不一的包块状或结节状。深层痧表面皮肤隐约可见青紫色。刮痧治疗时，出痧局部皮肤有明显发热的感觉。

刮痧后 24～48 小时内，出痧表面的皮肤在触摸时有疼痛感，出痧严重者局部皮肤表面微微发热。如刮拭手法过重或刮拭时间过长，体质虚弱者会出现短时间的疲劳反应，严重者 24 小时以内会出现低烧，休息后即可恢复正常。

刮出的痧一般 5～7 天即可消退。痧消退的时间与出痧部位、痧的颜色和深浅有密切的关系。胸背部的痧、上肢的痧、颜色浅的痧及皮肤表面的痧消退较快，下肢的痧、腹部的痧、颜色深的痧及皮下深部的痧消退较慢。阴经所出的痧较阳经所出的痧消退得慢，慢者一般延迟至两周左右消退。

（十一）适应证

1. 内科病证 感受风寒、暑湿之邪引起的感冒发热、头痛、咳嗽、呕吐、腹泻及高温中暑等。

2. 外科病证 以疼痛为主要症状的各种外科病证，如急性扭伤；感受风寒湿邪导致的各种软组织疼痛，如肩周炎、落枕等。

3. 儿科病证 营养不良、食欲不振、小儿感冒发热、腹泻等。

4. 五官科病证 牙痛、咽喉肿痛等。

5. 妇科病证 痛经、月经不调等。

6. 保健 预防疾病、强身健体、减肥、美容等。

（十二）禁忌证

1. 过于饥饿、疲劳、精神过度紧张、醉酒后神志不清者，不宜进行刮痧。
2. 身体虚弱、久病卧床、体质瘦弱者不宜用刺激过强的手法。
3. 有自发性出血性疾病，如血小板减少性紫癜、白血病等禁刮；对于内科危重症，如心力衰竭、心绞痛、心肌梗死、肝硬化腹水、肾功能衰竭、急性十二指肠溃疡、急腹症及不明诊断者严禁刮痧，以免贻误病情。
4. 皮肤感染、破损部位，如湿疹、疱疹、烫伤、烧伤等处禁刮；肿瘤的部位禁刮；手术后创口未愈及骨折处禁刮；孕妇的腹部、腰骶部及妇女的乳头禁刮；小儿囟门未闭合，严禁在头顶部刮痧。

二、操作方法

（一）评估

1. 患者主要症状及证型、临床表现、既往史、女性患者的经孕产史。
2. 患者体质及刮痧部位的局部皮肤情况。
3. 对疼痛的耐受程度。
4. 心理状况，患者对此项操作的认识（提前做好告知）。
5. 病室环境，温湿度适宜，保护隐私。

（二）操作前准备

1. 护理人员准备 衣帽整齐，精神面貌良好，洗手，修剪指甲，戴口罩。

2. 用物准备 治疗卡、治疗盘、刮具、治疗碗、刮痧介质、弯盘、治疗巾、纱布、水杯、必要时备大毛巾、屏风等。选择适宜的刮具，并检查刮具边缘应光滑、无破损、无缺口。

3. 患者准备

（1）向患者做好告知解释工作，取得配合，告知刮痧部位出现红紫色瘀点或瘀斑，数日后方可消失；刮痧部位的皮肤有疼痛、灼热的感觉。

（2）观察局部皮肤情况，注意保护患者隐私。

4. 环境准备 病室环境整洁，温湿度适宜。

（三）操作步骤

1. 核对评估 护理人员衣帽整齐，核对医嘱，查看病历及化验单，了解病史，到患者床旁进行双向核对；评估患者是否符合本次操作的适应证、有无操作禁忌证，从而确定刮痧部位、患者体位、操作手法等，选择合适的刮具。

2. 解释告知 向患者做好解释，告知刮痧部位会出现红紫色瘀点或瘀斑，数日后方可消失，刮痧部位的皮肤会有疼痛、灼热的感觉，取得其合作，嘱其排空二便。

3. 准备 备齐用物，携至患者床旁，检查刮具边缘，边缘应光滑、无破损、无缺口，如有破损，及时更换。

4. 再次核对、遮挡 再次核对，确认患者及部位，关闭门窗，用屏风遮挡患者，注意保护隐私。

5. 安置体位、保暖 根据刮痧部位协助患者取合理体位，既能使患者保持平稳舒适、持久，又便于医者取穴、操作（刮痧常用体位：如胸腹、下肢内侧、前侧部位多选仰卧位或仰靠坐位；头部、颈部、背部、上肢和下肢外侧部多选俯卧位或坐位），充分暴露刮痧部位，注意局部保暖，在其下方铺放治疗巾，以防止污染衣物和床单位。

6. 确定部位 遵医嘱选择刮痧部位，注意避开凸起的大血管所在部位。

7. 选择刮具并再次检查 根据具体情况选择合适的刮具，用手指或手掌沿刮具四边进行检查，保证刮具边缘光滑、无破损、无缺口，防止损伤患者。

8. 正确持板、涂介质 一手持刮具，将一边紧贴掌心，拇指和其余四指分别放于刮具的两侧，尽量靠近另一边的边缘，握板时手臂放松，蓄力于腕部，用腕力控制力度强弱，用指力固定刮具。刮具蘸刮痧油，或将刮痧油滴在施术部位后均匀涂开。

9. 刮拭 根据病情和部位，采取正确的刮痧手法。一手持刮具蘸刮痧油（或将刮痧油滴在施术部位后均匀涂开），另一手持纱布，绷紧皮肤，在选定部位单一方向刮拭。刮拭过程中，刮具应与刮拭方向保持45°～90°，注意"五度""四力""一方向"，避免来回刮动，至皮肤出现痧痕，不出痧不可强求出痧。如刮背部，则应在脊柱两侧沿肋间隙呈弧线由内向外刮拭，每次刮8～10条，每条刮6～15cm。感觉刮具涩滞应及时蘸湿再刮。

10. 观察 刮痧过程中要随时观察患者局部皮肤情况，询问患者感受，及时调整手法和力度。如有不适，立即停刮，将患者取平卧位，报告医师，配合处理。

11. 清洁整理 操作完毕，清洁局部皮肤，并用手掌根部轻轻按摩出痧部位，协助患者衣着，并取舒适体位。整理床单位，整理用物，用过的物品按消毒隔离要求进行处理。健康教育。

12. 洗手，记录，并签名 告知患者刮痧治疗后注意事项。根据医嘱，详细记录实施刮痧后的客观情况，并签名。

（四）评价

1. 患者的体位是否安全、舒适。
2. 局部皮肤是否出现痧斑、痧痕，有无损伤。
3. 患者症状是否改善。
4. 刮痧方法是否正确，手法是否熟练，刮拭部位是否正确。
5. 人文关怀是否体现，与患者沟通是否融洽。

三、注意事项

1. 刮痧时应注意避风和室内保暖。
2. 刮痧后嘱患者注意休息，保持情绪安定；饮食宜清淡，忌食生冷油腻之品。刮痧后饮温开水一杯，以补充消耗的水分，并可促进新陈代谢。
3. 不可强求出痧。出痧多少受各方面因素影响，不可片面追求出痧而采用重手法或延长刮痧时间。
4. 治疗刮痧后，为避免风寒之邪侵袭，须待皮肤毛孔闭合恢复原状后方可洗浴，一般约3小时左右。
5. 刮痧时所用的力度应适中，以患者能耐受为度，体弱年迈、儿童、特别紧张怕痛的人宜用轻手法刮拭。
6. 随时注意观察患者面色表情及全身情况，及时调整力度，如出现疼痛异常、冷汗不止、胸闷烦躁等应停止刮拭，让患者平卧或头低脚高位，饮糖水。并报告医师，及时处理。

7. 掌握刮痧间隔时间。前一次刮痧部位的痧斑未退之前，不宜在原处再次刮痧，两次刮痧时间间隔5～7天，以皮肤上痧退为标准。

8. 用过的刮具清洁消毒，涂刮痧油后，置塑料袋中阴凉保存备用。

刮痧法操作流程见图5-35。

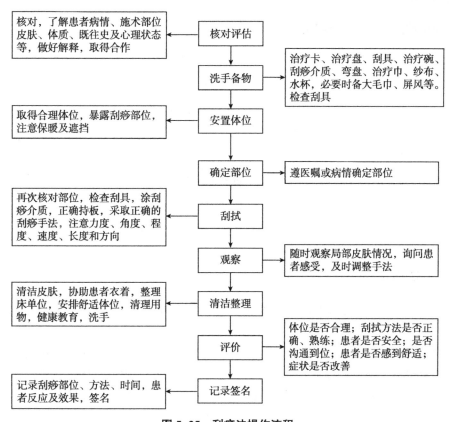

图5-35 刮痧法操作流程

第八节 中药熏洗法

一、概述

（一）概念

中药熏洗法是将中药煎煮后，先用蒸汽熏疗，待温后再用药液淋洗、浸浴全身或局部患处，利用中草药的热力或蒸汽作用于皮肤腠理，以达到治疗疾病的一种方法。

(二) 目的

中药熏洗的目的是疏通腠理，祛风除湿，清热解毒，杀虫止痒，协调脏腑功能，扶正祛邪，调节机体阴阳平衡，增强机体抗病能力。

(三) 分类

中药熏洗法分类见图 5-36。

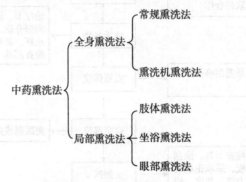

图 5-36　中药熏洗法分类

(四) 适应证

熏洗疗法的应用范围很广，涉及内、外、妇、儿、骨伤、五官、皮肤科的多种疾病。

1. 内科疾患　感冒、咳嗽、哮喘、肺痈、中风、头痛、腹胀、便秘、淋证等。

2. 外科疾患　疮疡、痈疽、乳痈、丹毒、软组织损伤、脱疽、烧伤后遗症等。

3. 妇科疾患　闭经、痛经、阴部瘙痒、外阴溃疡、带下病、外阴白斑、阴肿、阴疮、宫颈糜烂、盆腔炎、子宫脱垂、会阴部手术等。

4. 儿科疾患　湿疹、腹泻、痄腮、麻疹、遗尿、小儿麻痹症等。

5. 骨伤科疾患　筋骨疼痛、跌打损伤、关节肿痛、骨折恢复期等。

6. 五官科疾患　睑缘炎、巩膜炎、泪囊炎、鼻衄、鼻窦炎、唇炎、耳疮等。

7. 皮肤科疾患　皮肤溃疡、银屑病、湿疹、手足、瘙痒症等。

8. 肛肠科疾患　痔疮、肛裂、肛周脓肿、痔切除或瘘管手术后等。

9. 美肤美容　痤疮、头疮、斑秃、增白悦颜、祛斑等。

10. 其他　瘫痪、痿证、痹证、慢性疲劳综合征、亚健康人群等。

(五) 禁忌证

1. 大汗、饥饿、过饱及过度疲劳者、昏迷者不宜进行熏洗。
2. 体质虚弱者不宜熏洗。
3. 急性传染病、恶性肿瘤、严重心脏病、重症高血压病、呼吸困难及有出血倾向者禁用熏洗法；眼部肿瘤、眼出血、急性结膜炎等不宜用熏眼法治疗。

4.有大范围感染性病灶并已化脓破溃时，禁用局部熏洗法。女性月经期、孕妇禁用局部熏洗法。

二、操作方法

（一）评估

1.患者的年龄、病情、药物过敏史。
2.熏洗部位的皮肤情况，对温度、疼痛的感知情况。
3.女性患者评估经孕产等情况。
4.患者心理状况，病室环境情况。

（二）操作前准备

1.护理人员准备 衣帽整齐，修剪指甲，洗手，戴口罩。

2.用物准备

（1）四肢部位熏洗 治疗卡、治疗盘、熏洗盆（内盛煎好的中药滤液）、橡胶单、治疗巾、浴巾、镊子、毛巾、垫枕、水温表、弯盘、纱布、绷带、胶布。

（2）眼部熏洗 治疗卡、治疗盘、治疗碗（内盛煎好的中药滤液）、纱布、镊子、水温表、弯盘、胶布、眼罩。

（3）坐浴法 治疗卡、坐浴盆（内盛煎好的中药滤液）、坐浴架、毛巾、纱布、水温表、绷带、胶布，必要时备屏风。

（4）全身熏洗 治疗卡、药液、开水、水温计、活动支架或小木凳、毛巾、浴巾、拖鞋、衣裤。

3.患者准备

（1）向患者做好告知解释工作，取得配合，告知熏洗的注意事项。
（2）观察局部皮肤情况，注意保护患者隐私。

4.环境准备 温湿度适宜，保护隐私。

（三）操作步骤

1.核对评估 核对医嘱，做好评估，向患者解释操作目的，取得合作。
2.准备 备齐用物携至患者床旁，再次核对。
3.安置体位 关闭门窗，屏风遮挡，协助患者取合理体位，确定熏洗部位，充分暴露局部，铺橡胶单、治疗巾。
4.熏洗 根据熏洗部位选用不同的容器，将药液倒入盆内加热水至所需容量，先熏后洗。

（1）上肢熏洗 将患处置于熏洗盆上，接触处垫以软枕，用浴巾或大毛巾围盖住患处和治疗器具，用药液的蒸汽熏蒸患部。待药温降至38～41℃时揭去浴巾，将患肢浸泡在药液中。

（2）**下肢熏洗** 将煎好的药液趁热倒入木桶中，木桶内置1只小木凳，略高出药液面，患者坐在椅子上，将患足放在桶内小木凳上，用浴巾或大毛巾盖住患处和治疗器具进行熏蒸，待药液温度适宜时，取出小木凳，将患足浸泡在药液中，时间20～30分钟。

（3）**眼部熏洗** 将煎好的药液倒入治疗碗，盖上带孔的多层纱布，将患眼靠近并贴紧带孔的纱布进行熏蒸。待药液温度适宜时，用镊子夹取纱布，蘸药液频频搽洗眼部，稍凉即换。

（4）**坐浴法** 将煎好的药液趁热倒入坐浴盆内，上盖一带孔的木盖。如创面有敷料，则揭去敷料，使患者坐于带孔木盖上进行熏蒸。待药液温度适宜时，撤去木盖，让患者坐于盆内浸泡。

（5）**全身熏洗法** 根据患者的具体情况调节浴室的温度，协助患者脱去衣裤，用浴巾裹身。扶患者坐于浴盆架上，用罩单围住全身和浴盆，仅露出头面，使药液蒸汽熏蒸全身。待药液温度适宜时，将四肢及躯干浸泡于药液中，用软毛巾协助患者浸洗，活动四肢关节。

5. 观察 观察患者情况，随时询问患者感受。

6. 清洁整理 整理用物，擦干局部熏洗的药液，协助患者着衣，安排舒适体位，清理用物，用过的物品按消毒隔离要求处理。做好健康宣教。

7. 洗手，记录，签名 记录熏洗效果及患者反应，并签名。

（四）评价

1. 患者熏蒸时体位是否舒适、持久。
2. 熏洗处皮肤是否潮红，有无烫伤。
3. 患者是否出现不适主诉。
4. 人文关怀是否到位，与患者沟通是否到位。

三、注意事项

1. 熏蒸时水温在50～70℃为宜，浸泡时水温应控制在38～41℃。随时询问患者感受，老年人和儿童熏洗温度应略低。
2. 餐前、餐后30分钟不宜进行熏洗。
3. 熏洗一般视病情每日进行1～2次。每次20～30分钟，5～7天为1个疗程。
4. 熏洗过程中应注意室内温度，避免患者外感风寒。及时擦干药液和汗液，暴露部位应注意保暖。
5. 熏洗前应适当饮水，避免因汗出过多而虚脱。
6. 孕妇及经期妇女不宜坐浴。

中药熏洗法操作流程见图5-37。

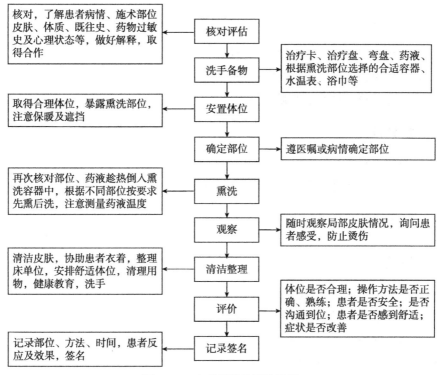

图 5-37　中药熏洗法操作流程

第九节　敷贴法

一、概述

（一）概念

敷贴法又称敷药法、箍围法，古时也称敷贴，是将新鲜中药研磨成细末，与适量的赋形剂调和成糊状制剂贴敷于患处或经穴部位，以达到治疗疾病的方法。

（二）目的

敷贴的目的是舒筋活络，祛瘀生新，消肿止痛，清热解毒，拔毒排脓。

（三）分类

赋形剂可根据病情的性质与阶段的不同，分别采用水、酒、醋、蜜、饴糖、植物油、葱汁、姜汁、凡士林等。以蜂蜜或饴糖调制，与皮肤有良好的亲和力，能保持敷药的黏性和湿润，作用持久；用酒调制，有助行药力、增强活血通络、温经散寒之功效；用醋调敷，能增强解毒祛瘀软坚之效；以葱汁、姜汁、蒜汁调制，有辛香散邪之功；以金黄花汁、蒲公英汁调制，有清热解毒之功。

（四）适应证

1. 适用于疖、痈、疽、跌打损伤、烫伤、肠痈等。
2. 哮喘、肺痈、高血压病、面瘫、头痛等。
3. 高热、百日咳、咳嗽、腮腺炎等。

（五）禁忌证

1. 患者眼部、唇部等处慎用。
2. 药物过敏或皮肤易起丘疹、水疱的患者应慎用。

二、操作方法

（一）评估

1. 患者的病史、病情、药物过敏史。
2. 敷贴部位皮肤情况，对温度、疼痛的感知情况。
3. 女性患者评估经孕产史等情况。
4. 患者的心理状况，病室环境情况。

（二）操作前准备

1. 护理人员准备 衣帽整齐，修剪指甲，洗手，戴口罩。
2. 用物准备 治疗卡、治疗盘、中药药膏（用中药粉末调和而成；若新鲜中草药需将其捣烂）、纱布、0.9%生理盐水棉球、镊子、绷带、胶布，必要时备屏风、大毛巾。
3. 患者准备
（1）向患者做好告知解释工作，取得配合。
（2）观察局部皮肤情况，注意保护患者隐私。
4. 环境准备 病室环境安静整洁，温湿度适宜。

（三）操作步骤

1. 核对评估 核对医嘱，做好评估、解释，取得配合。
2. 准备 备齐用物，携至患者床旁，再次核对。
3. 安置体位 协助患者取合理体位，暴露敷贴部位，做好保暖。
4. 敷药 首次敷药者，应先用0.9%生理盐水棉球清洁局部皮肤，需要更换敷料的，取下原敷料后，清洁患处药迹，观察患处的皮肤状况及敷药效果。
5. 固定包扎 将备好的敷药或研磨好的新鲜草药贴于患处，以纱布覆盖，用胶布或绷带固定包扎，以防药物受热后溢出，污染衣物。
6. 观察 观察局部皮肤情况，随时询问患者感受。
7. 清洁整理 整理用物，协助患者取舒适体位，整理床单位，用过的物品按消毒隔离要求处理。

8.洗手，记录，签名 详细记录实施敷贴后的客观情况，并签字。

（四）评价

1.患者的体位是否安全、舒适。
2.局部症状是否改善。
3.敷药厚度是否均匀得当。
4.人文关怀是否到位，与患者沟通是否到位。

三、注意事项

1.操作时注意保护患者隐私，做好保暖工作，防止受凉。
2.注意消毒隔离，避免交叉感染。
3.敷药摊制的厚薄要均匀，一般为 0.2～0.3cm，大小适宜，固定松紧适宜。太薄药力不足，达不到预期效果。太厚则浪费药物，易溢出污染衣物。
4.敷药面积应大于患处 1～2cm，并保持一定湿度。如药物过干，可用药汁、酒、醋、水等进行保湿。
5.治疗过程中观察局部皮肤情况，如出现红斑、水疱、痒痛或破溃等情况，要立即停止治疗，并进行适当处理。

敷贴法操作流程见图 5-38。

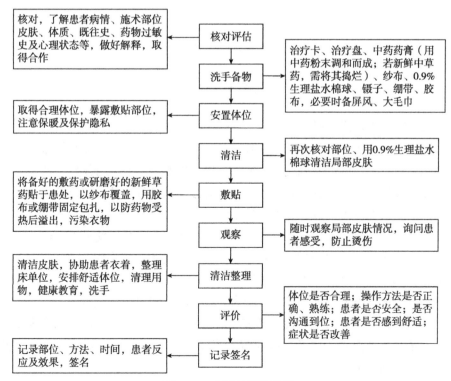

图 5-38 敷贴法操作流程

第十节 湿敷法

一、概述

（一）概念

湿敷法又称溻渍法，是指将中药煎汤取汁，用无菌纱布浸透后直接敷于患处，以达到防病治病目的的一种外治方法。根据治疗需要选择常温或加热。此法与中药熏洗法相比，治疗的部位更具有针对性。

（二）目的

湿敷的目的是疏通腠理，清热解毒，消肿止痛，收敛止痒。

（三）湿敷法分类

湿敷法分类见图5-39。

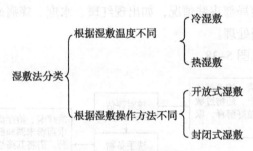

图5-39 湿敷法分类

1. 根据湿敷温度不同分类 可分为冷湿敷和热湿敷。

（1）冷湿敷 温度一般为18～22℃，不可过低。冷湿敷可使皮肤扩张的毛细血管收缩，血液运行减慢，降低新陈代谢，消除红斑，抑制渗出吸收分泌物，清洁创面，并有镇静、止痒作用。多用于皮肤充血、潮红、有渗出的急性湿疹、二度烫伤等。疾病早期应用可以阻止疾病发展，减轻痛苦，尽早治愈。

（2）热湿敷 温度一般为38～43℃，不可过高。热湿敷可使局部温热，加速血液循环，促进炎症吸收，或促进疖肿成熟，有显著的消炎和镇痛作用。多用于较深的一些浸润性炎症，如疖肿、蜂窝织炎、丹毒等。

2. 根据湿敷操作方法不同分类 可分为开放式湿敷和封闭式湿敷。

（1）开放式湿敷 将湿敷布浸透药液，取出拧干（图5-40），以不滴水为度，覆盖于患处，每隔3～5分钟用镊子夹取纱布浸药液淋在敷布上，每5～10分钟更换敷布1次，每次20～40分钟。

（2）封闭式湿敷　将湿敷布浸透药液，取出拧干，以不滴水为度，覆盖于患处，敷布上加厚棉垫保温，用油纸或塑料薄膜等包裹，再用绷带包扎，或外用热源以维持湿敷的温度，每两小时更换湿敷布和湿敷液。适用于夜间、有较多渗液时和需要活动的情况。

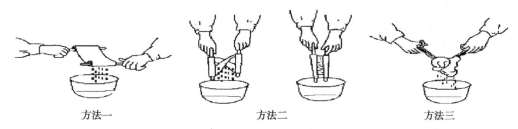

方法一　　　　方法二　　　　方法三

图 5-40　拧干敷布的方法

3. 湿敷布与湿敷面积

（1）湿敷布　湿敷布要有足够厚度，一般由 4～6 层无菌纱布制成。大小根据皮损面积大小而定，以能覆盖皮损部位为宜。渗出液多时，要勤更换敷布，避免吸满渗出液的敷布长时间停留于创面上刺激周围的正常皮肤，致使创面扩大。

（2）湿敷面积　湿敷面积不可过大，不能超过全身体表面积的 1/3。如果湿敷面积过大，要警惕药物吸收中毒。

（四）适应证

适用于软组织损伤，骨折愈合后肢体功能障碍，颈肩腰腿痛，皮损渗出液较多或脓性分泌物较多的急慢性皮肤炎症。

（五）禁忌证

疮疡脓肿迅速扩散者，大疱性皮肤病，表皮剥脱松懈症，对温度不敏感及对湿敷药物过敏者。

二、操作方法

（一）评估

1. 患者的病史、病情、既往用药史、过敏史，女性患者评估经孕产史。
2. 患者体质，观察湿敷部位的局部皮肤情况。
3. 患者对温度、疼痛的耐受程度。
4. 患者的心理状况，病室环境情况。

（二）操作前准备

1. 护理人员准备　衣帽整齐，修剪指甲，洗手，戴口罩。

2. 用物准备 治疗卡、治疗盘、药液及容器、水温表、敷布数块（4～6层无菌纱布制成）、凡士林、0.9%生理盐水棉球、镊子两把、弯盘、橡胶单、中单、纱布、绷带、棉签等。

3. 患者准备
（1）向患者做好告知解释工作，取得配合。
（2）观察局部皮肤情况，注意保护患者隐私。

4. 环境准备 病室环境安静整洁，温湿度适宜。

（三）操作步骤

1. 核对评估 核对医嘱，做好评估、解释，取得配合。

2. 准备 备齐用物，携至患者床旁。

3. 安置体位 再次核对，协助患者取合理体位，暴露湿敷部位，铺橡胶单、中单，弯盘置于施术部位旁边，做好保暖，保护患者隐私。

4. 清洁皮肤 用0.9%生理盐水棉球清洁皮肤，涂抹凡士林，范围要大于湿敷面积。

5. 湿敷 无菌纱布在配置好的药液中浸湿后，用镊子取出，拧挤至不滴药液为度，敷于患处，轻压使之与皮损处密切接触。

6. 观察 观察局部皮肤反应，随时询问患者感受。观察敷布的温度和湿度。每隔3～5分钟用镊子夹取纱布浸湿药液淋在敷布上，每5～10分钟更换敷布1次，以保证药效。每日一般2～3次，每次20～40分钟。

7. 清洁整理 整理用物，取下敷布，用纱布擦净局部皮肤，取下中单、橡胶单。用过的物品按消毒隔离要求处理。做好健康宣教。

8. 洗手，记录，签名 记录湿敷效果，并签名。

（四）评价

1. 患者的体位是否安全、舒适。
2. 患者局部渗液是否减少。
3. 床单位是否整洁干净。
4. 人文关怀是否到位，与患者沟通是否到位。

三、注意事项

1. 注意保护患者隐私，做好保暖工作，防止受凉。
2. 做好消毒隔离，避免交叉感染。
3. 根据患者病情进行辨证。寒证热敷，热湿敷一般不超过50℃，老人、儿童药液温度不可过高，避免烫伤；热证凉敷，一般18～22℃，低于体表温度，以患者能耐受为度。

4.治疗期间观察局部皮肤反应，如出现苍白、红斑、水疱、痒痛或破溃等情况，要立即停止治疗，并进行适当处理。

5.湿敷药液要现配现用，敷布要紧贴患处，方可达到治疗目的。

6.敷布面积要大于患处面积，保持一定湿度，注意避免污染床单位。

7.伤口部位进行湿敷前要揭去敷料，湿敷后按照换药法重新包扎伤口。

8.不透气的油纸、塑料膜等不可直接接触创面，以免加重病情。

9.特殊情况的处理及预防。如出现局部瘙痒、红肿、水疱等皮肤过敏反应，要立即停止敷药，并遵医嘱进行抗过敏处理。如大面积使用湿敷中药出现头晕、口麻、恶心呕等中毒反应，要立即停药，报告医生，动态观察，随时处理。

湿敷法操作流程见图5-41。

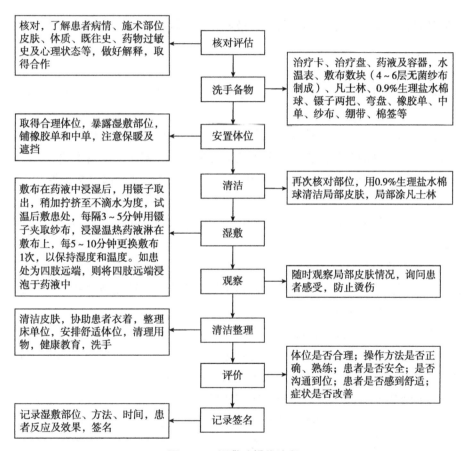

图 5-41　湿敷法操作流程

第十一节　热熨法

一、概述

(一) 概念

热熨法是将水、药物或其他物品加热后，在人体局部或一定穴位适时来回移动或回旋运转，利用热力、药物和运动手法的综合作用，达到防病治病目的的一种外治方法。

(二) 目的

热熨的目的是温经通络，活血行气，散寒止痛，祛瘀消肿。

(三) 分类

常用的热熨法有药熨法、坎离砂法、葱熨法、盐熨法、大豆熨法和热砖熨法等。本节重点介绍药熨法。

药熨法在临床中最常用。药物可以是治疗该病的内服药，也可以是煎煮后的药渣。

1. 根据所用药物的剂型分类　可分为药散熨法、药饼熨法、药膏熨法。

（1）药散熨法　将选定的药物碾成粗末，鲜品捣烂。放入锅内文火煸炒至烫手取出，装入布袋熨烫局部；或先装入布袋，旺火蒸热取出，趁热把药包放在治疗部位上熨烫；或将药物研成细末，用布包裹或直接将药末撒于穴位或患处，用熨斗、热水袋、烫壶或炒热的盐、砂、麦麸等加热物体热熨。

（2）药饼熨法　将药研为细末，根据病情选取水、酒、醋等制成大小厚薄不等的药饼，放于治疗部位，其上覆布，用熨斗、热水袋、水壶、玻璃瓶或将盐、砂、麦麸等炒热，用布包后置于药饼上烫熨。

（3）药膏熨法　将药物研成细末，加入饴糖、黄蜡等赋形剂调成厚薄适度的药膏，于火上烘热，趁热贴于治疗部位；或将药膏涂于治疗部位，再以熨斗、热水袋或炒热的盐、砂、麦麸布包等炒热，用布包后置于上面进行烫熨。

2. 根据操作方式分类　可分为直接熨和间接熨。

（1）直接熨　将已加热的物体或药物直接放于穴位或患处进行熨烫。

（2）间接熨　先将药物置于穴位或患处，再取加热物体放上面熨烫。

(四) 适应证

1. 脾胃虚寒引起的胃脘疼痛、腹痛泄泻、呕吐等。
2. 跌打损伤等引起的局部瘀血、肿痛等。
3. 扭伤引起的腰背不适、行动不便等。
4. 风湿痹证引起的关节冷痛、麻木、沉重、酸胀等。

（五）禁忌证

1. 腹部包块性质不明、孕妇腹部和腰骶部。
2. 各种实热证、急性软组织损伤、恶性肿瘤、疼痛不明原因者不宜热熨。
3. 麻醉未清醒者不宜热熨。
4. 身体大血管处、皮肤有破损处、病变部位感觉障碍、金属移植物等部位不宜热熨。

二、操作方法

（一）评估

1. 患者主要症状及证型、临床表现、既往史、药物过敏史。
2. 女性患者评估经孕产史。
3. 热熨局部皮肤情况，对温度、疼痛的感知和耐受程度。
4. 精神及心理状况，病室环境情况。

（二）操作前准备

1. 护理人员准备　衣帽整齐，修剪指甲，洗手，戴口罩。

2. 用物准备　治疗卡、治疗盘、遵医嘱准备的药物、凡士林、棉签、弯盘、白酒或醋、双层纱布袋或布装两个、竹铲或竹筷、炒锅、电磁炉、热水袋、大毛巾，必要时备屏风。

药熨袋制作：将药物用少许白酒或食醋搅拌后放入炒锅内，用文火炒，炒时用竹铲或竹筷翻炒，至药物温度达 60～70℃时，将其装入双层纱布袋或布袋中，用大毛巾包裹后备用。

3. 患者准备

（1）向患者做好告知解释工作，取得配合，操作前排空二便。
（2）观察局部皮肤情况，注意保护患者隐私。

4. 环境准备　病室环境安静整洁，温湿度适宜。

（三）操作步骤

1. 核对解释　核对医嘱，做好解释，取得配合。
2. 准备　备齐用物，携至患者床旁。
3. 安置体位　再次核对，协助患者取合理体位，暴露热熨部位，做好保暖，保护患者隐私。
4. 热熨　根据医嘱，在操作部位先用凡士林涂抹，再将 50～60℃的药袋放于患处或相应穴位用力来回推熨。用力均匀，以患者能耐受为度。开始时可力量稍轻，速度稍快，随着药袋温度的降低，力量可逐渐增大，速度放缓。待药袋温度过低时，要更换药袋或重新加温。操作时间以15～30分钟为宜，每日1～2次。

5. 观察 观察局部皮肤情况，随时询问患者感受，防止烫伤。

6. 清洁整理 整理用物，用纱布擦净局部皮肤，协助患者取舒适体位，用过的物品按消毒隔离要求处理。做好健康宣教。

7. 洗手，记录，签名 记录热熨效果，并签名。

（四）评价

1. 患者的体位是否安全、舒适。
2. 热熨部位皮肤是否温热，有无烫伤。
3. 患者症状是否得到改善。
4. 人文关怀是否到位，与患者沟通是否到位。

三、注意事项

1. 热熨过程中随时观察熨包是否破漏，患者的皮肤是否有烫伤、擦伤等。
2. 热熨中保持药袋温度，冷却后要及时更换或加热，热熨温度一般在50～60℃，不宜超过70℃；老年人、婴幼儿和感觉障碍者不宜超过50℃。
3. 热熨中若患者感到疼痛或局部皮肤出现红疹、瘙痒、水疱，应立即停止操作，并进行适当处理。
4. 布袋用后清洗消毒备用，以免交叉感染，中药可连续使用1周。
5. 炒药过程中注意安全，中途加入白酒时要将炒锅离开热源，以免发生危险。
6. 药熨后应避免风寒，不宜过度劳累，饮食宜清淡。

[附] 坎离砂熨法、葱熨法和盐熨法

1. 坎离砂熨法 坎离砂熨法是将坎离砂放入治疗碗内加适量陈醋，搅拌均匀，放入布袋内，利用铁和醋酸之化学反应产生的热在患处进行热熨的一种方法。其适用范围、操作程序同药熨法，注意加入陈醋的量以坎离砂湿润为宜。

2. 葱熨法 葱熨法是将新鲜大葱白200～300g（切成2～3cm长）加入白酒30mL炒热，放入布袋中，在患者腹部热熨，达到升清降浊之功效。临床可用于消除腹水、通利小便、解除癃闭和缓解痿证瘫痪等。在患者腹部涂凡士林后，用葱熨袋从脐周右侧向左进行滚熨，以达到右升左降，排出腹内腹水、积气，通利大小便的作用。葱熨袋温度降低后，可重新加热后再用。每次葱熨时间20分钟左右，每日两次。操作结束后，腹部要注意保暖，防止受凉。

3. 盐熨法 盐熨法是将颗粒大小均匀的大青盐或海盐500～1000g，炒热放入纱布袋内，待温度适宜时，在患处或特定部位适时或来回运转的一种方法。慢性虚寒性胃痛、腹泻者可在胃脘部或腹部滚熨；痿证、瘫痪、筋骨疼痛者直接熨患处；头晕、耳鸣者可将盐熨袋枕于头下熨；肾阳不足者熨足心。每次熨20～30分钟，每日两次。

热熨法操作流程见图5-42。

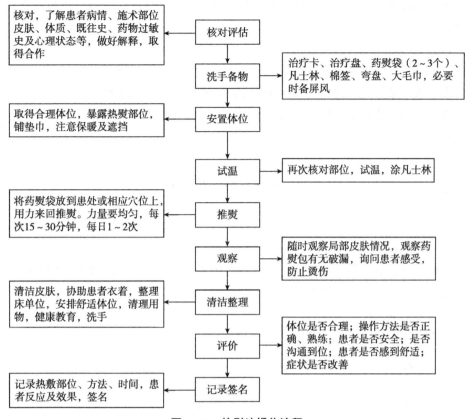

图 5-42 热熨法操作流程

第十二节 换药法

一、概述

(一) 概念

换药法是对疮疡、跌打损伤、烫伤、烧伤等病证的创面进行清洗、用药处理、包扎等操作的一种方法。

(二) 目的

换药的目的是清热解毒，提脓祛腐，生肌收口，镇痛止痒。

(三) 分类

1. 消散药 是指具有渗透和消散作用的中药，如红灵丹、丁桂散、黑退消等，适用于肿疡初起，而肿势局限尚未成脓者。

2. 腐蚀平胬药 是指具有腐蚀异常组织、使增生肉回作用的中药，如白降丹，适用于肿疡脓成而未溃之时。

3. 生肌收口药 是指具有解毒、收效、促进新肉生长作用的中药，如生肌散、八宝丹、生肌玉红膏等，可加速疮口愈合。适用于腐肉已脱、脓水将尽时。

4. 止血药 是指具有收涩凝血作用的中药，如桃花散、三七粉、云南白药等，可促使创口血液凝固，达到止血目的。适用于溃疡或创伤出血者。

（四）适应证

适用于跌打损伤、疮疡乳痈、蚊虫叮咬、烧烫伤、痔瘘等外科、皮肤及肛肠科疾病。

（五）禁忌证

对药物严重过敏者禁用换药法；对汞剂过敏者禁用丹药；毛发处不宜用膏药；头面部、会阴部、肌腱、骨面慎用升丹。

二、操作方法

（一）评估

1. 患者临床表现、发病部位、既往史、药物过敏史。
2. 女性患者评估经孕产史。
3. 患者换药局部皮肤情况。
4. 精神及心理状况，病室环境情况。

（二）操作前准备

1. 护理人员准备 衣帽整齐，修剪指甲，洗手，戴口罩。

2. 用物准备 治疗卡、治疗盘、遵医嘱准备药物、0.9%生理盐水棉球、医用双氧水、0.5%碘伏棉球、换药碗、弯盘、镊子、剪刀、绷带、无菌纱布、无菌棉球、胶布、中单、治疗巾、无菌手套，必要时备屏风。

3. 患者准备
（1）向患者做好告知解释工作，取得配合，操作前排空二便。
（2）观察局部皮肤情况，注意保护患者隐私。

4. 环境准备 病室环境安静整洁，温湿度适宜。

（三）操作步骤

1. 核对评估 核对医嘱，做好解释，取得配合。
2. 准备 备齐用物，携至患者床旁（或换药室）。

3. 安置体位 再次核对，协助患者取合理体位，暴露换药部位，铺橡胶单、治疗巾，必要时屏风遮挡，注意保护隐私。

4. 清洁伤口 置弯盘于治疗巾上，戴无菌手套，用镊子揭去外层敷料，如敷料不易取下，可用0.9%生理盐水棉球浸湿后再行取下。观察伤口愈合情况，用镊子取0.9%生理盐水棉球清理伤口，以祛除脓腐。必要时可用剪刀剪去多余的肉芽组织。

5. 换药 根据创面情况将药物均匀涂于疮面，疮口周围皮肤用0.5%碘伏棉球消毒，纱布覆盖，胶布固定。一般清洁伤口每3日换药1次，感染伤口隔日一换。

6. 观察 在换药过程中，要询问患者的感受，观察患者病情。

7. 清洁整理 操作完毕，整理用物。撤去弯盘、治疗巾、橡胶单，协助患者取舒适体位，用过的物品按消毒隔离要求处理。做好健康宣教。

8. 洗手，记录，签名 记录换药效果，并签名。

（四）评价

1. 患者的体位是否安全、舒适。
2. 严格执行无菌操作原则。
3. 伤口的处理是否正确，伤口的生长及愈合情况。
4. 人文关怀是否到位，与患者沟通是否到位。

三、注意事项

1. 严格遵守无菌操作原则。
2. 换药应遵循"先清洁后污染，先拆线后换药，先缝合后开放，先感染轻后感染重，特殊伤口待最后"的原则。
3. 换药伤口分泌物较多，可每日进行1~2次。
4. 换药应避免在患者进餐、入睡前或静脉输液时进行。
5. 做好告知工作，告知患者如遇包扎松动、药液外渗应及时报告护理人员，以便采取有效措施。
6. 患者若出现局部皮肤瘙痒、红肿、水疱等现象，应立即停止此项操作，对症处理。

换药法操作流程见图5-43。

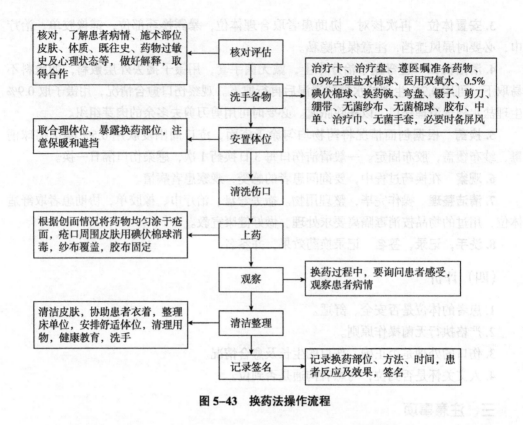

图 5-43 换药法操作流程

第十三节 中药超声雾化吸入法

一、概述

(一) 概念

中药超声雾化吸入法是利用超声波发生器将中药液体雾化，通过患者的吸入作用，使药物直达呼吸道病灶部位而治疗疾病的一种方法。

(二) 目的

中药超声雾化吸入的目的是湿润呼吸道黏膜，平喘镇咳化痰。

(三) 适应证

呼吸道炎症，如咽喉炎、气管炎、支气管炎、鼻窦炎、肺炎等，呼吸道分泌物黏稠，胸部手术前后预防呼吸道感染，配合人工呼吸进行呼吸道湿化或间歇雾化吸入药物。

（四）禁忌证

严重缺氧、肺气肿、呼吸衰竭等患者禁用。

二、操作方法

（一）评估

1. 患者临床表现、意识状态、既往史、中药药物过敏史。
2. 精神及心理状况，患者对此项操作的认识。
3. 病室环境，温湿度适宜。

（二）操作前准备

1. 护理人员准备　衣帽整齐，修剪指甲，洗手，戴口罩。
2. 用物准备　超声雾化治疗器1台、弯盘、螺纹管、雾化面罩（或口含嘴）、药液30～50mL、小治疗巾1块、水温计、冷蒸馏水250mL、纱布。
3. 患者准备
（1）向患者做好告知解释工作，取得配合，操作前排空二便。
（2）观察患者口腔黏膜情况。
4. 环境准备　病室环境安静整洁，温湿度适宜。

（三）操作步骤

1. 核对评估　核对医嘱，做好解释，取得配合。
2. 准备　备齐用物，携至患者床旁。
3. 安置体位　再次核对，协助患者取坐位或侧卧位，治疗巾铺于颔下。
4. 安装　将冷蒸馏水倒入超声雾化治疗器水槽，水量以没过雾化罐底部的透声膜为宜，再根据医嘱将中药药液倒入雾化罐内，将雾化罐放入水槽，盖紧水槽盖，安装螺纹管及雾化面罩。
5. 雾化　接通电源，开机预热3～5分钟，打开雾化开关，待有雾气溢出，再根据患者病情调节雾量大小，将面罩置于患者口鼻，指导患者紧闭口鼻深吸气，再用鼻子缓慢呼出。雾化时间一般为15～20分钟。
6. 观察　在操作过程中，要询问患者的感受，观察患者病情。
7. 清洁整理　操作完毕，为患者取下面罩，先关雾化开关，再关电源开关，断开电源。协助患者排痰、漱口。用纱布擦净患者口鼻，整理用物，协助患者取舒适体位，整理床单位。用过的物品按消毒隔离要求处理。做好健康宣教。
8. 洗手，记录，签名　记录雾化效果，并签名。

（四）评价

1. 患者的体位是否安全、舒适。
2. 操作方法是否正确、熟练。
3. 患者症状是否得到改善。
4. 人文关怀是否到位，与患者沟通是否到位。

三、注意事项

1. 注意询问患者的中药用药史及药物过敏史，禁用过敏的药物。
2. 制备中药药液时应浓煎，注意随用随制，煎好的中药要用双层无菌纱布过滤3次，以减少药渣的残留。
3. 仔细检查机器各部分是否连好，雾化罐要轻取轻放，以免打碎。
4. 协助患者选取适宜体位，做好解释说明，如嘱其全身放松，掌握"用口深吸气、用鼻呼气"的正确方法。
5. 治疗过程中随时询问患者感受，注意观察有无恶心、呛咳等症状。若患者出现吸入时胸闷气促加重或呛咳较甚，应停止治疗。
6. 吸入过程中，应及时清除患者的痰液及鼻腔的分泌物，以利于气体的有效吸入。

中药超声雾化吸入法操作流程见图5-44。

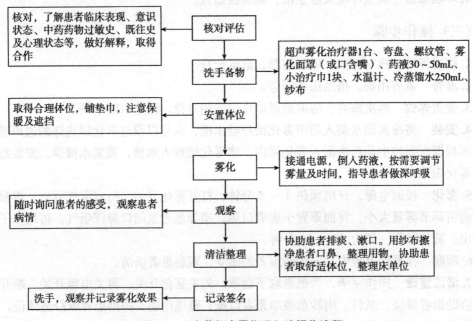

图5-44 中药超声雾化吸入法操作流程

第十四节 中药保留灌肠法

一、概述

（一）概念

中药保留灌肠法是将中药溶液从肛门灌入直肠至结肠，使药液保留在肠内，通过肠黏膜的吸收，从而治疗疾病的一种治疗方法。

（二）目的

中药保留灌肠的目的是润肠通腑，清热解毒。

（三）适应证

中药保留灌肠的适应证包括慢性结肠炎、慢性痢疾、慢性肾功能衰竭、带下病、慢性盆腔炎、腹部手术后。

（四）禁忌证

肛门、直肠和结肠手术患者，大便失禁、下消化道出血患者及妊娠妇女等。

二、操作方法

（一）评估

1. 评估患者的病史、目前的临床表现、既往中药用药史、中药药物过敏史。
2. 女性患者评估经孕产史。
3. 观察局部皮肤情况。
4. 患者对温度的耐受程度，做好告知，注意药液温度，防止烫伤。
5. 患者的心理状况，病室环境情况。

（二）操作前准备

1. 护理人员准备　衣帽整齐，修剪指甲，洗手，戴口罩。

2. 用物准备　治疗卡、治疗盘、中药灌肠药液、一次性使用灌肠袋（肛管14～16号）、水温计、液状石蜡、止血钳、手套、弯盘、橡胶单、治疗巾、棉签、输液架、量杯、手纸、便盆，必要时备屏风。

3. 患者准备

（1）向患者做好告知解释工作，取得配合。
（2）观察肛门周围皮肤情况，注意保护患者隐私。

4. 环境准备 病室环境安静整洁，温湿度适宜。

（三）操作步骤

1. 核对评估 核对医嘱，解释操作目的，取得配合。

2. 准备 备齐用物，携至患者床旁。

3. 安置体位 再次核对，协助患者取合理体位（如病变部位在直肠和乙状结肠取左侧卧位；在回盲部取右侧卧位）。臀部移至床沿，充分暴露肛门，用小枕使臀部抬高10cm，上腿弯曲，下腿伸直微弯。臀下垫橡胶单和治疗巾，弯盘置于臀旁。

4. 测温 用水温计测量药液温度后，将药液倒入灌肠袋内，挂在输液架上，连接肛管，用液状石蜡润滑肛管前端，排气后夹紧肛管放在清洁弯盘内。

5. 插管 戴好手套，左手分开臀部，暴露肛门，右手将肛管轻轻插入直肠10～15cm，松开止血钳，调节滴速（速度视病情而定），缓慢滴入药液。

6. 观察 操作过程中，注意观察患者反应，随时询问有何不适。

7. 拔管 操作完毕，夹紧输液管，拔出肛管，用手纸轻轻按揉肛门，嘱患者保留药液1小时以上，以利于药物的充分吸收。

8. 清洁整理 整理床单位及用物，用过的物品按消毒隔离要求处理，观察患者反应。

9. 洗手、记录、签名 记录灌肠量和患者的排便情况，并签名。

（四）评价

1. 患者的体位是否安全、舒适。
2. 注意保暖，保护患者隐私。
3. 操作正确、熟练，患者有无不适。
4. 人文关怀是否到位，与患者沟通是否到位。

三、注意事项

1. 根据病情，为患者选择适宜的体位，确定肛管插入的深度；插入肛管时，不宜太浅，同时动作宜轻缓，以免损伤黏膜；为减轻对肛门的刺激，肛管宜细，药量宜少，压力宜低（液面距肛门不超过30cm）。每次灌肠的药液不应超过200mL，灌肠温度以39～41℃为宜。

2. 肠道疾病患者应晚间睡前灌肠，以利于药物保留，发挥药效。

3. 灌肠前嘱患者排便排尿，精神尽可能放松，灌肠后如有酸胀感、排便感要尽量忍耐，同时肛门上提，不要变换体位。

4. 灌肠过程中或结束后，如出现腹痛或腹泻不止，应对症处理；如发生药物过敏，应对症处理。

中药保留灌肠操作流程见图5-45。

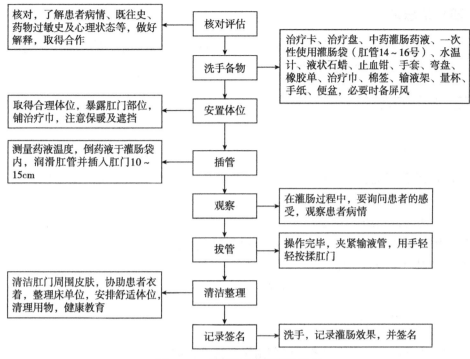

图 5-45 中药保留灌肠操作流程

第十五节 中药离子导入法

一、概述

(一) 概念

中药离子导入法是通过直流电电场（或低频脉冲电场）的作用，将中药药液的分子电离成离子，并使其经皮肤或黏膜导入人体而治疗疾病的一种方法。

(二) 目的

中药离子导入的目的是活血化瘀，软坚散结，抗炎镇痛，以缓解局部疼痛，减轻或消除炎症反应。

(三) 适应证

适用于风寒湿痹、关节肿痛、颈椎病、肩周炎、腰椎间盘突出、神经麻痹、盆腔炎、中耳炎、角膜混浊、角膜斑翳等。

（四）禁忌证

高热、活动性结核、各类出血性疾病、严重心功能不全禁用，治疗部位有金属物或带有心脏起搏器者、妊娠期妇女禁用。

二、操作方法

（一）评估

1. 评估患者病史、目前的临床表现、发病部位、既往中药用药史、中药药物过敏史。
2. 女性患者评估经孕产史。
3. 了解患者体质，是否合适本操作，观察局部皮肤情况。
4. 患者对温度的耐受程度。
5. 患者的心理状况，病室环境情况。

（二）操作前准备

1. 护理人员准备 衣帽整齐，修剪指甲，洗手，戴口罩。

2. 用物准备 治疗卡、治疗盘、直流感应电疗机、中药药液、衬垫、镊子、纱布、弯盘、手纸，必要时备屏风。

3. 患者准备

（1）向患者做好告知解释工作，取得配合。解释操作的目的、步骤、配合要点及相关事项；说明所用中药的功效及可能产生的副作用，取得患者和（或）家属对执行该操作的知情同意。

（2）检查操作部位的皮肤状况；根据需要置患者于安全舒适的体位，并注意治疗过程中不要移动体位，以免发生意外，注意保护患者隐私。

4. 环境准备 病室环境安静整洁，温湿度适宜。

（三）操作步骤

1. 核对评估 核对医嘱，解释操作目的，取得配合。

2. 准备 备齐用物，携至患者床旁。

3. 安置体位 再次核对，协助患者取合理体位，注意保暖及保护隐私。

4. 离子导入 将衬垫在药物中浸湿并拧至不滴水为度，展开后放在施术部位上与皮肤紧贴。根据药物性质安放电极，负离子药物衬垫上放于负极板（黑色导线），正离子药物衬垫上放于正极板（红色导线），连好以后把塑料薄膜放在电极板上，并用绷带或沙包固定。根据治疗需要及患者的耐受程度调节电流强度，一般局部电流量不超过40mA，全身电流量不超过60mA，小部位如指关节电流量不超过10mA，面部电流量不超过 5mA。治疗过程中要经常巡视，注意观察患者的反应，随时询问患者的感受。治疗时间一般为每次 20～30 分钟，儿童不超过 10～15 分钟，每日 1 次，10～15 次为 1 个疗程。

5. 观察 操作过程中注意观察患者反应，随时询问有何不适。

6. 关机 治疗结束时，将输出调节器逐渐调至"0"位后，再关闭电源开关。

7. 清洁整理 解开绷带或拿掉沙包，拆去衬垫，擦净局部皮肤，协助患者穿衣，整理用物。用过的物品按消毒隔离要求处理。

8. 洗手、记录、签名 记录治疗时间和局部情况，并签名。

（四）评价

1. 患者的体位是否安全、舒适。
2. 患者皮肤有无灼伤和过敏反应。
3. 操作是否熟练、正确。
4. 人文关怀是否到位，与患者沟通是否到位。

三、注意事项

1. 嘱患者不可自行调节电流开关，不要随意更换体位，注意遮挡及保暖。
2. 嘱患者治疗前应排空小便。治疗过程中不可触动仪器，不要睡觉。
3. 操作前检查设备是否完好，各部件连接是否正确，仔细检查各极板和机器极性是否符合。注意药物离子的极性必须与仪器的极性一致，带正电的药物离子从正极导入，带负电的药物离子从负极导入。
4. 电极板的金属部分不能与皮肤接触，以免灼伤皮肤。调节电流强度时，应注意逐渐增强或减弱，以免引起患者的不适感。治疗过程中应随时观察患者的反应，及时调整电流强度，避免电灼伤。
5. 注意检查治疗部位皮肤是否清洁完整，患者感觉是否正常。如有局部皮肤破损，应加盖小块塑料薄膜。
6. 衬垫须有标识，正负极分开，一个衬垫供一种药物使用，用后用清水洗净，消毒，防止残留离子互相污染。
7. 治疗中不能离开患者，需随时观察患者的反应，及时调节合适的电流量，以防电灼伤。嘱患者如有任何不适感及时告知护理人员，以便采取相应的措施。
8. 施术部位皮肤如出现皮疹、瘙痒及水疱等药物过敏反应时，应停止操作，注意观察局部皮肤变化，必要时对症处理。

中药离子导入法操作流程见图 5-46。

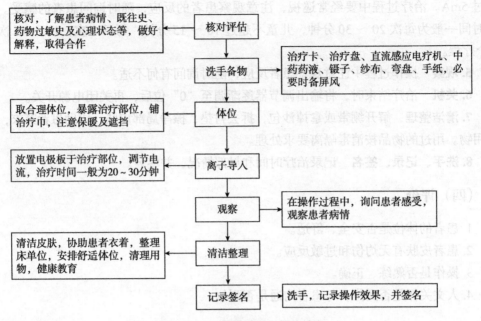

图 5-46 中药离子导入操作流程

第六章　中医调护基本知识

中医调护包括起居调护、情志调护、饮食调护、用药调护、病情观察等。这些护理措施恰当与否、直接影响疾病的预后，做好患者的调护具有十分重要的意义。

第一节　起居调护

起居调护是指护理人员根据患者个体情况，在生活起居方面给予专业的指导和照护。其目的在于保养患者机体正气，促进体内阴阳达到平衡，增强抵御外邪的能力，有利于患者尽快恢复健康。

一、顺应四时，平衡阴阳

中医学认为，人与自然界是一个有机的整体。《素问·四气调神大论》曰："夫四时阴阳者，万物之根本也。所以圣人春夏养阳，秋冬养阴，以从其根，故与万物沉浮于生长之门。逆其根，则伐其本，坏其真矣。故阴阳四时者，万物之终始也，死生之本也。逆之则灾害生，从之则苛疾不起，是谓得道。"可知，在护理工作中应根据四时阴阳变化和自然界的规律，指导患者生活起居。

（一）春季起居调护

春三月，起于立春，至于立夏前，经立春、雨水、惊蛰、春分、清明、谷雨六个节气。此时阳气虽能生发万物，但尚未隆盛壮大，春季为四季之首，万象之始。《素问·四气调神大论》曰："春三月，此谓发陈，天地俱生，万物以荣，夜卧早起，广步于庭，被发缓形，以使志生，生而勿杀，予而勿夺，赏而勿罚，此春气之应，养生之道。"

《素问·脏气法时论》曰："肝主春，足厥阴、少阳主治，其日甲乙。"若调养不当则伤肝与胆，二则阳气生发不利。若春阳生发不利，则夏季阳气不足，易生虚寒病证，即《素问·四气调神大论》曰："逆之则伤肝，夏为寒变，奉长者少。"因此，春季调护应当遵循、顺应自然界阳气萌发的趋势，升发自身阳气，条畅肝胆气机。此时也为夏季养生调护做好准备。

1. 慎避风邪　春季风气主令，六淫之邪常与风邪合而致病。如《素问·骨空论》曰："风者百病之始也。"且春季天气乍暖还寒，人体阳气尚未充盛，尤其体虚者，本身正气不足，故容易受风邪之侵。春季的生活起居以避风邪为主。病室应注意通风，忌吹对流风。

患者的被褥衣着等应随气候变化而随时增减，不能减得过早过快，特别是年老体弱者，减脱冬装尤应审慎，对此《备急千金要方》早有告诫，主张春天衣着宜"下厚上薄"，既养阳又收阴。《老老恒言·燕居》亦有类似的记载："春冰未泮，下体宁过于暖，上体无妨略减，所以养阳之生气。"我国民间历来有"春捂秋冻"之说，如果过早脱去棉衣极易受寒，易患流感、上呼吸道感染、肺炎等呼吸系统疾病。

2. 夜卧早起　春季入寝无须过晚，入夜即眠，保护阳气以备于升发；当明即起，故患者起居应"夜卧早起"。不可熬夜通宵，否则易折损、耗伤阳气。在病情允许的情况下，鼓励患者晨起后到户外沐浴温暖阳光，以适应春天升发之气，补充其机体的阳气。

3. 调养肝脏　春季，人的情志与肝的生理及人体气机相一致，也处于升发、宣畅、疏泄之状，因此，春季的情志以易变、易郁、易怒为特点，即《素问·阴阳应象大论》云："肝……在志为怒。"应鼓励慢性病患者多到户外活动，以天地升发之气助人身阳气生长，使肝气得以条达。

4. 防春困　春季人体肝气旺，脾气相对不足，易精神倦怠、嗜睡，即所谓"春困"。为患者制订春季作息时间表，适当控制睡眠时间，按时就寝和起床。

（二）夏季起居调护

夏三月，始于立夏，止于立秋前，经立夏、小满、芒种、夏至、小暑、大暑六个节气。自春季之后，阳气经春三月萌发以来，由弱转强，盛大于夏至之时。此时，夏日阳气较春日少阳之气更为壮大。夏季为四季之盛，万象之华。《素问·四气调神大论》曰："夏三月，此谓蕃秀，天地气交，万物华实，夜卧早起，无厌于日，使志无怒，使华英成秀，使气得泄，若所爱在外，此夏气之应，养长之道也。"

《素问·脏气法时论》曰："心主夏，手少阴、太阳主治，其日丙丁。"若调护不当，使阳气生长不足，则秋季阳气收敛不足，易生疟疾等病，到冬季阳气潜藏亏缺，疾病加重。即《素问·四气调神大论》曰："逆之则伤心，秋为痎疟，奉收者少，冬至重病。"因此，夏季调护应当与自然界阳气的盛大相一致，适当活动，使气血活跃，玄府开泄，新旧更迭，同时也可养护心阳。此时也为秋季养生调护做好准备。

1. 防暑祛湿　夏季暑湿主令。夏应心气，长夏应脾，暑夏炎热升发，易于耗气伤津，损伤心阳；湿邪易阻遏气机，致脾失健运。故夏季易发生中暑、泄泻、腹痛等病证。暑热煎熬，可见咽喉灼痛、口舌生疮等症；若感受疫邪秽浊，又会发生暑温、痢疾。夏季起居调护中，一方面要注意防暑避湿邪，另一方面还应指导患者注意个人卫生、饮食卫生、环境卫生等。外出时尽量着浅色单衣，选用麻纱、丝绸等易散热、透汗、舒适、凉爽的面料。若汗出后，需及时擦干汗液，不可久穿湿衣，否则易使汗出不畅，阻碍气机，又易集聚湿气，导致湿疹等皮肤疾病。

夏季气温升高，汗出增加，腠理开泄，此时不能汗出当风，这样易使邪气乘虚而入，轻则感冒、发烧等，重则面瘫等，即如《寿亲养老新书》中所言："若檐下过道，穿隙破窗，皆不可纳凉，此为贼风。"

2. 夜卧早起　夏季白昼最长，黑夜最短，患者宜"夜卧早起"，以受晴明之气，顺应阳气的生长，夜寐之前应鼓励患者到户外散步，以祛除一日暑热，消除疲劳，宁心安神。

3. 养阳护阴　夏季人体阳气最盛，阴气相对不足，尤其是素体阴虚者，应以养阳护阴为主。在中午温度较高时应让患者卧床而寝或静卧，避开暑邪。夏季锻炼宜在清晨或傍晚气温较低时进行，且不宜过于剧烈，以防耗阴伤阳。

（三）秋季起居调护

秋三月，起于立秋，止于立冬前，经立秋、处暑、白露、秋分、寒露、霜降六个节气。阳气自夏至之后，因盛极而渐消；阴气由夏至之时，由生而渐长。秋季为肃杀之始，万物盛极而敛，收敛成实。《素问·四气调神大论》曰："秋三月，此谓容平，天气以急，地气以明，早卧早起，与鸡俱兴，使志安宁，以缓秋刑，收敛神气，使秋气平，无外其志，使肺气清，此秋气之应，养收之道也。"

《素问·脏气法时论》曰："肺主秋，手太阴、阳明主治，其日庚辛。"因此，秋季调护应当注意滋阴润燥，以免燥邪为患。同时遵从肃杀的趋势，使阳气收敛、养护阴气，由此也为冬季养生调护做好准备。若阳气收敛不足，秋季变为虚寒，易生泄泻，至冬季闭藏无源，易招致多种虚寒性病证。

1. 防秋燥　秋季燥气主令，易耗伤肺气，伤津液，患者一时不能适应，易引起脾胃之病、肺病。正如《遵生八笺·四时调摄笺·秋季摄生消息论》曰："春秋之际，故疾发动之时切须安养。"故要防止燥热伤肺。指导患者注意个人卫生，并驱蚊蝇。此外，秋季干燥，易使皮肤皲裂等，早起洗漱之后，宜外用润肤霜搽拭，使皮肤滋润，减缓燥邪所伤。

2. 慎寒凉　秋季之时，天地阳气收敛，天气渐凉，不宜过早过快地增添衣物，让机体经受凉气的锻炼，增强耐寒力，宜行"秋冻"。

3. 早卧早起　入秋后，白昼渐短，夜来提前，人身阳气逐渐内收，阴气渐长，故应顺应自然界的"收养之道"，患者宜"早卧早起，与鸡俱兴"。

（四）冬季起居调护

冬三月，始于立冬，消于立春前，经立冬、小雪、大雪、冬至、小寒、大寒六个节气。秋季之后，阳气逐渐消尽而藏于地下，阴气由此增长而主权当令。此时阳气较少，阴更为壮大，故称为太阴。《素问·四气调神大论》曰："冬三月，此谓闭藏，水冰地坼，无扰乎阳，早卧晚起，必待日光，使志若伏若匿，若有私意，若已有得，去寒就温，无泄皮肤，使气亟夺，此冬气之应，养之道也。"

《素问·脏气法时论》曰："肾主冬，足少阴、太阳主治，其日壬癸。"因此，冬季养生应当遵从自然界闭藏的特点，保养阴精，潜藏阳气，以为春季养生调护做好准备。

1. 防寒保暖　冬季寒气主令，在人体应于肾。寒为阴邪，性主收引，易伤阳气。寒邪伤人，易发生感冒、咳嗽、哮喘、痹证、腹痛等病证，故应告诫患者慎起居，注意防寒保暖，衣着要厚、轻、暖，颜色宜深。素体阳气亏虚、阴精不足者，在起居调护的同时，应配以食补、药补，以达补偏救弊之效，使之阴充阳盛，平衡协调，扶助正气，邪不可干。

2. 早卧晚起　冬季昼短而夜长，患者的生活起居应顺应人体养精固阳的需要，宜"早卧晚起"。早睡以养阳气，晚起以养阴气。慢性阴虚精亏者，尤应注意积蓄阴精，以预防春夏阳亢之时对阴精的耗损。

3. 自曝于日　冬季白昼短，阳光柔和，在病情允许的情况下，每日午饭后，应鼓励患者到户外阳光充足的地方进行日光浴，使人体肌肤和暖，御邪能力增强。

4. 坚持锻炼　冬季虽寒，仍要持之以恒进行锻炼。在病情允许的情况下，患者要保证每日到户外活动。若天气极冷，则不宜锻炼。

二、环境适宜，慎避时邪

（一）病室安静整洁

1. 病室环境应安静　安静的环境有助于患者休养。护理人员应设法消除嘈杂之声（不能超过60分贝），工作中做到"四轻"（说话轻、走路轻、关门轻、操作轻）。对于胸痹心痛、癫痫患者，如果条件允许应设置单人房间。

2. 病室环境应整洁　病室环境宜简单、整洁。病室内物品分类放置有序，保持地面和床单位的清洁、干燥，定时消毒。配餐清洁、整齐，餐具按时消毒。厕所无臭味、无污垢、无霉变斑点，定时消毒，严格做好消毒隔离和终末处理。病室内要经常通风换气，保持室内空气新鲜。通风要根据四时气候和病证不同而异，切忌对流风。《医药卫生录·病室部》指出："病室切宜收拾清洁，凡患者脱换衣服、饮食器皿及尿器等件须另置别处，勿使室内有一毫污浊腥秽之气。"《老老恒言·书室》中也论述到："每日清晨，室中洞开窗户，扫除一遍，虽室本洁净，勿暂辍，否则渐生故气……"

3. 病室的温度、湿度、光线要适宜　普通病室温度以 18～22℃ 为宜。室温过高，会使患者感到燥热难受，又易感暑邪；室温过低，会使患者感到寒冷，又易感寒邪。不同的病证要根据具体情况做出相应的调整，如阴虚证、热证患者室温以 16～20℃ 为宜，老年病房、新生儿、沐浴者、阳虚证及寒证患者以 20～28℃ 为宜，湿度在 50%～60% 为宜，但应根据气候和不同证型进行调节。如湿盛患者，湿度宜低；燥证患者，湿度可略高些。阴虚者多热而偏燥，湿度宜高；阳虚者多寒而偏湿，湿度宜低。

室内阳光要充足而柔和，使患者感到舒适、愉快。天然的光照能给患者在视觉上带来舒适、欢快和明朗的感觉，有利于疾病的康复。不同病证对光线要求也是不一样的。如热证、阳亢患者，神经衰弱者等光线宜偏暗；痉证、狂症患者，强光可诱发惊厥应用黑窗帘遮挡；寒证、风寒湿痹患者，光线要充足。

4. 病床以辨证安置为宜　病床安置应根据病证性质不同而定。如寒证、阳虚证患者，多畏寒怕风，宜安置在向阳温暖的病室，使患者感到舒适；热证、阴虚证患者，多有恶热喜凉之求，宜安置在背阴凉爽病室，使患者感到凉爽、心静，以利于养病。

三、起居调护的方法

（一）睡眠调护

1. 睡前调摄　《景岳全书·杂证谟·不寐》曰"心为事扰则神动，神动则不静，是以不寐也。"所以睡前应防止情绪过激，保持安静平和的心态，睡前调摄的重点是调摄精神。睡前稍加活动，能增强睡意，并消耗一些体力，使入睡更加容易。但是，睡前活动不可过量、过于剧烈，否则阳气浮动，神不归脏，难于安卧。坚持每晚用热水濯足和按摩涌泉穴，对帮助入睡大有益处。临睡前 1 小时内不宜饮水、进食，以防夜尿频多而影响睡眠，或增加胃肠负担而转侧难眠，正所谓"胃不和则卧不安"。

2. 睡时调摄　睡眠姿势要求"卧如弓"。这是对人体有益的卧姿。睡眠时卧室卧具要舒适，床高矮适中，床垫软硬适宜，枕头高度以躺卧时头与躯干保持水平为宜。枕头的软硬度适宜。为防治某些疾病还可特制药枕，根据不同的年龄、体质、疾病和季节，选择不同的药枕来养生保健。如耳鸣耳聋患者选用磁石枕，目暗目花患者可用菊花枕、茶叶枕和决明子枕等作"明目枕"，神经衰弱者可选琥珀枕、柏子仁枕。

3. 助眠法　常见方法归纳如下。

（1）自我调节　清代曹庭栋《老老恒言·安寝》中曰："愚谓寐有操、纵二法。操者，如贯想头顶，默数鼻息，返观丹田之类，使心有着，乃不纷驰，应可获寐。纵者，任其心游思于杳渺无朕之区，亦可渐入朦胧之境。最忌者，心欲求寐，则寐愈难。盖醒与寐交界关头，断非意想所及。唯忘乎寐，则心之操或纵，皆通睡乡之路。""操法"即收视返听，断其杂想，驾驭思维，使阳藏于阴，形成平静的睡眠意识环境。"纵法"是自由联想，意念远驰，逐渐减弱影响睡眠的自主意识，使人体对睡眠的生理需求占主导地位而渐入睡。只有操纵结合，才能有利于陶冶心境，恬静入睡。可见睡眠的关键在于自我心神的调节，心神安宁是入睡及提高睡眠质量的前提。

（2）饮食安神　睡前可少量服食一些有益睡眠的食物，如核桃、蜂蜜、百合、桂圆、牛奶、酸枣仁、香蕉、莲子、大枣、小麦、木耳、苹果等，还可配合药膳保健。

（3）音乐安神　《临川先生文集·礼乐论》曰："礼者，天下之中经；乐者，天下之中和；礼乐者，先王所以养人之神，正人气而归正性也。"用音乐来养身修性助眠，古已有之。在睡前可选择自己喜爱的舒缓的轻音乐，以较低分贝收听，如海浪缓缓拍打沙滩的声音、丛林中风鸣鸟叫声等，人随着音乐节律调整呼吸节律，逐渐减慢，可人为地降低机体代谢率，帮助入睡。

（二）口腔调护

口腔是食物进入消化道的重要通道，也是产生唾液的场所，易滋生疾病，口腔对患者十分重要。明·薛己所撰的《口齿类要》是我国最早的口腔疾病论著，书中提出了对口腔疾病的标本兼治法。目前越来越多的中医口腔护理方法应用于临床。

1. 含漱法　健康者可常用清水、金蒲散含漱剂、丁香漱口液、苦丁茶液等含漱。口腔糜烂、口臭者，可用甘草银花液、口疮灵漱口液、生理盐水、复方硼砂液、益口含漱液等含漱。咽喉肿痛者，可含漱消炎散、口洁净等，以清热，解毒，镇痛。

2. 涂药法 清洁口腔后，对口疮部涂上珠黄散、冰硼散、锡类散等，以清热，解毒，止痛。

3. 口服法 中药口服液，如金银花、甘草泡水代茶饮，可预防和治疗口腔溃疡。

4. 其他方法 ①中药外敷法：吴茱萸末调醋敷于双足心，治疗口腔溃疡。②耳穴贴压：可将王不留行籽贴压耳穴，治疗口舌生疮。

（三）皮肤调护

1. 预防压疮 久病长期卧床者易生压疮、皮肤溃疡，多见于截瘫、半身不遂等患者。压疮初起患处呈现紫斑，继而皮肤破损，逐渐坏死溃烂，腐肉脱落，形成溃疡，较难愈合，治宜调补气血，内服十全大补汤之类。外治则重在预防。因此，加强卧床患者的皮肤护理非常重要。要注意定时翻身，减少或避免摩擦力和剪切力，保持床单平整、清洁、干燥，保持皮肤清洁，定时检查受压部位，观察皮肤颜色及血运情况，在骶尾部或足跟部垫气圈，以减轻患者局部压力。

2. 压疮护理 若压疮已发生，可根据患者不同证型进行辨证护理。压疮溃疡部位皮肤在换药后要保持清洁、干燥。

（1）气滞血瘀者 应行气活血，如勤翻身、局部热敷或用红花油适当按摩受压部位；艾灸局部，每日1～2次，每次20分钟。

（2）瘀腐热郁者 先以蒲公英水洗，再涂白及黄连液；或先以1%矾水清洗创面，清除坏死组织，外敷五五丹，继用生肌玉红膏等。

（3）气虚津亏者 先以生理盐水清洁创面，再以蛋黄油外敷。

（4）气虚夹湿者 先用生理盐水清洁创面，再以祛腐生肌膏外敷。

（四）二便调护

1. 大便护理 汉代王充在《论衡》中指出："欲得长生，肠中常清，欲得不死，肠中无滓。"金·朱丹溪《格致余论》中说："五味入口，即入于胃，留毒不散，积聚既久，致伤冲和，诸病生焉。"即肠中的残渣、浊物要及时清理、排出体外，才能保证机体的生理功能正常。

（1）腹泻护理 ①及时倾倒排泄物，宜保持室内清洁、通风，定期消毒。②暴泻者，宜卧床休息。③寒湿泻者，腹部宜保暖，可热敷或热熨，或按揉足三里、中脘以散寒祛湿，健脾止泻。④湿热泻者，病室宜凉爽干燥。⑤脾虚腹泻者，病室宜温暖干燥。⑥排便频繁者，注意肛周皮肤护理，便后以温水清洁，保持干燥，局部涂以凡士林或黄连油膏。

（2）便秘护理 ①指导患者养成每日定时排便的习惯，顺时针方向按摩腹部，促进肠蠕动。②便秘炽热内结者可用地骨皮煎水灌肠，或指压大肠俞、天枢、合谷、曲池穴以泄热通便。③阴寒凝滞者可灸神阙、气海穴。④老年气虚、运化无力者，应活动适度，避免过度劳累。

2. 小便护理 小便是水液代谢后排除糟粕的主要途径。水液代谢以通畅和调为顺，不可滞留，故《素问·经脉别论》中提出了"通调水道"之说。小便通利则人体健康，反之则人有疾患。

（1）尿潴留护理 ①术后发生尿潴留则多为气虚，以益气温阳利水中药热敷下腹，可配合指压中极、气海穴，或艾灸足三里、气海、关元、中极等穴，施灸后注意保暖。②膀胱湿热者，病室宜凉爽干燥，伴发热者可采用物理降温。③脾肾虚弱者，病室宜温暖向阳，热熨脐部。同时配合膀胱区按摩，促进排尿，可用滴水声等诱导疗法助其排尿。

（2）尿失禁护理 ①保持皮肤清洁干燥，进行会阴部护理。②缩肛运动，锻炼盆腔肌肉力量。③坚持定时排尿，训练膀胱功能。④避免尿失禁诱发动作，如咳嗽、弯腰等。⑤长期尿失禁者可采用留置导尿。

（五）活动与休息调护

在生活和疾病康复中，动静结合，适度活动与休息，对人体保健与康复有很好的作用。

1. 避免神劳 神劳即用脑过度，精神过度疲劳。中医学认为，心主神而藏血，脾在志为思，故思虑劳神过度，最易耗伤心血，损伤脾运。在日常的学习和工作中过于疲劳，不注意适当的休息，是导致神劳的主要原因；对生活中的某些事物或现象缺乏正确的认识，所欲不遂，思虑不解，或对外界各种刺激的适应能力较低，常因此而感到焦虑不安，久之也可导致神劳。脑力劳动者要善于用脑，劳而不倦，保持大脑常用不衰。应注意与体力劳动相结合，用脑时间不宜过长，每天都应有一定时间的体力活动，以解除精神疲劳。

2. 避免久视 久视伤血，"目受血而能视"，若用目过度，会耗伤气血。无论年轻人还是老年人，若过于用目，如用电脑、看书、看电视、看戏剧、看电影太久都有可能造成血虚，引起头晕目眩、两目干涩。因此，在日常生活中用目持续时间不宜过久，若需长时间用目，则必须每隔 30～60 分钟适当休息，眺望远方或闭目养神。

3. 避免久坐 久坐伤肉，由于长时间处于坐位，臀部皮肤毛囊易受堵塞而生疖、毛囊炎等。久坐可引起脾胃积滞而使脏腑气机不畅，消化不良，气短乏力。此外，久坐者还易得颈椎病、肩周炎和冠心病等。因此，脑力劳动者和老年人要避免久坐，可每天做数次转胯运动、旋腰转脊及腰部按摩。

4. 避免久卧 适当的躺卧可以使人身心放松，有助于消除疲劳，但卧床过久则会"伤气"。久卧可使人的气血运行迟缓，阳气不伸而伤气，导致气血阻滞，脏腑功能受到影响。只有合适的睡眠才能达到宁神养气、保持健康的目的。

5. 避免久立 《养生论》曰："久立伤骨，损于肾。"久站不动，身体的重量全部压在脊柱和下肢骨上，使下肢骨骼、肌肉的负担增加，血液回流不畅，从而出现气滞血瘀，导致疾病的发生，如下肢静脉曲张、痔疮、两足浮肿等。若长期从事久站工作，可在站立时行甩腿动作、扭膝运动，或在睡前按摩双腿及温水泡脚。

6. 避免久行 《养生论》曰："久行伤筋，劳于肝。"人的行动是以气血为基础，调动肌肉、筋骨等功能作用完成的。长时间行走奔跑，不仅耗伤气血，还会使肌肉、筋脉处于疲劳状态。因此，适度的步行有益于健康，但长时间疾步行走，超过了机体的耐受能力，就有可能使无病者积劳成疾，有病者疾病加重。

7. 劳逸结合 劳动分为脑力劳动和体力劳动，脑力劳动偏重于静，体力劳动偏重于动。动以养形，静以养神，体脑结合，则动静兼修，形神共养。如脑力劳动者，可进行一些体育锻炼，使机体各部位得到充分有效的运动。同时，要注意多样化的休息方式。休息可分为静式休息和动式休息，静式休息主要是指睡眠，动式休息主要是指人体活动，可根据不同爱好自行选择不同形式。总之，动静结合，寓静于动，既可达到休息的目的，又可起到娱乐效果；不仅能消除疲劳，使人精力充沛，还能使生活充满乐趣。

第二节　情志调护

情志调护是指在护理工作中，注意观察和了解患者的情志变化，运用中医护理的方法预防和消除不良情绪，以利于疾病预防、治疗和康复的方法。

中医学很早就重视人的精神活动和思想变化，《素问·阴阳应象大论》中归纳为五志，以后又衍化为七情，即喜、怒、忧、思、悲、恐、惊。正常情况下，七情仅是精神活动的外在表现，并不成为致病因素，但是长期过度的精神刺激，可以引起人体阴阳失调，气血紊乱，脏腑功能失常，导致疾病的发生。

一、情志护理的原则

（一）诚挚体贴

患者的情志状态和行为不同于正常人，常常会产生各种心理反应。如主观感觉异常，猜疑心重，依赖性增强，产生寂寞、苦闷、忧愁、悲哀等不良情绪。《素问·汤液醪醴论》曰："精坏神去，荣卫不可复也。"此时患者迫切需要医护人员给予关怀和温暖，设身处地为患者着想。

孙思邈在《备急千金要方·大医精诚》中说："凡大医治病……若有疾厄求救者，不得问其贵贱贫富，长幼妍媸，怨亲善友，华夷智愚，普同一等，皆如至亲之想。"要求我们护理人员具备诚挚体贴、一视同仁的护理美德，这样才能赢得广大患者的信赖，患者对护理人员的信任，是情志调护成功的关键。

（二）因人施护

由于人的体质有强弱之异，性格有刚柔之别，年龄有长幼之殊，性别有男女之分，疾病的性质和病程的长短各异，故患者的心理状态各不相同。

1. 体质差异 《灵枢·通天》认为，人们的体质有阴阳之气禀赋不同，对情志刺激反应也各不相同。"太阴之人，多阴而无阳"，精神容易抑郁；"少阴之人，多阴少阳"，心胸狭窄，多容易忧愁悲伤，郁郁寡欢；"太阳之人，多阳而无阴"，性格外向，感情容易爆发；"少阳之人，多阳少阴"，比较爱慕虚荣，自尊心强。《灵枢·行针》中也指出："多阳者多喜，多阴者多怒。"

2. 性格差异　性格开朗乐观之人，心胸宽广，遇事心平气和而自安，故不易为病；性格抑郁之人，心胸狭隘，精神脆弱，情绪常激烈，易酿成疾病。《素问·经脉别论》中指出："当是之时，勇者气行则已，怯者则着而为病也。"

3. 年龄差异　儿童脏腑娇弱，气血未充，易为惊、恐致病；成年人，气血方刚，又处在各种错综复杂的环境中，易为怒、思所伤；老年人，由于生活阅历丰富，一生中历经坎坷，尤其是离退休者，从工作岗位上下来，感到精神失落，常易产生孤独情感，易忧郁、悲伤、思虑所致病。

4. 性别差异　男性多属阳，以气为主，性多刚悍，不容易受情志因素影响；女性多属阴，以血为先，其性多柔弱，一般比男性更易因情志所伤，以悲忧、哀思致病多见。

（三）避免刺激

《素问·痹论》曰："静则神藏，躁则消亡。"因此，要为患者提供一个良好的休养环境，避免给患者造成不良的刺激，使之保持情绪稳定。在工作中要做到"四轻"。严格探视制度，在保持患者得到亲情支持的情况下，尽量减少病室内探视人员，保持病室安静。齐德之《外科精义》中指出："勿令于患人左右，弹指嗟咨，掩泪窃言，感激患者，甚不利便。"即强调要注意实行保护性医疗，患者由于疾病的折磨，精神负担很重，对医护人员的一言一行极为敏感，要避免因处理不当或出言不慎而影响患者的情绪。

二、情志与健康的关系

七情不仅可以引起多种疾病的发生，而且对疾病的发展有着重要影响。不同的情志可影响不同的脏腑功能，从而产生不同的疾病。不同的疾病也会有不同的情志改变，并可影响疾病的转归和预后。

（一）情志正常，脏气调和

情志正常，能够调达脏气，增强人体的抗病能力，对维护人体的健康起积极的促进作用。《灵枢·本脏》云："志意和则精神专直，魂魄不散，悔怒不起，五脏不受邪矣。"《素问·举痛论》云："喜则气和志达，荣卫通利。"喜的心境有益于人的身心健康。而怒的心境一般被认为是一种消极、否定的情绪，但怒作为人的基本情感之一，对人体的健康也有着积极的一面。怒为肝之志，正常情况下有助于肝气的疏泄条达。由此可见，情志正常，则脏气舒达调畅，可使脏腑功能活动得到加强。

（二）情志异常，内伤脏腑

1. 直接伤及脏腑　不同的情志刺激可直接伤及相应的脏腑，产生不同的病理变化。

《灵枢·百病始生》曰："喜怒不节则伤脏。"《素问·阴阳应象大论》曰："怒伤肝，喜伤心，思伤脾，忧伤肺，恐伤肾。"七情致病以心、肝、脾三脏为多见，其中以心为主导。由于心为五脏六腑之大主，精神之所舍，因此七情太过首先伤及心神，然后影响其他脏腑。正如《灵枢·口问》所曰："悲哀愁忧则心动，心动则五脏六腑皆摇。"

2. 影响脏腑气机 《素问·举痛论》曰："怒则气上，喜则气缓，悲则气消，恐则气下，惊则气乱，思则气结。"①过度愤怒可使肝气上冲，血随气逆，并走于上，临床可见头痛头晕，面红目赤，甚至晕厥猝倒。②过度喜乐可使心气涣散，神气不能收持，出现精神不能集中，甚至喜笑不休的情况。③过度悲伤可耗伤肺气，临床常见精神萎靡、意志消沉等症状。④过度恐惧可使肾气不固，气泄于下，临床常见下肢酸软无力、二便失禁等症。⑤突然受惊易导致心气紊乱，气血失和，心神失常，临床可见心悸、失眠多梦等症。⑥思虑过度可导致脾气郁结，运化失常，临床可见纳呆、脘腹胀满等症。可见，异常情志变化可使脏腑气机功能紊乱，令其升、降、出、入不能正常运行，从而导致疾病的发生。

3. 影响疾病的转归 情志的异常变化往往会影响疾病的发展和变化。情志过度能够损伤脏腑的神和气，神伤则脏腑阴阳气血无所主，气伤则脏腑阴阳气血随之失调。所以在疾病的情况下，如果情志过度变化，就会加重脏腑阴阳气血的紊乱，使病情加重。如有高血压病史的患者，若遇事恼怒，肝阳暴亢，血压可以迅速升高，从而发生眩晕，甚至突然晕厥。

三、情志调护的方法

情志变化可以直接影响人体脏腑的变化。清·尤乘在《寿世青编·勿药须知》中指出："药之所治，只有一半，其一半则全不系药力，唯要在心药也……以心药治七情内起之病，此之谓疗心。"历代名医一再提倡"善医者，必先医其心，而后医其身"，强调情志调护的重要性。情志调护方法有很多种，可根据患者的具体病情选择合适的方法，以取得较好的效果。

（一）说理开导法

说理开导法即指运用正确、恰当的语言，对患者进行劝说开导，使患者能正确认识情志对疾病和健康的影响，以积极的态度和行为配合治疗和护理的方法。

说理开导法要针对患者不同的精神状态和个性特征，做到有的放矢，动之以情，晓之以理，喻之以例，明之以法，达到改善患者精神状态与躯体状况的目的。《灵枢·师传》中指出："人之情，莫不恶死而乐生，告之以其败，语之以其善，导之以其所便，开之以其所苦，虽有无道之人，恶有不听者乎？"此为说理开导法的起源。说理开导应根据患者的心理特点进行。如向患者指出疾病发生的原因、性质、危害及病情的程度，引起患者对疾病的重视，形成正确的认知和态度；对疾病担忧和失去信心的患者，应耐心宣教。说理开导要因人而异，做到有的放矢，耐心细致，用实事求是的方法为患者分析病情，启发患者自我开导，解除或缓解自身的心理压力，调整情绪。实施说理开导法，护理人员必须要取得患者的信赖，态度要真诚、热情，对患者要有同情心和责任感，注意保护患者隐私，尊重患者的人格，这样才能改变患者的精神及身体状况，促进疾病早日康复。

(二) 宣泄解郁法

宣泄解郁法是让患者把抑郁于胸中的不良情绪宣达、发泄出去，从而尽快恢复正常情志活动、维持愉快平和心境的方法。

这种方法对于一些内伤情志之病有一定的效果。明·李中梓《医宗必读》中曾指出："境缘不偶，营求未遂，深情牵挂，良药难医。"古人云"郁则发之"。对于情志抑郁的患者，只有让其将内心的苦痛倾吐出来，郁闷气机才能舒畅。护理人员要善于因势利导，用恰当的语言加以抚慰、开导，使其从精神创伤中解脱出来。《素问·移精变气论》指出："闭户塞牖，系之病者，数问其情，以从其意。"意思是选择一个安静的环境，详细询问患者，让其倾诉隐讳之情，同时耐心地进行说服开导。作为护理人员要注重情感交流，做一个有效的倾听者，体贴、理解患者。

(三) 移情易性法

移情易性法是通过一定的方法、措施转移或改变他人的情绪和注意力，以摆脱不良情绪的方法，目的是转移患者对于疾病的注意力，改变其消极情绪，以促进疾病早日恢复。某些人患病后，往往将注意力集中在疾病上，整天围绕疾病胡思乱想，从而陷入苦恼和忧愁之中。这不仅严重影响了治疗效果，而且还能加重病情。移情就是将患者的注意力从疾病转移到其他方面，常用的移情方法包括运动、琴棋书画、种花养鸟等。

1. 琴棋书画移情　《北史·崔光传》曰："取乐琴书，颐养神性。"《理瀹骈文·续增路言》亦说："七情之病也，看花解闷，听曲消愁，有胜于服药者矣。"在烦闷不安、情绪不佳时欣赏音乐、戏剧等，可使精神振奋，紧张和苦闷的情绪也会随之而消。鼓励患者根据自己的兴趣爱好做一些自己喜欢的事情，如书法、绘画、弈棋等，以排解愁绪，寄托情怀，舒畅气机，颐养心神。

2. 运动移情　运动不仅可以增强生命的活力，而且能有效地把不良情绪发散出去。经常从事体育运动能显著松弛紧张感，消除失望、沮丧等不良情绪。尤其是传统的体育运动，其主张动静结合，松静自然，因而能使形神舒畅，心神安合，达到阴阳协调平衡。对久病和慢性病患者，采用运动移情法十分必要。

3. 升华移情　升华就是用顽强的意志战胜不良情绪的干扰，用理智将其化作行动的动力，不为一时的失意所击倒，志存高远，投身于更伟大的事业中去。如司马迁虽惨遭宫刑，但仍以坚强不屈的毅力投入到《史记》的撰写之中，把身心创伤这一不良刺激变为奋发努力的行动，以舒志解愁，缓解心理矛盾，转移不幸遭遇带来的痛苦心境。

(四) 释疑解惑法

释疑解惑法是采用一定的方法，解除患者对事物的误解和疑惑，增强其战胜疾病的信心、促进疾病康复的方法。

心存疑惑是患者较普遍的心理现象，特别是性格抑郁、沉默寡言的患者。这类患者常常产生各种各样的疑惑或猜测，或小病疑大，或轻病疑重，或久病疑死，如听说某人患了癌症，便怀疑自己也得了不治之症，以致精神紧张，忧心忡忡，到处寻求名医，要求做各种各样的检查，对医生的诊断提出各种疑问，最终疑虑成疾。

（五）以情胜情法

以情胜情法是指有意识地采用一种情志抑制另一种情志，以消除不良情志、保持良好精神状态的情志调护方法。

以情胜情法起源于《内经》。《素问·阴阳应象大论》提出："怒伤肝，悲胜怒；喜伤心，恐胜喜；思伤脾，怒胜思；忧伤肺，喜胜忧；恐伤肾，思胜恐。"朱丹溪又进一步发展了《内经》中所提出的以情胜情疗法，他提出："怒伤，以忧胜之，以恐解之；喜伤，以恐胜之，以怒解之；忧伤，以喜胜之，以思解之；思伤，以怒胜之，以喜解之；恐伤，以思胜之，以忧解之；惊伤，以忧胜之，以恐解之；悲伤，以恐胜之，以怒解之。"上述五行模式的以情胜情法，正是中医学独特的情志调护方法。中医学认为，人有七情，分属五脏，五脏与情志之间存在阴阳五行生克关系，用相互克制的情志转移和干扰对机体有害的情志，以达到协调情志的目的。

1. 恐胜喜 是通过恐惧因素来收敛耗散的心神，克制大喜伤心，恢复心神功能的方法。本法常用于喜笑不休、心气涣散的病证及因过喜而致的情志失调。《儒门事亲》记载了患者因欢喜太过而致病的病案。一位姓庄的医生，给患者切脉的时候装作很惊讶的样子，开药的时候对患者说缺几味药，必须回去拿，于是便一去不返。这便引起了患者的怀疑，认为医生不再回来是因为自己患了重病，并渐渐由怀疑、不安转而产生恐惧，继之由恐惧产生悲哀。于是便对他的亲朋好友说"我活不了多久了"。庄医生听说患者已经产生了恐惧心理，知道其疾病很快就能痊愈，便重新上门讲明病情和治疗方法，好言安慰患者。此即"恐胜喜"。

2. 怒胜思 是通过愤怒来克制思虑太多，恢复心脾功能的方法。本法常用于思虑过多、伤脾耗神所致的郁证、失眠等。《续名医类案》载：一富家妇人，因为思虑过度，两年多不寐。张子和诊察后说"两手脉俱缓，此脾受之，脾主思故也"，并暗中与其丈夫约定，用刺激其发怒的方法来治疗疾病。于是每次上门诊治的时候只是饮酒，不开处方，还多收诊金。几次之后，患者果然大怒、汗出，当夜就困倦思睡。在这种刺激下，又过了八九天，患者食欲渐开，脉象转而平和，疾病痊愈。此例说明，思之甚可使人的行为和活动调节发生障碍，致气不行而结聚，阴阳不调，阳亢不与阴交而不寐。而怒而激之，逆上之气冲开了结聚之气，兴奋之阳因汗而泄，致阴阳平和而病愈。此即"怒胜思"。

3. 喜胜悲 是通过喜乐因素来消除悲哀太过的方法。本法常利用幽默、诙谐的语言和滑稽可笑的表演，以及说笑话、听相声、看喜剧等方法促使患者出现好动、好笑、高兴等的欣喜状态，以促使阴阳协调，气血顺畅。其适用于性格内向、情绪低落、表情淡漠及悲哭证、脏躁证等。

《医苑典故趣拾》中有这样则轶事：清代有位巡抚大人，郁郁寡欢，成天愁眉苦脸，为此家人特请名医前来诊治。名医问完其病由后，按脉许久，竟诊断为月经不调。巡抚大人听罢，嗤之以鼻，大笑不止，连声说道："我堂堂男子，焉能月经不调，真是荒唐至极。"自此，每忆及此事，就大笑一番，乐而不止。这是名医故意以常识性错误引患者发笑，从而达到治疗的目的。此即"喜胜悲"。

4. 悲胜怒 是通过悲哀因素来克制愤怒太过的方法。本法常用于其他病证兼有情绪亢奋者，如眩晕、狂证等。《儒门事亲》中记载：张子和曾治疗一个病情复杂、久经其他医生诊治不能痊愈的妇人。张子和根据四诊推测患者得的是少阳病证，为了证实诊断结果，便问患者是不是常想大哭一场。妇人果然有这一症状。张子和曰"少阳相火，凌烁肺金，金受屈制，无所投告。肺主悲，但欲痛哭而为快也"。于是张子和鼓励患者尽量痛哭，随后其病得以康复。此病例为木火灼伤肺金，肝肺气郁，故以哭出为快。此即"悲胜怒"。

5. 思胜恐 思胜恐是通过思虑因素来控制惊恐太过的方法。本法常用于惊恐证的康复疗法，以消除患者的惊恐情绪。"杯弓蛇影"的成语便是很好的例证。

（六）暗示法

暗示法是指医护人员利用语言、动作或其他方式，使患者在不知不觉中受到积极暗示的影响，从而不加主观意志地接受医护人员的某种观点、信念、态度或指令，解除心理上的压力和负担，消除症状或增强某种治疗和护理效果的一种情志调护方法。

《素问·调经论》说："刺微奈何？岐伯曰：按摩勿释，出针视之，曰我将深之，适人必革，精气自伏，邪气散乱，无所休息，气泄腠理，真气乃相得。"这是暗示疗法的最早记载。医生在实施针刺的过程中，对针刺部位多加按摩，同时示针以患者，使患者注意力集中，从而达到提高针刺效果的目的。暗示的作用在日常生活中随时随处可见，如"望梅止渴""草木皆兵"等成语都是一种暗示作用。暗示可来自他人（他暗示），也可来自自己（自我暗示）。暗示的方法很多，如言语暗示、药物暗示、手术暗示、情境暗示等。护理人员对患者的鼓励、安慰、解释、保证等都含有暗示的成分。从暗示的内容分，有积极的暗示和消极的暗示。积极暗示就是积极的、愉快的、对健康有鼓动作用的暗示；消极暗示则相反。因此，护理人员应尽量避免因言行不慎给患者带来的悲观消极的暗示。同时也应鼓励患者进行积极的自我暗示，如反复强化"一定能战胜疾病""吃药能治好病""医生能治好我的病""我能睡好觉"等，诱导脏腑功能向有序的方向发展。

（七）顺情从欲法

顺情从欲法是指顺从患者的意志、意愿、情绪，满足其心身需要，解除因情志不遂所致病证的一种情志调护方法。

患者在患病过程中，情绪多有反常，对此，先顺其情，从其意，有助于其心身健康。所以对于患者心理上的欲望，在护理中应注意分析地对待。若是合理的，条件又允许，就应尽力予以满足，或对其想法表示同情、理解和支持。为患者提供支持系统，积极争取患者家属、亲朋好友、同事、单位及社会各方的爱护、关怀和帮助，对解决患者的心理问题可起到明显的效果。护理人员要引导家属在患者面前保持良好的情绪，多理解、体贴患者，在生活上给予无微不至的关怀和照顾，共同营造家庭温馨气氛，使患者的心境达到最佳状态，促进早日康复。对新入院患者要热情接待，介绍医护人员、环境及有关制度，耐心解答患者的问题，主动对患者进行健康教育，耐心体贴地服务患者，满足患者的合理需求。

第三节　饮食调护

饮食调护是在中医药理论指导下，根据患者病情需要，给予适宜的饮食，预防或治疗疾病的一种方法。中医学认为，合理的饮食和良好的饮食习惯是维持正常机体功能的关键之一。

一、食物的性能

（一）四性

四性是指食物具有的不同属性，包括寒、凉、温、热四性，习称"四气"，加上不寒不热的平性，又可称为"五性"。其中寒与凉、热与温有其共性，只是程度上有所不同，温次于热，凉次于寒，平性食物作用比较缓和，无明显偏性。见表6-1。确定食物的"性"和药物相似的依据，是从食物进入人体，作用于脏腑经络后所发生的反应按照中医理论概括出来的。

表6-1　食物四性分类

食物四性	性味	功效	适应证	举例	注意事项
寒性食物	苦寒、甘寒	滋阴清热，泻火解毒	热证	绿豆、苦瓜、冬瓜、西瓜、香蕉、海带、葫芦、莴笋、柠檬、黑鱼、芦荟等	寒性食物易损伤阳气，故阳气不足、脾胃虚弱者应慎用
凉性食物	甘凉	清热，养阴	热性病证的初期、疮疡、痢疾等	鸭蛋、豆腐、莲子、黄瓜、梨、菠菜、薏苡仁、绿茶等	凉性食物比寒性食物平和，但久用损伤阳气，阳虚、脾气虚损者应慎用
热性食物	辛温、辛热	温中祛寒，益火通阳	寒证	辣椒、胡椒、桂皮、高良姜、白酒等	热性食物多辛香燥烈，容易助火伤津，热病、阴虚火旺者应忌用
温性食物	甘温	温中散寒，通阳补气	阳气虚弱的虚寒证或实寒证较轻者	羊肉、狗肉、鳝鱼、蚕蛹、扁豆、葱白、生姜、大蒜、韭菜、桂圆肉、荔枝、红糖等	热证、阴虚火旺者应慎用或忌用
平性食物	甘平	补益和中	日常生活的基本饮食	玉米、红薯、胡萝卜、猪肉、蚕豆、赤小豆、鲫鱼、鲤鱼、山药、香菇等	可以根据患者的具体情况灵活选用

（二）五味

五味是指辛、甘、酸、苦、咸五种不同的味道。另外还包括淡味和涩味，因而实际上不止五种。五味是最基本的五种滋味，所以仍然称为五味（表6-2）。五味的确定主要通过两种方法来确定：一是通过口尝，即用人的感觉器官辨别，它是食物真实味道的反映；二是通过食物作用于人体产生的不同反应和疗效来辨别，如黑木耳口尝淡而无味，因具有行血之效，所以将其归于辛味之中。

表6-2 食物五味分类

味	特点	作用	适应证	举例
辛	能行能散	发散，行气，行血	表证、气滞血瘀证	生姜散风寒，薄荷散风热
甘	能补，能和，能缓	补益和中，缓急止痛	虚证、痛证	红枣补中益气，养血安神；山药补气
酸（涩）	能收能涩	收敛固涩	虚证多汗、泄泻、尿频、遗精	乌梅涩肠止泻
苦	能泻，能燥，能坚	泻热，燥湿，坚阴	热证、湿证、气逆等	苦瓜清热解毒
咸	能下能软	软坚，散结，泻下	热结便秘、瘿瘤、瘰疬等	海藻软坚，消散瘿瘤
淡	能渗能利	渗湿利水	水肿、小便不利、湿盛等	薏苡仁、冬瓜渗湿利水

（三）归经

归经是指某些食物对某些脏腑经络的病变起着主要或特殊的治疗作用。食物归经实际是指食物治病的适用范围。《素问·真要大论》曰："五味入胃，各由所喜，故酸先入肝，苦先入心，甘先入脾，辛先入肺，咸先入肾。"这种倾向性主要表现在食物对不同脏腑的作用上。严格地说，五味并不局限作用于某一脏腑，它是食物被食用后反映出来的效果，并结合脏腑、经络理论概括起来的。例如，清热泻火的食物一般都具有寒凉的偏性，但不同食物其作用则不同，有偏于清肺的、有偏于清心的、有偏于清胃的。像梨、香蕉、柿子、猕猴桃等水果，它们的性味都是甘寒的，但梨偏于清肺热，而香蕉偏于清大肠热，猕猴桃则偏于清膀胱热。

需要说明的是，食物既有性、味、归经，也有升降浮沉的作用趋势，但这种趋向不如药物显著。此外，极少数食物也有一定的毒性，如生食白果过量则会中毒。

二、饮食调养的原则

饮食调养的原则有辨证施食、辨病施食、三因制宜、调整阴阳、协调脏腑等。本节重点介绍辨证施食、辨病施食、三因制宜。

(一) 辨证施食

辨证施食是根据疾病的证候类型，指导患者选择不同属性的食物，以达到辅助治疗的目的。对食物的选择既要考虑疾病的类型，又要根据食物本身的四气五味和归经等情况实行辨证施食。如泄泻，证属湿热内蕴者，宜食马齿苋；证属食积中焦者，宜食山楂、萝卜。

(二) 辨病施食

不同病证往往具有特定的病因、病机和证候特点，食物含有的物质成分往往对某一种或几种疾病具有特异性作用，故饮食调护时也要辨病施食。如消渴病患者，宜多食富含南瓜多糖的南瓜；瘿瘤病患者，宜多食富含碘元素的紫菜、海带。以辨病施食来指导实践，具有非常重要的意义。

(三) 三因制宜

1. 因时制宜 四时季节气候的变化，对人体生理和病理均可产生不同的影响。因此，应依据四季阴阳消长的变化来调节饮食，以适应自然规律，保持人体阴阳的平衡协调。

（1）春季 属肝。要顺应春生之气。万物升发向上，饮食宜辛温升散，如香菜、洋葱、生姜等；忌酸涩，酸性收敛，不利于阳气升发和肝气疏泄。

（2）夏季 属心。气候炎热，人体阳气外发，腠理开泄，饮食宜祛暑生津，以清心护心为主，如冬瓜、荷叶粥、西瓜、绿豆汤、丝瓜等；忌食寒凉、厚味之品。

（3）秋季 属肺。气候由热转凉，自然界的阳气由疏泄趋向收敛，饮食宜酸、甘、润，以滋阴润肺为主，如雪梨、蜂蜜、甘蔗、牛奶、银耳、百合、莲子、黑芝麻等，忌辛散寒凉之物。

（4）冬季 属肾。气候寒冷，万物收藏，宜食滋阴潜阳、热量高的食物，如谷类、羊肉、狗肉汤等，宜热食，以保护阳气；忌食生冷寒凉之品。

2. 因地制宜 我国地域广阔，在地理、气候、生活习惯等方面存在极大的差异。所以，人的生理活动和病变特点也不尽相同，应根据不同地域给予饮食护理。例如，我国西北地区，地势高，气候寒冷干燥，易受寒伤燥，其病多寒，宜食温阳散寒或生津润燥的食物；东南地区，地势低而温热，气候温暖潮湿，易感湿邪，其病多热，宜食清淡、除湿的食物。地区不同，加之各地区口味习惯的异同，如山西、陕西多喜食酸，云贵、川湘等地喜辛辣，江浙等地喜甜味，东北、华北各地又喜食咸与辛辣，东南沿海喜食海味，西北喜食乳酪等。因此，饮食调护要因地而异。

3. 因人制宜 人的年龄、性别、体质等不同，对病邪的抵抗力、病后恢复能力等均存在差异，在饮食调护时应因人而异。

（1）年龄

1）儿童：身体娇嫩，为稚阴稚阳之体，身体发育处于"成而未全，全而未壮"的阶段，宜食性平和、易于消化、健脾开胃的食物，而且食物的品种宜多样化，粗细粮、荤素合理搭配，不可偏嗜，忌食滋腻峻补之品。

2）青年人：气血旺盛，宜食营养丰富的血肉有情之品和五谷杂粮、新鲜果菜，忌暴饮暴食，寒热、饥饱无度。

3）老年人：脾胃功能虚弱，运化无力，气血容易亏损，宜食清淡、温热熟软之品，忌食生冷、黏硬、不易消化之品。

（2）性别

1）男性：男子一般消耗体力过多，故需注重阳气的守护，宜多选用补气助阳的食物，如韭菜炒虾仁等。

2）女性：女子以血为本，常常有余于气，不足于血。特别是经孕产乳后，饮食应以补阴补血为主，尽量选择多汁多液食物。

（3）体质

1）平和质：先天禀赋良好，后天调养得当，阴阳气血调和，以体态适中、面色红润、精力充沛等为主要特征。饮食宜平衡并多样化，少食过于油腻及辛辣之物，以选择平性食物为宜，五味不得偏嗜。

2）气（血）虚质：常见表现为平素语音低弱，气短懒言，容易疲乏，精神不振，易出汗，舌淡红，舌边有齿痕，脉弱。饮食宜健脾益气，忌食滋腻、生冷、苦寒、破气、耗气之品。

3）阳虚质：常见表现为平素畏冷，喜热饮食，精神不振，睡眠偏多，口唇色淡，毛发易落，易出汗，脉沉迟。饮食宜温补阳气，多食温热之品，忌食生冷。

4）阴虚质：常见表现为手足心热，口燥咽干，鼻微干，喜冷饮，大便干燥，舌红少津，脉细数。宜多吃滋阴类食物，少食辛辣刺激性食物，以免损耗津液。

5）痰湿质：常见表现为面部皮肤油脂较多，多汗且黏腻，胸闷，痰多。饮食宜健脾化湿，多食清淡之品，忌食肥甘油腻煎炸等不易消化的食物。不宜贪凉饮冷，过食生冷瓜果或燥热的食物。

6）湿热质：常见表现为面垢油光，口苦口干，身重困倦，易生痤疮，大便黏滞不畅或燥结，小便短黄，舌质偏红，苔黄腻，脉滑数。饮食宜清热祛湿，忌食肥甘厚味、生冷之品，少食辛辣。

7）瘀血质：常见表现为肤色晦暗，色素沉着，容易出现瘀斑，口唇黯淡，舌黯或有瘀点，舌下络脉紫黯或增粗，脉涩。饮食宜活血祛瘀，行气散结，忌食寒凉、收涩之品。气郁与血瘀常常互为因果，宜多配伍一些具有行气功能的食材。

8）气郁质：常见表现为神情抑郁，情感脆弱，烦闷不乐，舌淡红，苔薄白，脉弦。饮食宜行气解郁、芳香开郁，少食肥甘黏腻、收敛酸涩之品，多食行气解郁的食物，有助于气机调达，心情舒畅。

9）特禀质：是指由于先天禀赋不足和禀赋遗传等因素造成的一种特殊体质，包括先天性、遗传性的生理缺陷与疾病、过敏反应等。常见表现为哮喘、风团、咽痒、鼻塞、喷嚏等。饮食宜益气固表，调养先天，培补肾精肾气。忌食生冷、辛辣、肥甘厚味以及各种"发"物，以免引起宿疾。

三、饮食调养的要求

饮食调养必须遵循一定的原则和法度，以达到治疗疾病、改善机体功能的目的。

（一）饮食平衡

1. 种类多样 食物种类多样化并合理搭配。《素问·脏气法时论》曰："五谷为养，五果为助，五畜为益，五菜为充，气味合而服之，以补精益气。"强调了饮食合理调配的重要性。食物种类多样化并合理搭配，人体才能摄取各种必需的营养，维持气血阴阳的平衡。全面的饮食、适量的营养是保证生长发育、健康长寿的必要条件，如果偏食，则会引起气血阴阳的平衡失调。

2. 五味调和 《素问·生气通天论》中指出："阴之所生，本在五味；阴之五宫，伤在五味。"如果长期偏食，就会引起机体阴阳平衡失调，从而导致疾病。如偏食辛辣，可使胃肠积热，在上则口腔破溃、牙龈出血，在下则大便干燥或成痔疾；过食甘味可助湿生痰、化热，或生痈疡等病。

3. 寒热适中 饮食应冷热适宜。《灵枢·邪气脏腑病形》曰："形寒饮冷则伤肺。"过食生冷不但损伤脾胃，还会影响到肺。饮食的冷热要适宜，做到寒温适中。过热的食物，易烫伤消化道，日积月累易致癌变；过冷的食物，易损伤脾胃阳气，发生胃痛、腹泻等病证。妇女行经期过食生冷，易患月经不调、痛经、闭经等疾患。正如《灵枢·师传》所曰："饮食者，热无灼灼，寒无沧沧。"

（二）饮食有节

1. 饮食定时 是指进食宜有较为固定的时间。《尚书》载"食哉惟时"，指出每餐进食应有较为固定的时间，以保证消化、吸收正常进行，脾胃协调配合、有张有弛。反之，食无定时，打乱胃肠的正常消化规律，则会出现脾胃功能失调，消化能力减弱，损害健康。

2. 饮食定量 饮食应以适量为宜，过饥或过饱均可发生疾病。《素问·五常政大论》曰："无使过之，伤其正也。"《灵枢·五味》曰："谷不入，半日则气衰，一日则气少矣。"过饥则摄食不足，气血生化之源缺乏，久之则气血衰少而为病，气血不足则正气虚弱，抵抗力降低，也易引发其他病证。反之，过饱则饮食摄入过量，超过脾胃的消化、吸收能力，可导致脾胃损伤、消化不良等病证。

（三）饮食清淡

饮食清淡是指避免进食过多肉类、油腻或辛辣食物及大量饮酒，以免损伤脾胃，诱发疾病。《素问·生气通天论》曰："膏粱之变，足生大疔。"说明肥甘厚味易引起痈疽疮疡等疾病。同时，强调饮食不宜过咸，应少吃盐。《备急千金要方》指出："咸则伤筋，酸则伤骨，故每学淡食。"

（四）饮食须洁

新鲜清洁的食物，可补充机体所需的营养，饮食不洁或腐烂变质的食物，可引起胃肠道疾病和食物中毒，导致腹痛、吐泻，严重中毒，甚至可危及生命。张仲景在《金匮要略·禽兽鱼虫禁忌并治》中已明确告诫，"秽饭、馁肉、臭鱼，食之皆伤人"。

此外，大部分食物不宜生食，需要经过烹调加热后变为熟食，方可食用。烹调能杀灭细菌，熟食较易消化。孙思邈在《备急千金要方·道林养性》中指出："勿食生肉，伤胃，一切肉唯须煮烂。"

（五）合理烹制

1. 谷物类烹制　米类淘洗次数要尽量减少，煮粥不要加碱，面粉加工不要过细、过精，少做油炸食物等。

2. 蔬菜类烹制　一般说来，蔬菜应先洗后切，立即烹制，防止水溶性维生素的流失。蔬菜炒熟后应立即食用，如果搁置一段时间，营养素的丢失会随之加大。做菜最好的方法是急火快炒，可以减少对营养素的破坏。煮菜时间不要太久，以防维生素丢失。维生素 C、维生素 B 等易溶于水，因此要菜和汤一起吃。炒菜或做汤加适量的淀粉，对维生素 C 有保护作用。生吃的蔬菜一定要洗净食用，如西红柿、黄瓜等。

3. 肉类烹制　肉类食物应烧熟煮烂，以利消化吸收。煮肉时，适当放少许食醋，有助于肉软烂。炒肉前先用淀粉或酱油拌一下，有助于保护维生素和蛋白质，而且肉质鲜嫩。炊具的使用，以铁锅最好，维生素损失较少，还可以补充铁质。

（六）保持良好进食习惯

1. 进食宜乐　进食时要保持心情舒畅，使肝气得舒，脾胃功能正常。《备急千金要方·食治》指出："人之当食，须去烦恼。"所以患者进食时不要谈论病情，以免影响食欲。

2. 进食宜缓　进食时要细嚼慢咽，以助于分泌唾液。唾液中的淀粉酶有助于消化，溶菌酶有助于杀菌及分泌抗癌物质。

3. 进食专注　进食时要专注，不要一边进食一边做其他事情。患者进食时，护理人员应停止一切操作，如发药、健康宣教等。

4. 食后漱口　进食后漱口，以消除或减轻口中异味。

5. 食后散步　进食后宜做一些和缓的活动，如散步等，不宜立即卧床休息。

四、饮食宜忌

饮食宜忌，俗称忌口、食忌，是指某些情况下食用某些食物会导致人体产生不适，甚至引起病变。临床上许多疾病难愈或愈而复发，往往与不注意饮食宜忌有关。

(一) 食药配伍宜忌

食物之间或食物与药物之间通过配伍，相互影响，会使原有性能发生改变，因而可产生不同的效果。中医学十分注重食物与药物的配伍禁忌，某些食物与药物因其性味相反，在功效上彼此有拮抗作用，合用时能降低疗效，如人参不宜与萝卜同食，党参、茯苓忌醋等。食物的配伍亦有相须、相使、相畏、相杀、相恶、相反之别。

（1）相须　同类食物相互配伍使用，可起到相互加强的功效。如治疗暑湿感冒的绿豆丝瓜花汤，绿豆与丝瓜均有清热解毒之功，协同使用，则清热之功倍增。

（2）相使　以一类食物为主，另一类食物为辅，使主要食物功效得以加强。如治风寒感冒的姜糖饮，生姜解表散寒为主药，温中和胃的红糖为辅，红糖能增强生姜温中散寒的功效。

（3）相畏　一种食物的不良作用能被另一种食物减轻或消除。如紫苏解鱼、蟹引起的轻微中毒。

（4）相杀　一种食物能减轻或消除另一种食物的不良作用，实际上相畏和相杀是同一配伍关系从不同角度的两种说法。如生姜解螃蟹的寒凉之性。

（5）相恶　两种食物合用，一种食物能减低另一种食物的功效。如萝卜能减低补气类食物（山药、大枣等）的功效。

（6）相反　两种食物合用，有可能产生不良作用。如羊肉忌西瓜、狗肉忌绿豆、鸭梨忌苋菜、蜂蜜忌生葱等。

(二) 病中饮食禁忌

病中饮食禁忌是指患有某种疾病，则某些食物在此期间不宜食用。《金匮要略》中指出："所食之味，有与病相宜，有与身为害，若得宜则益身，害则成疾。"患病过程中，因进食某些食物会影响药效和疾病的治疗，所以应避免应用。一般来说，服药期间，不宜选生冷、油腻、腥臭、刺激性及不宜消化食物。

不同的疾病有不同的饮食禁忌，如热性病患者应忌辛辣等热性食物；寒性病患者应忌生冷瓜果、清凉饮料等寒凉性食物；泄泻患者不宜吃生冷硬固、肥甘厚味等难以消化的食物；痔疮患者不宜吃辛辣刺激、煎炸及热性食物；水肿患者不宜吃太咸的食物；咳嗽患者忌辛辣等刺激性食物；胃病患者忌粗糙、生冷坚硬的食物；失眠患者忌饮咖啡、浓茶等饮料；皮肤病患者忌食鱼、虾、蟹等腥膻发物及辛辣刺激性食物。

(三) 胎产饮食禁忌

1. 产前　妊娠期由于脏腑经络之气皆注于冲脉以养胎，此时全身处于阴血偏虚、阳气偏盛的状态，因此凡辛热温燥之品不宜食用，即所谓"产前宜凉"。因为大辛大热类食物不仅能助生胎热，令子多疾，并可导致孕妇助阳动火，血行旺盛，损伤胎元，甚则迫血堕胎，故孕期应避免或禁止食用。《医学心传全书》载"胎前忌热"。《珍本女科医书辑佚八种》中指出"妊娠多食辛，胎精魂不守"。如肉桂、干姜、花椒、胡椒、辣椒、芥末、胡荽、大蒜等，以及羊肉、雀肉、鳗鲡鱼等均不宜食用。此外，妊娠恶阻者还应忌食油腻、腥臭及不消化之品。妊娠后期，由于胎儿逐渐长大，影响孕妇的气机升降，易成气滞，故应少食胀气及收涩性食物，如芋头、番薯、石榴等。孕期饮食禁忌还包括以下几类。

（1）活血类食物　活血类食物能活血通经，下血堕胎，故孕期应忌食，如桃仁、山楂、蟹爪等。

（2）滑利类食物　滑利类食物能通利下焦，克伐肾气，使胎失所系，导致胎动不安或滑胎，故应避免食用，如马齿苋、荸荠、木耳、薏苡仁等。

（3）大辛大热类食物　此类食物不仅能助生胎热，令子多疾，并可助阳动火，损伤胎元，故孕期避免食用或忌用，如肉桂、干姜、花椒、胡椒、辣椒、生姜、大蒜、羊肉等。

（4）其他有关食物　昆布能软坚化结、麦芽能催生落胎、槐花能堕胎等，孕妇均应忌食。

2. 产后　产后往往失血耗阴，瘀血内停，多虚多瘀，加之体内的气血还要化生乳汁喂养婴儿，故饮食应营养丰富，易消化，可食一些活血化瘀之品，如红糖茶；禁食寒凉酸收之品，如乌梅、莲子、芡实、柿子等。《饮膳正要》中指出："母勿太饱乳之，母勿太饥乳之，母勿太寒乳之，母勿太热乳之……乳母忌食寒凉发病之物。"

附一

常用食物性味、归经、功效、注意事项简表

常用食物性味、归经、功效、注意事项见附表1～附表5。

附表1　温性食物

品名	性味	归经	功效	注意事项
高粱	甘，温	入脾、胃经	温中健脾，涩肠止泻	糖尿病患者忌食，大便燥结及便秘者少食或不食
糯米	甘，温	入肺、脾、胃经	益肺除烦，补脾和胃	糯米食品宜加热后食用，宜煮稀粥服用。凡湿热痰火偏盛之人忌食，发热、咳嗽痰黄、黄疸、腹胀之人忌食
葱白	辛，温	入肺、胃经	发汗解表，通阳散寒，解毒散凝	体虚机表不固、易汗出及狐臭者不宜，煎煮不宜过久
韭菜	辛，温	入肾、胃、肝经	温中行气，温肾	不宜久煎、久炒；韭菜性偏温热，阴虚内热或患疱疹、目疾者不宜
南瓜	甘，温	入脾、胃经	补中益气，除湿解毒	脾虚湿阻气滞者慎用
生姜	辛，温	入肺、脾经	发散风寒，温中止呕，解鱼蟹毒	阴虚内热、目疾、痔疮等不宜
小茴香	辛，温	入肝、肾、脾、胃、膀胱经	祛寒止痛，理气和胃	热毒炽盛及阴虚火旺者不宜

品名	性味	归经	功效	注意事项
芫荽	辛，温	入肺、脾、胃经	发表透疹，芳香开胃	因热毒壅盛而非风寒外来所致的疹出不透者忌食，小儿麻疹已透发后不能食用，患有癌症、慢性皮肤病、眼病、胃及十二指肠溃疡及气虚体弱者不宜多食
荔枝	甘、酸，微温	入脾、胃、肝经	养血填精，益气补心	阴虚火旺和痰湿阻滞者不宜
山楂	酸、甘，微温	入脾、胃、肝经	消食化积，散瘀行滞	脾胃虚弱而无积滞之气虚便溏者不宜
杨梅	甘、酸，温	入胃、大肠经	生津止渴，和胃消食	血热火旺者不宜多食
桃子	甘、酸，温	入胃、大肠经	生津润肠，活血消积	不宜多食，多食令人发热
杏子	甘、酸，温	入胃、肺经	润肺定喘，生津止渴	多食伤脾胃，损齿
栗子	甘，温	入脾、肾经	健脾养胃，补肾强筋	食积、脘腹胀满痞闷者禁服
鸡肉	甘，温	入脾、胃经	健脾补虚，益气养血	实证、热证或邪毒未消者不宜
牛肉	甘，温	入脾、胃经	补中益气，健脾养胃	疮毒或皮肤湿疹忌食
羊肉	甘，温	入脾、肾经	益气补虚，温阳助阳	外感病邪或素体有热者不宜
鲤鱼	甘，微温	入脾、肾经	健脾开胃，利水消肿	鲤鱼胆味苦有毒，勿食污染的鱼肉
海参	甘、咸，温	入肝、肾经	养血润燥，补肾益精	脾虚不运、痰湿壅滞或便溏腹泻及病邪未尽者禁食
虾	甘，温	入肝、肾经	补肾壮阳，通乳，托毒	阴虚火旺者、过敏体质者忌食
食醋	酸、甘，温	入肝、胃经	散瘀止血，解毒消食	脾虚湿盛、湿痹拘挛者不宜
红糖	甘，温	入脾、胃、肝经	补血，活血，散瘀	痰湿、糖尿病患者不宜
饴糖	甘，温	入脾、胃、肺经	益气缓急，润肺止咳	脾胃湿热、中满呕哕者不宜

附表 2 热性食物

品名	性味	归经	功效	注意事项
狗肉	甘、咸，热	入脾、胃、肾经	补中益气，温肾壮阳	阴虚火旺者忌服，不宜春夏用
白酒	辛、甘、苦，热	入心、肝、肺、胃经	通脉御寒，行药势	度数较高的酒不宜，湿热或痰湿蕴结、失血、阴虚、痔疮患者忌服；神经及精神病、高血压病、动脉硬化、肝炎、肝硬化、肺结核等患者忌服，空腹和妊娠期均不宜饮酒
桂皮	辛、甘，热	入心、脾、肝、肾经	温中补阳，散寒止痛	阴虚有火、里热内盛及孕妇不宜
花椒	辛，热	入脾、胃、肾经	温中散寒，止痛杀虫	阴虚火旺者及孕妇不宜

续表

品名	性味	归经	功效	注意事项
胡椒	辛，温	入胃、大肠经	温中下气，消痰解毒	阴虚有火、目疾、痔疮患者不宜
辣椒	辛，热	入脾、胃、心经	温中散寒，健胃消食	过食可引起头昏、眼干、消化道灼热疼痛、腹泻、诱发口唇疱疹；阴虚火旺、咳嗽、失血、目疾、疮疡、痔疮及患消化道溃疡者不宜或忌服
大蒜	辛，热	入肺、脾、胃经	温中消食，解毒	过食可使胃液分泌减少，并出现头昏、口臭等。阴虚火旺、肺胃积热、目昏眼干及狐臭者不宜

附表3　凉性食物

品名	性味	归经	功效	注意事项
大麦	甘、咸，凉	入脾、胃、膀胱经	和胃，消积，利水	身体虚寒者少食或不食
小麦	甘，凉	入心、脾、肾经	养心益肾，健脾和胃	小麦能壅气作渴，气滞口渴、湿热者少食
萝卜	甘、辛，凉	入肺、胃经	消食下气，清热化痰，解酒	脾胃虚寒、胃及十二指肠溃疡、慢性胃炎、单纯甲状腺肿、先兆流产、子宫脱垂及体质弱者不宜多食。萝卜不宜与人参同食，脾胃虚寒者勿生食
丝瓜	甘，凉	入肺、肝、胃经	清热解毒，凉血通络	脾胃阳虚、大肠不固者慎食
菠菜	甘，凉	入肝、胃、大肠经	养血止血，润燥止渴	不宜与含钙丰富的食物如豆腐共煮，会形成草酸钙，有碍消化。肾炎、肾结石患者，胃肠虚寒、腹泻者忌食
芹菜	甘、苦，凉	入肝、胃、膀胱经	清热凉血，平肝息风	不宜久煎久炒，脾胃虚寒者慎用
茄子	甘，凉	入肺、胃、大肠经	清热，活血，通络	脾胃虚寒者不宜多食，肠滑腹泻者慎用。易长痱子、生疮疖者尤宜
黄花菜	甘，凉	入肝、心经	养血平肝，利水消肿	内含有毒物质秋水仙碱，食用前应放入水中浸泡两小时，挤掉水分后再食
柠檬	酸，凉	入肺、胃经	生津止渴，祛暑安胎	本品太酸不宜鲜食，可用以配菜榨汁。柠檬富有香气，能解除肉类、水产的腥膻之气，并能使肉质更加细嫩，胃酸过多者忌食
枇杷	甘、酸，凉	入肺、脾、肝经	润肺，止咳，下气	多食助湿生痰，令人中满泄泻，脾虚滑泻者忌食
芒果	甘、酸，凉	入肺、脾、胃经	止渴生津，消食止渴	不宜与大蒜等辛辣物同食，饱餐后禁食，过敏体质者不宜
李子	甘、酸，凉	入肝、胃经	疏肝解郁，生津止渴	多食伤脾胃，易致腹泻
罗汉果	甘，凉	入肺、脾经	清肺润肠	脾胃虚寒易泄泻者少服、慎服
兔肉	甘，凉	入脾、胃经	补中益气，滋阴凉血	脾胃虚寒者不宜

续表

品名	性味	归经	功效	注意事项
甲鱼	甘，凉	入肝、肾经	滋阴凉血，养精填髓	脾胃虚寒者不宜
蚌肉	甘，凉	入肝、肾经	清热，滋阴，明目	脾胃虚寒、便溏腹泻者不宜
茶叶	苦、甘，凉	入心、肝、胃、膀胱、大肠经	清热，利尿，消食	失眠者忌服

附表4　寒性食物

品名	性味	归经	功效	注意事项
豇豆	甘，微寒	入脾、膀胱经	健脾和胃，补肾	气滞便秘者禁用
荠菜	甘，寒	入肝、胃、小肠、膀胱经	清热化痰，消积	泄泻及阴虚火旺者不宜
黄瓜	甘，微寒	入胃、膀胱经	清热利水，止渴	脾胃虚寒者不宜
冬瓜	甘，微寒	入肺、胃、膀胱经	清热解毒，利水消痰	脾胃虚寒、阴虚消瘦者不宜
苦瓜	苦，寒	入肝、心、胃经	清热解毒，祛暑	脾胃虚寒者不宜
竹笋	甘，寒	入肺、胃、大肠经	利膈下气，清热痰，解油腻，解酒	脾虚易泻者慎用，胃溃疡、胃出血、肾炎、肝硬化、肠炎、尿路结石、低钙、骨质疏松、佝偻病者不宜多食
莲藕	甘，寒	入脾、心、胃经	清热生津，凉血散瘀	煮藕时忌用铁器，以免食物发黑。食用莲藕要挑选外皮呈黄褐色、肉肥厚而白者，发黑、有异味者不宜食用
番茄	甘、酸，微寒	入胃、肝经	生津止渴，健胃消食	脾胃虚寒者不宜多食
海带	咸，寒	入肝、肾、胃经	软坚散结，利水	脾胃虚寒、身体消瘦者不宜
紫菜	甘、咸，寒	入肝、肾、肺、胃经	清热利尿，化痰软坚	多食令人腹痛，故不宜久服
梨	甘、酸，寒	入肺、胃经	清热生津，止咳消痰醒酒	脾胃虚寒、肺寒咳嗽者忌用
柑	甘，微寒	入胃、膀胱经	生津止渴，醒酒，利尿	脾胃虚寒、肺寒痰嗽者不宜
柚	甘、酸，寒	入肺、胃经	健胃消食，生津，解酒	脾胃虚寒、泄泻者果肉忌服，孕妇及气虚者果皮忌服
香蕉	甘，寒	入胃、大肠经	清肺，润肠，解毒	香蕉含钠盐多，有明显水肿和需禁盐者不宜多吃
桑葚	甘，寒	入肝、肾经	滋阴补血，生津润肠	脾胃虚寒、大便溏泻者忌食
甘蔗	甘，微寒	入胃、肺经	清热和胃，生津润燥，解酒	脾胃虚寒、呕吐、腹泻或痰湿咳嗽者不宜

续表

品名	性味	归经	功效	注意事项
西瓜	甘，寒	入胃、心、膀胱经	清热解暑，生津止渴	素体脾胃虚寒和兼见便溏腹泻者不宜

附表5 平性食物

品名	性味	归经	功效	注意事项
粳米	甘，平	入脾、胃经	健脾益胃，除烦止渴	本品为生活主食，过量与偏食均不宜
大豆	甘，平	入脾、胃经	健脾宽中，润燥消水	生黄豆中的皂角素可刺激胃肠道引起呕吐、恶心、腹泻，食后易中毒，需煮透后食用。小儿不宜多食
赤小豆	甘，平	入脾、大肠、小肠经	利水消肿，解毒排脓	尿频、小便清长者不宜
黑豆	甘，平	入脾、肾经	益气止汗，利水活血	煎煮偏寒，炒食性温，过食不易消化
玉米	甘，平	入胃、膀胱经	和中开胃，化湿利尿	脾虚者服之易致泻，玉米发霉后能产生致癌物，绝对不能食用
红薯	甘，平	入脾、胃、大肠经	补中和血，益气生津	胃酸多者不宜多食，脾胃虚寒者不宜生食
山药	甘，平	入脾、肺、肾经	健脾益气，补肺益肾	湿盛中满或有实邪、积滞、便秘者不宜
蘑菇	甘，平	入肺、脾、胃经	健脾开胃，透疹	食用蘑菇应与毒蕈相鉴别，以免中毒
香菇	甘，平	入脾、胃经	益脾气，托痘疹	虚寒者慎用
胡萝卜	甘，平	入脾、肝、肺经	健脾，和胃，下气	体弱气虚者不宜，常人忌多食久食，以免耗伤正气。大量摄入胡萝卜素会令皮肤色素产生变化，脾胃虚寒者不宜
白菜	甘，平	入肺、胃、膀胱经	清热除烦，通便利肠	脾胃虚弱者不宜，忌食隔夜的熟白菜和未腌透的大白菜，腹泻者尽量忌食
木耳	甘，平	入肺、肝、胃经	滋阴养肺，益气和血	孕妇不宜
银耳	甘，平	入肺、胃经	润肺止咳，养胃生津	外感风寒者不宜
橘子	甘、酸，平	入肺、胃经	开胃理气，止咳润肺	不可多食，阴虚燥咳、咯血、吐血者慎用
葡萄	甘、酸，平	入肾、肝、胃经	补益气血，健胃利尿	多食令人烦闷或腹泻
苹果	甘、酸，平	入脾、胃经	补心益气，生津和胃	脾胃虚寒者不宜多食
菠萝	甘、酸，平	入胃、膀胱经	清暑解渴，消食利尿	含有对口腔黏膜有刺激作用的苷类物质，食前宜在稀盐水或糖水中浸泡
白果	甘、苦、涩，平	入肺、脾、肾经	收敛，定喘，止带	生食或熟食过多均易引起中毒

续表

品名	性味	归经	功效	注意事项
芝麻	甘,平	入肝、肾、大肠经	补益肝肾,养血通便	过食易引起腹泻
花生	甘,平	入脾、肺经	补脾润肺,养血和胃	便溏腹泻者不宜
莲子	甘、涩,平	入心、脾、肾经	补脾固涩,养心益肾	大便燥结者不宜
猪肉	甘,平	入肺、脾、肝经	补气养血,益精填髓	不宜多食,尤其是肥肉,多食助热,生痰作湿,动风;外感和热病者不宜
鸭肉	甘、咸,平	入肺、脾、肾经	滋阴养胃,利水消肿	外感初起、脾虚便溏者不宜
鸡蛋	甘,平	入肝、脾经	滋阴,养血,安神	痰饮积滞、宿食内停、脾胃虚弱者不宜多食,多食令人闷满
鹅肉	甘,平	入肺、脾经	益气补虚,和胃止渴	脾胃阳虚、内有虚寒及皮肤疮毒者忌用
鹌鹑	甘,平	入肝、脾经	健脾益气	鹌鹑肉有"动物人参"之美誉,可煮食、烧烤,亦可药用。本品脂肪含量少,食而不腻,对虚体有补养作用

附二

常用食疗方

1. 生姜粥(《饮食辨录》)

【组成】粳米 50g,生姜 5 片,连须葱数茎,米醋适量。

【制法用法】生姜捣烂,与粳米同煮粥;粥熟时加入葱、醋,稍煮即成。趁热服食,覆被取遍身微微汗出。

【功效主治】解表散寒,温胃止呕。适用于风寒感冒,症见发热畏寒、头痛身痛、无汗等,也可用于胃寒呕吐、肺寒咳嗽等。

【方解】生姜味辛,性温,归肺、脾经,可发汗解表,温中止呕。粳米固护胃气。

2. 绿豆粥(《普济方》)

【组成】绿豆 25g,粳米 100g,冰糖适量。

【制法用法】绿豆、粳米淘洗干净,放入砂锅,加水适量,武火烧沸,再文火继续煮至豆米熟烂;将冰糖加入粥内,搅拌均匀即成。分早晚两次服用,2～3 日为 1 个疗程。

【功效主治】清热,解暑,解毒。适用于夏季预防中暑、暑热烦渴、湿热泄泻、疮疡肿毒等。

【方解】绿豆味甘,性寒,归心、胃二经,可清热解毒,消暑热;粳米护益胃气;冰糖补中调味,全方清热解毒而不伤正。

3. 苏子麻仁粥（《丹溪心法》）

【组成】紫苏子、麻仁各 15g，粳米 50g。

【制法用法】先将紫苏子、麻仁洗净，研磨为极细末，加水再研，滤汁去渣，以汁煮粥。每日 1～2 次，早晚服用。

【功效主治】降气润肠，通导大便。适用于肠燥津亏便秘，病后、老人、孕后便秘或习惯性便秘。

【方解】苏子味辛，性温，入肺、肝二经，长于降肺气，肺气肃降有助于腑气通畅。麻子仁质润，入大肠、胃、脾三经，可润滑肠道，缓下通便。粳米健脾益胃。

4. 薏苡仁粥（《本草纲目》）

【组成】薏苡仁 60g，粳米 60g。

【制法用法】薏苡仁洗净捣碎，粳米淘洗，同入煲内，加水适量，共煮为粥。温热食之，日服两次。

【功效主治】利水渗湿，健脾和胃。用于脾虚湿盛所致水肿、泄泻、小便不利等。

【方解】薏苡仁味甘，性淡，健脾益胃，渗湿利水，微寒而不伤胃，健脾而不碍湿，渗润而不过利，为理想的淡渗清补之品。粳米健脾益胃。

5. 乌梅粥（《圣济总录》）

【组成】乌梅 10～15g，粳米 60g，冰糖适量。

【制法用法】先将乌梅洗净，拍破，入锅煎取浓汁去渣，再入粳米煮粥，熟后加冰糖少许，稍煮即可。空腹温服，早晚各 1 次。

【功效主治】涩肠止泻，补脾益肺，生津止渴。适用于肠虚、肺虚不固，症见久泻、久痢、久咳、暑热汗出、口渴多饮。

【方解】乌梅敛肺止咳，涩肠止泻；粳米益五脏，壮气力，止泻痢；冰糖平和，最为滋补，与乌梅同用，涩而兼补，不仅可以增强乌梅敛肺、涩肠、止泻等作用，而且具有"酸甘化阴"、生津止渴之妙。

6. 糯米阿胶粥（《食医心鉴》）

【组成】阿胶 30g，糯米 60g，红糖少许。

【制法用法】先用糯米煮粥，待粥将熟时，放入捣碎的阿胶，边煮边搅匀，稍煮两三沸即可。晨起空腹食用。

【功效主治】养血补虚，止血安胎。适用于血虚引起的妇女月经过少，胎动不安及虚劳咳嗽，久病咯血，或吐血，衄血，大便出血。

【方解】阿胶补血滋阴；糯米补中气，健脾胃；红糖补中缓肝，养血活血。

7. 荆芥粥（《养老奉亲书》）

【组成】荆芥 10g，薄荷 5g，淡豆豉 10g，粳米 100g。

【制法用法】先将荆芥、薄荷、淡豆豉，煮开后继续煎煮 10 分钟，去渣取汁，备用。粳米煮粥，米烂时兑入药汁，同煮为粥。每日 1 剂，每日两次，趁热服食。

【功效主治】疏风散热，辛凉解表。适用于风热感冒。

【方解】荆芥、薄荷长于散风热，清头目，利咽喉；淡豆豉味辛、微苦，性寒，解表除热；粳米健脾养胃，有助于驱邪外出。

8. 薄荷粥（《医余录》）

【组成】鲜薄荷30g，粳米100g。

【制法用法】薄荷洗净，放入锅内，加水适量，煎煮5～10分钟，去渣，取汁待用；将米淘洗干净，置锅中加入水适量，武火烧沸，再用文火煮至7～8分熟时加入薄荷汁，继续煮至熟烂即成。温服，每日两次，2～3日为1个疗程。

【功效主治】疏散风热，清利头目。适用于外感风热所致的发热头痛、目赤、咽喉肿痛等。

【方解】薄荷气味芳香，质轻上浮，归肝、肺二经，长于疏散风热，清利头目。粳米益气护胃，并助药势。

9. 葛根粥（《太平圣惠方》）

【组成】葛根粉30g，粳米50g。

【制法用法】粳米洗净浸泡一宿，与葛根粉同入砂锅内，加水500mL，用文火煮至米熟粥稠即可。不拘时稍温食用。

【功效主治】清热除烦，解肌透表，清热生津。适用于伤风感冒、发热恶寒、头痛项强、心烦口渴等症。

【方解】葛根归脾、胃经，可发表解肌，解热生津；粳米可护益胃气。

10. 虫草蒸老鸭（《本草纲目拾遗》）

【组成】冬虫夏草5枚，老雄鸭1只，黄酒、生姜、葱白、食盐各适量。

【制法用法】老雄鸭去肚杂洗净，将鸭头劈开，放入冬虫夏草，用线扎好，放入大钵中，加黄酒、生姜、葱白、食盐、清水适量，鸭熟即可。

【功效主治】补虚损，益肺肾，止咳喘。适用于肺肾亏虚证，如病后虚损、身体羸弱、腰膝酸软、阳痿遗精及久咳虚喘等。

【方解】冬虫夏草味甘，性温，秘精益气，专补命门。老雄鸭补虚。

11. 猪肝羹（《太平圣惠方》）

【组成】猪肝1具，鸡子3枚，葱白、豆豉、食盐各适量。

【制法用法】将猪肝冲洗干净，细切备用；葱白洗净，细切备用；豆豉放入锅中，加清水，煮取豉汁，煮至将熟时，打入鸡子，略煮即成。

【功效主治】养肝明目，适用于肝血不足之视物模糊、夜盲等。

【方解】猪肝以脏补脏，滋养肝血；葱白温通阳气。

12. 甘麦大枣汤（《金匮要略》）

【组成】甘草20g，小麦100g，大枣10枚。

【制法用法】甘草放入砂锅内加清水500mL，大火烧开，小火煎至200mL，过滤取汁留用；大枣洗净去杂质，与小麦一同入锅，加水慢火煮至麦熟，加入甘草汁，再煮沸后即可食用。空腹温热服。

【功效主治】养心安神，和中缓急。适用于心阴虚证、心阴不足、肝气失和所致的脏躁、心神不宁、精神恍惚、心烦失眠等。

【方解】甘草甘缓养心，以缓急迫；小麦微寒，养心宁神除烦；大枣甘温，可补脾胃，益气血，安心神，调营卫，和药性。

13. 鲤鱼赤小豆汤（《外台秘要》）

【组成】鲜鲤鱼1条（约重1000g），赤小豆150g。

【制法用法】鲤鱼去鳞及内脏，再去除头、尾及骨，冲洗干净备用。赤小豆洗净，放入锅中，加清水，旺火烧开后改用小火，煮至半熟时加鲤鱼，煮至熟烂即成。不加调料淡食。

【功效主治】理气和血，利水消肿。适用于水肿。

【方解】赤小豆性平，味甘、酸，可利水消肿，和血解毒。鲤鱼性平，味甘，功能利水下气。

14. 当归生姜羊肉汤（《金匮要略》）

【组成】当归20g，生姜30g，羊肉500g，黄酒、食盐各适量。

【制法用法】当归、生姜冲洗干净，用清水浸软，切片备用。羊肉剔去筋膜，放入开水锅中略煮，除去血水后捞出，切片备用。当归、生姜、羊肉放入砂锅中，加清水、黄酒、食盐，旺火烧沸后撇去浮沫，再改用小火炖至羊肉熟烂即成。食用时捡去当归和生姜。

【功效主治】活血养血，温中补虚，祛寒止痛。适用于产后血虚，腹中冷痛，寒疝腹痛，以及虚劳不足。

【方解】当归补血调经，活血化瘀，缓急止痛，润肠通便，补血不滞血，活血不伤血，为调经补血第一要药；羊肉为血肉有情之品，性温热，可暖中补虚，补肾填精，开胃壮力，散寒除湿，当归配羊肉，可增强羊肉补虚温阳之力，补血活血又能止痛；生姜温散，助羊肉散寒暖胃，又可除羊肉之膻味。

15. 人参胡桃汤（《济生方》）

【组成】人参6g，核桃仁30g，大枣7个，生姜5片。

【制法用法】将人参洗净，与核桃仁、生姜一同入锅，加水适量煎煮，去渣取汁，再在药渣中加水煎取药汁，将两次药汁合并即成。分2～3次服用。

【功效主治】补气益肾，定喘止咳。用于肺肾两虚、气失摄纳所致喘证，症见咳嗽喘促、不能平卧、动则喘甚，咳声低弱、短气乏力，脉弱等。

【方解】人参味甘、微苦，性微温，大补元气，益肺补脾；胡桃仁味甘，性温，补肾固精，温肺定喘；大枣补脾和胃，益气生津；生姜益脾胃，散风寒。

16. 金钱草鲤鱼汤（《本草纲目拾遗》）

【组成】金钱草50g，鲤鱼1条（250g左右），生姜、盐、料酒、味精、菜油等适量。

【制法用法】将金钱草、生姜洗净；鲤鱼去鳃，去内脏，洗净；锅内加油煎鲤鱼，加适量清水，放入金钱草、生姜、料酒等，先武火煮沸，后改用文火焖至鲤鱼熟烂，调味加盐、味精，出锅即可。

【功效主治】除湿退黄，利水通淋。适用于湿热黄疸、热淋、石淋等。

【方解】金钱草既长于清肝胆湿热，除湿退黄，又善于利水通淋，排除结石；鲤鱼补中下气利水，导湿下行。

17. 玉米须蚌肉汤（《中国药膳学》）

【组成】玉米须50g，蚌肉120g。

【制法用法】将蚌肉放入瓦罐，文火煮熟，再放玉米须一起煮烂。每次吃蚌肉30g，喝汤100mL。

【功效主治】利尿泄热，平肝利胆。用于湿热蕴结肝胆所致之阳黄，亦可用治肾炎水肿、高血压、脚气病等。

【方解】玉米须味甘、淡，性平，归肾、肝、胆经，质轻渗降，可利尿消肿，平肝利胆；蚌肉味甘、咸，性寒，入肝、肾二经，功善清热滋阴，明目解毒。

18. 荠菜鸡蛋汤（《本草纲目》）

【组成】荠菜250g，鲜鸡蛋1个，食用油、盐、味精等调料适量。

【制法用法】将荠菜洗净、切段；鸡蛋去壳打匀，用清水煮成汤，加入调料矫味即成。温热服食，每日1次，30日为1个疗程。

【功效主治】清热利湿，凉血止血，清肝明目。适用于湿热所致的血淋、尿血、水肿、泻痢等，以及肝经热盛之头痛目胀、翳障、迎风落泪等。

【方解】荠菜味甘、淡，性凉，归肝、膀胱经，清热利湿、凉血止血、清肝明目三功皆备。鸡蛋养血，滋阴润燥，防渗利清热太过伤正。

19. 五加皮酒（《本草纲目》）

【组成】南五加皮、当归、牛膝各60g，糯米1000g，甜酒曲适量。

【制法用法】五加皮洗净，刮去骨，与当归、牛膝一起放入砂锅内同煎40分钟，然后去渣取汁，再以药汁、米、曲酿酒。每次10~30mL，每日早晚两次服用。

【功效主治】祛风湿，补肝肾，除痹痛。适用于风湿痹证，肝肾两亏，或风寒湿邪客于腰膝所致的四肢麻木、筋骨酸痛、腰膝无力等。

【方解】五加皮味辛、苦，微甘，功善补肝肾，强筋骨，祛风湿，止痹痛，为除痹起痿之要药，煎取药汁酿酒，可增强活血脉、祛风湿之功；当归活血补血，温经止痛；牛膝补益肝肾，强壮筋骨，活血通经。

20. 桑菊酒（《药酒验方选》）

【组成】桑叶、菊花、杏仁、连翘各30g，薄荷10g，桔梗20g，芦根35g，甘草10g。

【制法用法】上药酌情捣碎，用米酒1000mL浸于瓶中，封口。5日后去渣取汁即可。早晚各服1次，每次约15mL。

【功效主治】疏散风热，宣肺止咳。适用于外感风热所致的咳嗽、身微热、口微渴等。

【方解】桑叶味甘、苦，性寒，主归肺经，能透毛窍，散风热，宣肺止咳；菊花气清上浮，清散上焦风热。杏仁肃肺止咳，桔梗宣肺止咳，二者一降一升，使肺气的宣发肃降正常；薄荷辛凉发散，助桑叶、菊花散上焦风热；连翘疏散风热，清热解毒；芦根清热生津而止渴；甘草调和药性。

21. 生脉饮（《备急千金要方》）

【组成】人参 10g，麦冬 15g，五味子 10g。

【制法用法】水煎，取汁。不拘时温服。

【功效主治】益气养阴，生津止渴，敛阴止汗。适用于体倦乏力、气短懒言、汗多神疲、咽干口渴等。

【方解】人参为大补元气的第一要药，麦冬有养阴清热、润肺生津之功，两药相配，益气养阴之功益彰；五味子敛肺止汗，生津止渴。三药合用，一补一清一敛，共奏益气养阴、生津止渴、敛阴止汗之功。

第四节　用药调护

中医用药调护是护理工作的一项重要内容。护理人员只有掌握中药汤剂的煎煮法、中药内服法及不同剂型的中药外用法，才能为患者提供正确的、优质的用药调护。

一、中药汤剂煎煮法

《药治通义》曰："汤之为物，煮取精液，药之性味，混然融出，气势完壮，其力最峻，表里上下，无所不达，卒病痼疾，无所不适，是故补、泻、温、凉、有毒、无毒皆以汤为便，所以用汤最多也。"汤剂具有吸收快、奏效速、随症增损的优势，是临床应用最早、最广泛、最能体现中医药特色和优势的剂型。

中药汤剂煎煮法是根据不同药性和治疗需要配伍后，将切细、打碎或炮制过的药物加水煎煮，滤取其药液的方法。中药在煎煮过程中会发生两种变化：一是单味药物有效成分的溶出；二是药物中各种活性成分进行化合反应。《本草纲目》指出："凡服汤药，虽品物专精，修治如法，而煎药者，鲁莽造次，水火不良，火候失度，则药亦无功。"《医学源流论》强调："煎药之法，最宜深讲，药之效不效，全在乎此。"因此，中药的合理煎煮可以充分发挥药物的作用，对于防治疾病有重要意义。

（一）煎煮用具

1. 适宜器具　煎煮器具以砂锅、瓦罐为好，因其材质稳定，不易与药物中所含成分发生化学反应，导热均匀，热力缓和，保温性强，水分蒸发少，且价格低廉，这也是自古沿用至今的原因。此外，搪瓷锅、不锈钢锅和玻璃容器具有抗酸耐碱性能，传热较快，不利于药物有效成分的析出，一般大量制备时多选用。

2. 禁忌器具　忌用铜、铁、铝、锡等器具煎煮药物。铜、铁质容器传热快，化学性质不稳定，易氧化，在煎煮药物时能与中药中所含的鞣质、有机酸等成分发生化学反应而影响疗效，甚至对人体产生毒副作用。铝锅虽化学性质较稳定，但不耐强酸强碱，不是理想的煎药用具。

(二）煎药用水

1. 水质 煎药用水以水质洁净、矿物质少为原则，除处方有特殊规定外，一般用井水、自来水、蒸馏水或纯净水。忌用开水煎药，因植物药物外层组织细胞受热后会立即紧缩、凝固，在细胞壁上形成一层不可逆的蛋白质变性层，影响药物的析出和有效成分的利用。

2. 水量 煎煮水量根据药物的性质、药量、吸水程度和煎煮时间而定。一般汤剂经水煎两次，其中70%～80%的有效成分已析出，三煎、四煎中只剩下20%～30%，所以临床多采用两煎法。传统的加水方法是将药物均匀放入药锅内，看准药物表面的位置，第一煎的加水量以水超过药物表面3～4cm为准，第二煎的加水量以水超过药物表面2～3cm为准。另一种加水方法是按平均每克药加水约10mL，计算出该方总的需水量，一般第一煎加入总水量的70%，第二煎加入剩余的30%。如果煎煮花、叶、全草类等吸水性好的药物，加水量适当多一些，矿物类、贝壳类加水量应少；煎煮种子类、果实类等吸水性差的药物时，加水量可稍减。煎药时应一次将水加足，避免在煎药过程中频频加水。如确实需要加水时，应加开水，以防药液温度骤降，影响药物有效成分的析出。如不慎将药煎煳，应弃去，不可加水再煎后服用。

（三）浸泡

中药煎煮前浸泡既有利于有效成分的充分溶出，又可缩短煎煮时间，避免因煎煮时间过长，导致部分有效成分耗损、破坏过多。煎药前将药物放入砂锅内，加冷水浸泡，以药材浸透为原则。一般情况下，花、叶、草类药物浸泡20～30分钟，根、茎、种子、果实类浸泡60分钟。夏季室温高时，浸泡时间不宜过长，以免腐败变质。另外，煎药前不可用水洗药。因为某些中药成分中含有糖和苷类等易溶于水的物质；还有些中药是经过炮制的，如添加蜜、醋和酒等，若用水洗，会丧失一部分有效成分，降低药效。

（四）煎药火候

火候指火力大小与火势急慢。大火、急火称武火；小火、慢火为文火。一般以"先武后文"为原则，先用武火煎沸，沸后改用文火保持微沸状态，以免药汁溢出或水分蒸发迅速。如《本草纲目》曰："先武后文，如法服上，未有不效者。"在煎煮过程中，尽量少开锅盖，以免药物成分挥发。

（五）煎药时间

煎药时间主要根据药物和疾病的性质决定，水沸后计算煎煮时间，一般头煎为20～30分钟，二煎10～20分钟。解表药、芳香药或清热药宜用武火，时间宜短，煮沸时间为10～20分钟。滋补药以3次为宜，头煎为40～50分钟，二煎为20～30分钟，三煎为10～20分钟。有效成分不易煎出的矿物类、骨角类、贝壳类药及补益药，一般宜文火久煎，使有效成分充分溶出。有毒性的药物，如附子、乌头等需久煎，约 60～90 分钟。

（六）特殊药物的煎法

特殊药物的煎法见表 6-3。

表 6-3 特殊药物的煎法

煎法	目的	方法	举例
先煎	1.增加药物的溶解度	打碎先煎煮 30 分钟左右，再下其他药	龟板、鳖甲、龙骨、牡蛎、石膏、磁石、石决明等
	2.降低毒、烈性质药物的毒性	先煎 30 分钟或更长时间	乌头、附子等
后下	1.防止有效成分因煎煮易挥发、破坏	汤剂煎好前 5～10 分钟放入	薄荷、沉香、藿香、佩兰、砂仁等
	2.防止久煎易破坏有效成分	汤剂煎好前 10～15 分钟放入	钩藤、大黄、鱼腥草等
包煎	避免药液浑浊及减少对咽喉和消化道的刺激	将药物装入纱布袋，与其他药物同煎	蒲黄、海金沙、车前子、滑石粉、辛夷、旋覆花等
另煎	避免贵重药物的有效成分被其他药物吸附而造成浪费	单独煎煮 1～2 小时或以上，汁液兑入煎好的汤剂中	人参、西洋参、鹿茸、羚羊角等
烊化	避免胶质类或黏性大且易熔的药物与其他药物同煎黏锅煮煳	加适量开水溶化，或隔水蒸化后，冲入已煎好的药液或入药液中溶化服用	阿胶、鹿角胶、龟甲胶、饴糖等
冲服	因药物不耐高温且又难溶于水的贵重药物	用开水或用煎好的药汁冲服	犀角、珍珠、三七粉、琥珀粉等
煎汤代水	防止某些挥发性强、体积大、用量多或与其他药物同煎时容易使药液浑浊难以服用	煎汤后静置取澄清汤液服用	玉米须、金钱草等
泡服	因含有挥发油且用量又少	用刚刚煮沸的开水浸泡 30 分钟，或用煮好的一部分药液趁热浸泡，取汁服用	藏红花、肉桂、番泻叶、胖大海、金银花、菊花等

（七）机器煎药

机器煎药又称"中药代煎"，是目前临床上较为常用的煎药方法。根据处方将药物混合装入以特殊布料制成的煎药袋中，用冷水浸泡 30～60 分钟，加入适量的水；将水和浸泡好的中药连袋投入煎药机内，当温度和时间达到设定的标准时，中药即煎好，机器则自动停止加温。药汁可直接进入包装机，灌注于密闭塑料袋内。该方法与传统煎药法相比，在高温和高压的条件下，有效成分更易煎出，具有携带方便、剂量均匀、省时省力、1 剂或多剂 1 次煎成等优点。

(八)中药配方颗粒

中药配方颗粒是以符合炮制规范的优质中药饮片为原料,采用现代高新技术提取、浓缩、干燥、制粒而成的单味中药全成分浓缩颗粒。中药配方颗粒卫生、安全、防潮、防蛀、保质期长,避免了传统中药饮片在储存期间易虫蛀、霉变、吸潮等因素而影响药物质量。中药配方颗粒分格而装,每一袋上注明药名、重量、生产日期及有效期,调配方便、准确,避免了传统中药易串格、串味、容易混淆、体积大、包装不易等不足。中药配方颗粒既保留了传统中药的优点,又方便临床应用。

(九)中药煎煮操作方法

1. 计算加水量 将拆除包装的中药置于清洁的煎药器皿,再将煎药的水倒入,水量一次加足为宜。

2. 浸泡 煎药之前将药材加水搅拌后浸泡。

3. 特殊煎法 根据药物的性能及功用决定是否应用特殊用药煎煮法,如处方上已注明先煎、后下、包煎、另炖、溶化等方法煎煮的应遵从处方。

4. 先取武火,煮沸后改用文火 煮药时不宜频繁打开盖子,以尽量减少挥发成分的损失,可适当搅拌。

5. 药量 一般煎出的药汁量为每次 150～200mL,小儿减半。

6. 二煎 将煎好的药汁用过滤器去渣倒出后,再放入凉水或热水煎煮第二煎。

7. 清理用物 煎药结束后倒掉药渣,整理用物,洗手,记录已煎药物并签名。将药液倒入保温药瓶或药杯内。医院煎药要加标签,注明患者病区、床号、姓名、用法,注意保温。煎好的药及时按医嘱给患者服用。

(十)中药煎煮注意事项

1. 要防止中药煎干或煎糊,不能把药煎干再添水重煎,药物煎糊就不能服用,应取另一剂重新煎。

2. 煎药时要有专人守护,防止药液溢出,扑灭火源。

3. 必须严格按照医嘱煎药。后下药物不宜煎煮时间过长,避免药物有效成分的挥发。有毒药物先煎时间要足够,以免引起中毒。

二、中药内服法

内服为中药最常用的给药方法,具有作用直接、见效快、剂量易于控制、给药方便等优点。中药的服药方法是否恰当,对疗效亦有一定影响,在临床应用及护理时应注意以下方面。

(一)给药时间

给药时间要与人体的生命节律一致。即阳药用于阳长之时,阴药用于阴长之时,升药用于升时，降药用于降时。要根据不同的治疗目的、药物的作用及脏腑的四时特点选择合适的给药时间，以提高药物疗效。中药的给药时间规则要点如下。

1. 平喘药、截疟药应在发作前两小时服用。

2. 滋补药宜空腹服用，以利吸收；涩精止遗药宜早、晚各服1次；安神药宜在睡前半小时服用。

3. 健胃药宜于饭前服用；消导药宜饭后服用；止泻药及时给予，按时服用，泻止停药。

4. 催吐药宜清晨、午前服；驱虫药宜清晨空腹或晚上睡前服。

5. 调经一般根据证候，于经前和经期服用不同的药物。如肝气郁滞的痛经患者，经前3天服疏肝理气之剂，使肝气条达，气血流畅；在经期宜服理气活血止痛之剂，这样不仅可使痛经缓解，而且有利于月经周期恢复正常。

6. 峻下逐水药宜清晨空腹服；润肠通便药宜空腹或半空腹服用，以利清除肠胃积滞。

7. 急性病、热性病、儿童应及时、多次给药，可两小时1次，必要时采用频服法，使药力持续。

（二）根据病情确定服药次数

汤剂一般每日1剂，分两次服，上、下午各1次。丸、片、散、膏等成药要定时服用，每日2~3次，遵医嘱服用。急性病、热性病和重症患者酌情每日2~3剂，不拘时间，遵医嘱服用。病在口腔、咽喉宜缓慢频服或随时含服。呕吐患者或小儿患者宜小量频服。

（三）服药温度

服药温度是指中药汤剂的温度或服药时开水的温度，分为温服、热服和凉服。

1. 温服　将煎好的汤剂放温后服用，或用温开水、酒、药汁等液体送服的方法称为温服。一般汤剂多采用温服。中医学认为，凉（冷）者属阴，阴盛损阳。脾胃之气属阳，温服可减轻某些药物的不良反应，如服用瓜蒌、乳香、没药等对胃肠道有刺激作用的药物，易出现恶心、呕吐等不良反应，温服能缓解上述症状。

服用时应注意，汤剂放凉后应先加热，再温用，不应只加热到温热不凉就服用。汤剂冷却后多种有效成分因温度降低、溶解度小而析出沉淀，如加热至沸，则已沉淀的有效成分又可溶解，放温后服用，效果接近刚煎好时。另外，服药不能只服上面澄清部分，应搅拌均匀后服用。

2. 热服　将煎好的汤剂趁热服下，或用热开水送服的方法称为热服。解表药必须热服以助药力，增强发汗效果；寒证用热药，应热服，属"寒者热之"之法；真热假寒用寒药，应热服，属"寒药热服""治热以寒，温而行之"之法，以减少患者服药格拒。一般理气、活血、化瘀、补益剂均应热服，以提高临床疗效。

3. 凉服　将煎好的汤剂放凉后服用，或用凉开水送服的方法称为凉服。热证用寒药应凉服,属"热者寒之"之法;真寒假热用热药,应凉服,属"热药凉服""治寒以热药,凉而行之"之法。一般止血、收敛、清热、解毒、祛暑剂均应凉服。

(四)特殊送服方法

中药送服以白开水为宜。如果患者不能自行服药,服后会致吐,可在药中加入少量生姜汁,或加白糖或矫味剂;或用鲜生姜搽舌后嚼少许陈皮,然后再服药;或者待药物冷却后,少量频饮。送服消瘀活血剂时,为增强药效宜以黄酒送服。如果患者昏迷或吞咽困难,可用鼻饲法。内服中成药可根据患者体质和病证,选用酒、米汤、姜汤、红枣汤等送服。

(五)服药禁忌

服药期间,凡属生冷、油腻、辛辣、腥臭等不易消化及有特殊刺激性的食物,均应忌口。脾胃虚弱者尤其要注意。服发汗药后,忌服醋及生冷的食物。热性病忌食辛辣、油腻、煎炸食物。寒性病忌食生冷。胸痹患者忌食肥肉、烟酒。肝阳上亢、头晕目眩、烦躁易怒者忌食胡椒、辣椒、葱、蒜,忌烟酒等。疮疡肿痛者忌食鱼、虾、蟹、羊肉等刺激之品。服人参或其他滋补药忌浓茶、萝卜,以免降低或消除滋补药力;地黄、何首乌忌葱、蒜、萝卜;甘草忌鲤鱼;薄荷忌鳖肉;茯苓忌食醋。服清热凉血药及滋阴药忌辛辣、温燥之品。

(六)服药步骤

1. 核对:严格按照"三查七对"原则给药。
2. 根据给药时间、剂型、剂量、温度给药。
3. 根据不同剂型指导服药方法。

(1)一般丸剂、片剂、胶囊、滴丸等用白开水送服。

(2)散剂、酊剂、膏剂、细丸及某些贵重细料药物,不必煎煮,可用白开水或汤药冲服或含服。

(3)神志不清、昏迷、破伤风、张口困难者、口腔疾病不能进食者可行鼻饲法。

4. 服药后进行再次核对。
5. 嘱患者用少量温水漱口。
6. 协助患者选取安全舒适卧位,整理床单位。
7. 清理用物,洗手,观察,记录,并签名。

(七)服药后的观察及护理

服药后患者宜休息一段时间,以利于药物更好地吸收。要密切观察患者服药后的反应,尤其是服用有毒副作用和药性峻烈的药物,更应密切观察服药后有无不良反应。

1. 观察服药后的必然反应 如服解表药后,观察患者有无汗出,汗出多少,汗液性质及有无伴随症状等;服利湿、逐水剂后,观察患者小便的颜色、次数、有无混浊物等。

2. 观察服药后的综合反应 药物进入人体之后，会对人体产生一定的综合作用，因此，必须全面观察服药后的全身反应。如服用泻下药后，要观察大便的次数、颜色、形状、气味，以及是否伴有腹痛，腹痛的性质、发作时间及程度，是否有脱水症。

3. 观察服药后的毒副反应 部分药物，因加工炮制和使用不当易引起毒副作用，护理人员要对中草药的性能及可能发生的不良反应有明确的认识，严格掌握常用药物的性能和应用剂量，纠正中草药不会中毒的错误观念。用药前，向患者说明服用该药的注意事项。

中药中毒时常见的症状有咽干，唇舌发麻，面部及全身发红，伴皮肤丘疹，头晕，烦躁，呕吐，腹痛，腹泻，中毒严重者可出现语言及肢体运动障碍，呼吸急促，随即出现意识模糊，呼吸暂停。心血管系统表现为心音低、脉细弱、心律不齐、血压下降等。一旦出现上述症状应立即停止服药，并立即报告医生，协助进行抢救。

三、中药外用法

外用法是指将药物直接作用于患者体表某部位，以达到治疗目的的一种治疗方法。外用中药制剂使用方法简便，可根据疾病需要选用合适的剂型，敷贴或涂抹于局部皮肤，通过皮肤或黏膜吸收而发挥疗效，常用的有药膏、掺药、吹药等。

（一）药膏

药膏为药物细粉与饴糖、蜂蜜、植物油、凡士林、鲜药汁、酒、醋、水等赋形剂调和而成的厚糊状软膏，具有消瘀止痛、舒筋活血、接骨续筋、温经通络、清热解毒、拔毒生肌等功效。

1. 适用范围 用于痈肿疮疡和跌打损伤所致的瘀血、肿胀、疼痛等，如太乙膏、跌打膏、麝香风湿止痛膏等。

2. 操作步骤

（1）清洁 清洁患处局部皮肤。

（2）涂抹 将药膏涂在大小适宜、折叠为4～6层的桑皮纸或纱布上。

（3）包扎 敷于患处后包扎，关节部位采用"8"字形或螺旋形包扎。

（4）换药 一般2～3天换药1次。

（二）油膏

油膏是将药物和油类煎熬或捣匀成膏的制剂，现称软膏。优点是柔软、滑润，无板硬黏着不舒的感觉，尤其对病灶折缝处，或大面积溃疡更为适宜，现代临床常用油膏替代膏药。

1. 适用范围 用于肿疡、溃疡、皮肤病的糜烂结痂渗液不多者，肛门疾病等也可应用，如金黄膏、玉露膏、痔疮膏等。

2. 操作步骤

（1）清洁　清洁患处局部皮肤。

（2）摊药　将待敷药摊在大小适宜、折叠为4～6层的桑皮纸或纱布上。无创口者在患处敷药，上加盖一层极薄的棉纸，以减轻对皮肤的刺激，增强药力渗透。

（3）包扎　敷上油膏后加以包扎，防止脱落。对于皮肤湿烂，疮口腐化已尽者，摊贴油膏应薄，且勤更换，以免脓水浸淫皮肤，不易干燥。

（4）换药　一般2～3天更换1次。

3. 注意事项

（1）溃疡腐肉已脱、新肉生长之时，摊贴宜薄，油膏涂抹厚度适宜，避免过厚会影响肉芽生长，减慢疮口愈合。

（2）目前调制油膏大多应用凡士林，凡士林系矿物油，有时可刺激皮肤引起皮炎。可改用植物油或动物油。

（三）掺药

掺药是根据病证特点，按照制方规律，将不同的药粉撒布于膏药或油膏上或直接撒布于病变部位，古时称散剂，现称为粉剂。具有消肿、散毒、提脓祛腐、生肌收口、定痛止血等作用。

1. 适用范围　用于疮疡创面、皮肤溃烂或湿疹、口腔黏膜炎症或溃疡等，如生肌散、二味拔毒散等。

2. 操作步骤

（1）清洁　清洁创面。

（2）涂药　将药粉均匀撒布于创面上。也可撒布于油膏或黏附于药线上，直接插入疮内。

（3）覆盖　用消毒纱布或油膏纱布覆盖。

（4）换药　一般1～2天换药1次。

3. 注意事项　使用祛腐拔毒药物时，有时会刺激创面，引起疼痛，护理人员应告知患者，以便取得合作。

（四）鲜药捣敷法

鲜药捣敷法是一种简便的外用药物疗法，用时可直接捣烂外敷患处或煎水洗涤患处。具有清热解毒、消肿止痛、收敛止血等功效。

1. 适用范围　用于局部红肿热痛、创伤表面浅表出血、皮肤瘙痒、虫蛇咬伤等。常用的鲜药有蒲公英、紫花地丁、仙人掌、马齿苋、七叶一枝花、野菊花叶等。

2. 操作步骤

（1）清洁　清洁局部皮肤，防止感染。

（2）捣药　将鲜药清洗干净后放入容器内捣碎。

（3）涂抹　将药物直接敷于患处。

（4）固定　给予固定包扎。

（五）吹药法

吹药法是将药物研成极细粉末，用细竹管、鹅翎管或特殊吹药器具将药物吹入一定部位的给药方法。

1. 适用范围　用于掺药法难于达到部位的疾患，如咽喉、口腔、耳、鼻等处的炎症、溃疡等，药如锡类散、西瓜霜喷剂等。

2. 操作步骤

（1）备用物　药末和喷药管。小儿禁用玻璃管作为口腔吹药工具，以防其咬碎，损伤口腔。

（2）清洁患处　吹口腔、咽喉时，嘱患者洗漱口腔；吹耳、鼻时，先拭净鼻腔和耳道。

（3）吹药　注意气流压力不可过大过猛，以防药末直接吹入气管引起呛咳。

①咽喉部吹药：患者端坐于靠背椅上，头向后仰，张口屏气，操作者用压舌板压住舌根，手持吹药器，将适量药物均匀吹至患处。吹药后，让患者闭口，半小时内不要饮水、进食。

②耳、鼻部吹药：确定好病变部位，用吹药器将药末吹至患处。

（4）每日可进行2～4次。

第五节　病情观察

病情观察是指护理人员运用中医四诊方法及借助医疗仪器设备等，有目的、有计划地收集患者病情资料，对病情进行辨证分析并做出判断的动态过程。病情观察是护理人员的基本职责，是护理工作的一项重要内容，是为患者提供及时、有效治疗和护理的重要前提，贯穿于整个护理过程。

一、病情观察的目的

（一）判断疾病的发展趋向和转归

对患者的临床表现进行动态观察，可以推测疾病的发展趋向和转归。如原有症状减轻，说明病情好转；如病情变化幅度大，或出现新的症状，常为恶化的表现；舌苔、脉象由异常趋向正常，患者的精神状态与食欲好转，常表明病情好转，反之则病情加重。

（二）为制定护理计划提供依据

疾病发生后，可对机体造成不同程度的损害，当损害达到一定程度后，机体便会产生一定的反应，这些反应以一定形式表现于外，即症状和体征。护理人员可以通过这些表现及对其发展过程的观察、综合分析而判断为何病何证，提出护理问题，制定护理计划，为实施护理措施提供依据。

(三) 及时发现危重症和并发症

护理人员通过细致入微的观察，可及时发现病情变化的先兆，预见病情变化征兆，从而采取有效措施。同时及时向医生报告，配合救治，为危重症的抢救及并发症的早期诊治赢得时间。如高热患者突然出现体温骤降、面色苍白、大汗淋漓、脉微欲绝的亡阳证候，护理人员如能及时发现，抢救措施得当，可使患者转危为安。

(四) 了解治疗效果和用药反应

药物治疗后，护理人员应密切观察用药后情况，如疗效不佳或出现不良反应，则应及时反馈，适当调整医护措施。如服用解表药后，应观察患者汗出情况，如周身微微汗出，常为表解之象；如未发汗，则应采取一定措施促其汗出；如大汗不止，应立即通知医师，及时采取措施。

二、病情观察的要求

(一) 具备"大医精诚"的品德

护理人员的服务对象千差万别，有些是病情危重的患者，有些是不能用言语表达的小儿或昏迷等患者，而护理人员是病情观察的哨兵，单独值班机会也较多，尤其夜班护士常常是独当一面。能否按分级护理的要求巡视病房，及时了解病情变化，很大程度与护理人员的自觉性和责任心有关。护理人员只有密切观察病情，及时发现一切细微变化，时刻把患者的生命安危放在首位，勤与患者接触，及时识别可能发生的危险，及时救治，才能最大程度地减轻患者的痛苦。

(二) 运用中医基础理论指导病情观察

护理人员在进行病情观察时，应以中医基础理论为指导，如阴阳学说、五行学说、藏象学说、经络学说、病因学说等，运用整体观念和审证求因的原则，通过望、闻、问、切四诊的方法收集患者的病情资料，准确、及时、细致地进行病情观察，掌握疾病变化规律。

(三) 掌握证候传变规律

1. 观察经络反映 人体是有机的整体，各脏腑在生理活动中保持协调统一，主要靠经络的沟通、联络作用实现。经络不仅是外邪由表入里和脏腑之间病变相互影响的途径，也是脏腑与体表组织之间病变相互影响的途径。通过经络的传导，内脏的病变可以反映于外表。同时，经络有一定的循行部位和络属脏腑，可以反映所属脏腑的病证，如肝气郁结常见于两胁、少腹胀痛，是因为足厥阴肝经抵小腹，布胁肋。胃火炽盛可见牙龈肿痛，肝火上炎可见目赤等症状，这都是经络在人体器官上传导的反映。临床护理可根据疾病症状出现的部位，结合经络循行及所联系的脏腑进行病情观察，从而明确诊断，确定护理措施。

2. 了解脏腑的虚实变化 人体各脏腑有一定的生理功能，脏腑与脏腑之间、脏腑与全身组织器官（如筋、脉、肉、皮、骨等）之间都有一定的联系。只有了解脏腑的虚实变化，才能掌握证候变化规律。以肝为例，《素问·玉机真脏论》说："肝受气于心，传之于脾，气舍于肾，至肺而死。"指出了脏腑之间病理变化的关系。心主血，肝藏血，心血充足，则血脉通畅，肝得所养。若心血不足，不能制约肝阳，可见患者有头晕目眩、手足发麻等症状。因肝藏血，脾主运化，肝血有赖脾的资生，脾的运化又依赖肝的疏泄，若肝气郁结，不能疏泄，可影响脾运，临床可见腹胀、纳呆、恶心、呕吐、腹泻等症状。因肾藏精，肝血与肾精互相资生，若肾精不足，肝不舍肾，可导致水不涵木，临床可见头晕头痛、目眩耳鸣、腰膝酸软等症状。因肝主升发，肺主肃降，故临床可见胸满喘促，甚则不能卧等危重证候的表现。

三、病情观察的方法

（一）运用四诊方法观察病情

《医宗金鉴·四诊心法要诀》中指出："望以目察，闻以耳占，问以言审，切以指参。"望、闻、问、切是中医收集病情资料的基本方法。护理人员要运用四诊的方法收集病情资料，有目的地进行病情观察。

1. 望诊 望诊被列为四诊之首，是指运用视觉对患者全身和局部的病情，如色、神、形态、头颈、五官、躯体、四肢、皮肤、络脉、排泄物、舌象等进行观察，以推断体内的变化，作为辨证施护的依据。《灵枢·本脏》中指出："视其外应，以知其内脏，则知所病矣。"

2. 闻诊 闻诊是通过听声音和嗅气味而诊察疾病的一种方法。听声音主要包括听患者的呼吸、语调等有无异常。嗅气味主要是嗅患者病体发出的异常气味及排出物气味，从而判断脏腑的病理变化。若闻及尿臊味，多见于水肿病；烂苹果味多见于消渴病患者；久病重病、脏腑衰败者，病室可有腐败尸臭气味。

3. 问诊 问诊是在望诊、闻诊的基础上，通过有目的地询问患者本人或陪诊者以了解病情的一种方法。在病情观察时，通过问诊可以了解疾病发生的原因，病程长短、治疗经过、思想动态、目前症状等与疾病有关的情况。

4. 切诊 切诊是用手在患者体表的一定部位进行触摸按压，以了解疾病的一种诊察方法，包括脉诊和按诊两部分。

（1）脉诊 指对患者身体某些特定部位的脉象进行切按，体验脉动应指情况，以了解患者病情的一种方法。人体的血脉贯通全身，内连脏腑，外达肌表，运行气血，周流不休，所以脉象能够反映全身脏腑组织的功能活动，通过脉象，可以判断疾病的病位，推断疾病的预后。

（2）按诊 对患者的肌肤、手足、脘腹及其他病变部位施行触摸按压，以测知局部冷热、软硬、压痛、癥块或其他异常变化，从而推断疾病的部位、性质和病情的轻重等情况。

（二）评价护理效果，及时修订护理措施

进行病情观察时，还应观察治疗与护理后的效果，及时评价，以便确定所制订的护理计划是否正确，是否需要修改和补充，使护理措施的实施能够符合病情的变化规律。例如，壮热患者，若体温逐步下降，说明病情好转；若骤然下降，甚至低于正常体温，说明邪气旺盛，正气虚衰，为亡阳危象，表明病情在加重，对此护理人员应及时修订护理计划，采取有效的护理措施。

四、病情观察的内容

（一）一般状况

一般状况是判断病情的重要依据，包括神色、形态、头面、五官、四肢、皮肤、体温、脉搏、血压、呼吸、睡眠、饮食、排泄物、体重、大小便、妇女经带产史等。

（二）主要症状

主要症状包括咳喘、疼痛、呕吐等。病证发展到一定时期，常会出现一个或一组主要的、最令患者痛苦的症状。而这些症状的好转与恶化常常反映病情的转化。要全面、详细、客观、准确地了解主要症状与体征出现的时间、部位、性质、诱发因素及伴随症状等并注意动态观察。例如，腹泻患者的主要症状为大便次数多而稀薄，观察重点应是大便的次数、性状，以及围绕腹泻而出现的腹痛、发热、里急后重等症状。

（三）舌象

舌象是病情观察的重要内容，尤其在外感热病中更为重要。

1. 判断正邪盛衰 如舌质红润为气血旺盛，舌质淡白为气血虚弱；舌苔薄白而润是胃气旺盛，舌光无苔为胃气衰败或胃阴枯竭。

2. 判断病位深浅 如舌苔薄白多为疾病初期，病邪较浅，病位在表；苔厚则病邪入里，病位较深；舌质红绛为热入营血，病情危重。

3. 区别病邪性质 黄苔多主热邪，白滑苔多主寒邪；腐腻苔多为食积痰浊，黄腻苔多为湿热；舌有瘀斑或瘀点则为瘀血等。

4. 推断病势进退 舌苔与舌质常随正邪的消长和病情的进展发生动态变化。如舌苔由薄白转黄，进而变灰黑，说明病邪由表入里，由轻转重，由寒化热。舌苔由润转燥，多为热盛伤津。反之，舌苔由厚转薄，由燥转润，往往是病邪渐退，津液复生，病情好转之象。

（四）脉象

脉象能反映全身脏腑功能、气血、阴阳的生理病理信息，通过诊脉可以了解病位的深浅、疾病的性质、脏腑功能的强弱，推断疾病的发展与转归，为治疗、护理指明方向。

1. 判断病位深浅 如浮脉主表，沉脉主里。

2. 推断疾病性质 如迟脉多主寒证，数脉多主热证，洪脉多主邪实，脉细数多主正虚，芤脉见于失血等。

3. 推断疾病预后 如久病脉见缓和，是胃气渐复、病退向愈之兆。观察脉象时要注意病、脉、证合参。一般情况下，病、脉、证是相符的，但也可出现不相符的特殊情况。

（五）各种排出物

通过观察患者的分泌物、排泄物和某些排出体外的病理产物的形、色、质、量的变化情况而进行针对性护理。凡发热恶寒且无汗，属表寒实证；发热恶风有汗，属表虚风热证；白天汗流不止，活动更甚者为自汗，属气虚阳虚，卫阳不固；睡觉时因汗出而醒，醒后汗即止为盗汗，属阴虚。

（六）药物效果

药物治疗是临床最常用的治疗方法，应注意观察其疗效、副作用及毒性反应。如使用峻下剂有无虚脱情况，使用甘遂、芫花有无腹痛、腹泻等胃肠道刺激症状；使用砒霜有无中毒症状，应及早发现并发症，及时处理。合理安排用药，用药时注意药物的特性、作用、个体差异等，严格执行查对制度。

（七）情志变化

各种异常的情绪改变可直接损伤脏腑而导致疾病或加重原有病情。反之，各种疾病也会引起相应的情绪变化，如大怒会引起脑卒中的发生，脑卒中患者久卧病床也会引起抑郁、焦虑等情绪改变。如《灵枢·本神》说："肝气虚则恐，实则怒……心气虚则悲，实则笑不休。"护理人员应充分了解患者的精神状态及情绪变化。

附：

常用中医病情观察表述用词

意识状态：神志不清，昏迷不醒，神昏谵语，精神萎靡，烦躁不安，手足躁动，循衣摸床，手撒遗尿，牙关紧闭，角弓反张，虚脱，嗜睡等。

表情面容：痛苦面容，急性面容，眉间紧皱，身重嗜卧，倦怠无力，神情呆滞，神情淡漠，面色潮红，面色晦暗，面色苍白，面色㿠白，面红目赤，面唇青紫，两颧潮红等。

寒热：恶寒发热，寒热往来，形寒肢冷，手足欠温，手足冰凉，四肢厥冷，四肢厥逆，肢寒，四肢清冷，手足心热，烦热，五心烦热，午后潮热，畏寒，恶风，低热，壮热，身热等。

汗：自汗，盗汗，冷汗，汗出如油，汗出如珠，动则汗出，虚汗，战汗，大汗淋漓等。

颜色：苍白，㿠白，发红，发绀，黄如橘色，黄如烟熏等。

水肿：目胞浮肿，头面浮肿，遍身浮肿，腰以下浮肿，按之没指，按之如泥等。

头痛：头痛项强，头痛如裹，头痛绵绵，头昏目胀，头胀痛，头痛且重，偏头痛，颠顶痛，眉棱骨痛，前额痛，太阳穴痛，项背强痛等。

胸胁痛：胸部闷痛，痛彻肩背，胸部隐痛，胸部刺痛，胁痛如锥，两胁胀痛，胸脘痞闷等。

脘腹痛：脘腹满闷，脘腹灼痛，腹痛喜按，腹痛拒按，时痛时止，痛无定处，绕脐而痛，小腹胀痛，腹部板硬，嗳气，呃逆，嗳腐吞酸，嘈杂不安等。

腰背痛：腰背酸痛，腰酸腿软，腰痛酸重，腰冷痛，腰膝酸软无力等。

关节痛：关节红肿热痛，屈伸不利，手足拘挛，关节痛、得热而缓。

呼吸：呼吸气粗，呼吸衰微，呼吸浅速，呼吸急促，张口抬肩，少气，短气，哮喘，动则气喘。

咳嗽与痰：呛咳，顿咳，咳声重浊，痰黄黏稠，痰少难出，痰白清稀，痰中带血，痰清多泡，喉中痰鸣，辘辘有声，痰涎壅盛，鼻塞声重，浊涕，清涕等。

二便：大便秘结，便下如羊屎，大便溏泄，下利清谷，完谷不化，下利赤白，便带脓血，便溏，五更泻，小便短涩，点滴不爽，淋沥不尽，小便黄赤，小便清长，尿急，尿痛，癃闭，尿失禁，尿潴留等。

饮食：渴而不欲饮，烦渴不止，口渴引饮，饮不解渴，饮入则吐，喜热饮，喜冷饮，多食善饥，纳呆，食欲不振，厌食，择食，呕吐清涎，嗳气腐臭，食入即吐，朝食暮吐，恶心欲吐，干呕等。

第六节 病后调护

病证后期是指正气渐复，邪气已衰，脏腑功能逐渐恢复，疾病好转，趋于痊愈的时期。

在这个时期若调护不当，病邪在体内复燃，脏腑功能出现失常，则疾病复发。此期应注意合理调护，以使病邪彻底清除，脏腑功能完全恢复。因此，在病证后期适当加强锻炼，做好四时护理，合理调配饮食，注意调畅情志，促使疾病早日康复。

一、防止因外邪复病

大病初愈的患者，气血未复，正气尚虚，机体的卫外防御功能低下，常易感受六淫之邪的侵袭而引起疾病的复发。做好四时护理和起居饮食调护，对于防止虚邪贼风的侵袭有着十分重要的意义。

1. 扶正助卫 卫气源于脾胃运化的水谷精微，又依赖肺气之宣发散于体表，故合理饮食，加强营养，有助于补益脾肾。可利用日光，晒背部或全身调节人体阳气。除冬季外，以晨起阳光温煦为日光浴的最佳时间，可固护卫气，提高机体的抗病能力。

2. 慎避外邪 在病后恢复阶段，气血阴阳渐渐恢复平衡，但适应能力较弱，护理人员应注意四时气候的变化，及时嘱患者增减衣物，并注意保持居室内适宜的温度、湿度，以防外邪的侵入。风邪常为外邪致病的先导。"贼风"常指从狭小的空隙而穿出的风，如穿堂风、屋檐风、门窗隙缝风等，最易致病。一旦感受风邪，轻则腰膝酸痛，重则口眼㖞斜或中风。为此要嘱患者注意病室的穿堂风，注意用屏风或窗帘遮挡病床，以防虚邪贼风侵袭而复病。

二、防止因劳复病

劳复是指病后初愈，因精神刺激或形体劳倦及房事不节等引起疾病的复发。

1. 防精神疲劳 劳神思虑过度不仅耗伤精血，影响心神，还易影响脾胃的运化功能，不利于疾病的康复。因此，护理过程中要嘱患者消除急躁、焦虑等不良情志的影响，安心养病。进行针对性疏导，缓解精神疲劳状态，促进疾病康复。

2. 防形体劳倦 病后初愈之人，应量力进行必要的形体活动，如散步、打太极拳等，做到动静结合，形劳不倦。

3. 防房事复病 房劳过度易导致肾精耗损。应嘱患者在身体完全康复之前静养，慎行房事，以免病情反复。

三、防止因食复病

食复是指大病初愈的患者，脾胃尚虚，因饮食不当，而导致疾病复发。《景岳全书·伤寒典》指出："凡伤寒饮食有宜忌者，有不宜忌者……不欲食者，不可强食，强食则反助邪，新愈之后，胃气初醒，尤不可纵食。"合理饮食调护在病证后期尤为重要。

1. 合理配膳 病后初愈者具有阴阳不稳及正虚邪恋的特点，在饮食调护时，应防止补益太过或因补滞邪。同时，应辨证施膳，寒病者，应偏于温养，不宜过燥；热病者，宜清养，防止过寒。饮食的基本要求：①根据患者的体质、疾病、身体的恢复等情况进行辨证配膳。②提倡清淡易消化饮食，杜绝贪多强食。③饮食应新鲜洁净。

2. 注意忌口 病后初愈者，由于病邪余焰未熄，凡是助邪伤正的饮食皆应忌口。如水肿者应忌盐；瘾疹者、哮喘者应忌食鱼虾海鲜等，避免疾病复发。

四、防止因情复病

情志所伤可直接影响相应的脏腑，使气血阴阳失调，脏腑功能紊乱。病证后期患者容易产生急躁等不良情绪，影响脏腑功能，导致病情反复。此时，护理人员要及时给予疏导，使患者树立乐观情绪，保持心情舒畅，提高情绪的自我调控能力，促进疾病早日康复。

五、防止因药复病

病证后期应缓缓调护，不可急于求成。如滥用补药，补之过早易致邪留不去，从而导致病证复发。在病证后期，护理人员要教会患者及家属正确掌握用药方法、药物剂量、服药时间和可能出现的不良反应及处理方法等，嘱患者不可自行停药或减服剂量及次数，否则易导致疾病复发。

第七章　辨证施护

辨证是中医认识和诊断疾病的方法。施护是根据辨证的结果，遵循辨证的理论确定相应的调护措施。辨证是决定施护的前提和依据，施护是护理疾病的方法，同时又是检验辨证是否正确的手段。

辨证施护的方法有很多，各有其特点，既相互独立，又相互联系、相互补充。如八纲辨证施护、脏腑辨证施护、卫气营血辨证施护、六经辨证施护、气血津液辨证施护。其中八纲辨证施护是各种辨证施护的总纲，脏腑辨证施护是其他各种辨证施护的基础。本章主要介绍八纲辨证施护、脏腑辨证施护、卫气营血辨证施护。

第一节　八纲辨证施护

八纲辨证施护是将四诊收集的资料，根据病位的深浅、病邪的性质及盛衰、人体正气的强弱等方面的情况，加以综合分析，将之归纳为表里证、寒热证、虚实证、阴阳证四对八类基本证候，并针对不同的证候制定相应的护理原则，采取具体的护理措施。

八纲是从各种具体证候的个性中抽象出来的带有普遍规律的共性，在诊断疾病的过程中，有提纲挈领的作用。虽疾病的表现极其复杂，但基本都可归纳于八纲之中。从疾病类别的角度，不外阴证、阳证两大类；从病位深浅的角度，不在表就在里，或半表半里；从疾病性质的角度，不是热证便是寒证；从邪正盛衰的角度，邪气盛即为实证，正气虚即为虚证。

八纲辨证是从八个方面对疾病本质做出纲领性的辨别，但这并不意味着八纲辨证只是把各种证候简单、孤立地分为八类。事实上，八纲之间既相互区别又相互联系、不可分割，如表里与寒热虚实相联系，寒热与表里虚实相联系，虚实与表里寒热相联系。疾病的变化往往不是单纯的，而是经常出现表里、寒热、虚实交织在一起的错综复杂情况，如表里同病、虚实夹杂、寒热错杂等。在一定的条件下，疾病还可以出现不同程度的转化，如表邪入里、里邪出表、寒证化热、热证转寒、虚实互变等。疾病发展到一定阶段，还可能出现一些与疾病性质相反的假象，如真寒假热、真热假寒、真虚假实、真实假虚等。因此，在运用八纲辨证时，不仅要熟练掌握八类证候的特点，还要注意八纲之间的相兼、错杂、转化等关系。只有掌握全面、运用灵活，才能正确地认识疾病、诊断疾病，提出有针对性的护理方案。

一、表里辨证施护

表里是辨别疾病病变部位内外深浅及病势进退的一对纲领。通过辨别证候在表在里，可以明确病变位置的深浅，察知病情的轻重，预测疾病的演变趋势，从而有助于采取相应的治疗和护理措施。表、里证的辨别主要以临床表现为依据，不能将表、里简单地理解为内外的解剖位置。表证和里证辨别，应重点观察患者的寒热、舌象、脉象等表现。

（一）表证与表证护理

1. 表证 表证是六淫、疫疠等邪气经皮毛、口鼻侵入机体，正气（卫气）抗邪于肌表，以新起恶寒发热为主要表现的证。表证主要见于外感疾病初期，具有病位浅、起病急、病程短的特点。

（1）证候表现 恶寒（或恶风）发热（或自觉无发热），头身疼痛，鼻塞流涕、喷嚏、咽喉痒痛、咳嗽、气喘，舌淡红，苔薄白，脉浮。临床常见的表证有风寒束表证、风热犯表证、燥邪犯表证、暑湿袭表证、风湿遏表证、风袭表疏证等。

（2）护治原则 辛散解表。

2. 表证的护理措施

（1）病情观察 注意观察患者的寒热症状，汗出情况，舌象、脉象的变化，以区别表热、表寒、表虚证。表热证一般由风热袭表、肺卫失宣所致；表寒证一般由风寒束表、卫阳郁遏所致；表虚证一般由正气亏虚、外邪袭表或风邪犯表、营卫不和所致。同时要注意防止表证内传入里。

（2）起居调护 保持病室环境安静，空气流通，温湿度适宜。

①注意保暖，防止外感。随病情及气候的变化及时增减衣被。汗出后，及时擦干汗液，及时更换汗湿衣被，防止吹对流风，尤其要防汗出及寒凉闭汗。

②注意休息，较重者应卧床休息。

③平时应注意锻炼身体，以增强体质，提高抗病能力，抵御外邪入侵。

④感受时行病毒及疫疠之邪致病者，注意隔离。

（3）饮食调护 宜以清淡、细软、易消化的半流质或软食为主，不可过饱，忌生冷、肥甘油腻之品，以免恋邪伤正。

①表热证者 可适饮凉开水及清凉饮料或多食水果。

②表寒证者 饮食宜温热，可用姜、葱、蒜、胡椒等作调味品（如姜汤），以辅助药力散寒祛邪。

③表虚证者 宜少食多餐，食用药膳辅助治疗，如豆豉小排汤、党参红枣粥等。

（4）用药调护

①煎法 解表发汗之剂属辛散轻扬之品，不宜久煎，药加水浸透后武火急煎，沸后文火再煎5～10分钟即可。

②宜温服 服后静卧，温覆取汗，多饮开水。表热证患者，趁温服，盖被适中；表

寒证患者，趁热服，避风，盖被安卧；表虚证患者，药后可饮热粥，益胃气，养津液，以助药力。同时注意发汗的程度，表实证，汗之宜重；表虚证，汗之宜轻。

③药后观察　药后注意观察汗出的情况，以遍身微汗为佳，过汗伤正。如汗出热退，表解身凉，不必再进药；如汗出不彻，寒热不退，表证未解，药力不济，需继服药；如汗出过多，要停服，并根据情况及时处理，如年老体虚发汗太过，易出现虚脱。

（5）对症处理

①头痛　针刺合谷、太阳、风池，或耳穴压豆，取脑、额、枕、神门，每次取2～3穴。

②表热证咽喉肿痛　可用新芦根30～60g煎汤代茶饮，亦可用西瓜霜含片等。

（6）注意事项

①忌冷敷和酒精搽浴。因寒凉闭汗，可致腠理闭塞，邪遏于内，不得外达。可采用温水搽浴的方法。

②不可过汗，中病即止，不必尽剂，以防过汗伤阴；阳虚、阴虚者禁单纯发汗。

（二）里证与里证护理

1. 里证　里证是病变部位在里、在内（脏腑、气血、骨髓等），以脏腑功能失调的症状为主要表现的一类证候。

与表证相对而言，里证多见于外感病的中、后期，或内伤疾病。其成因大致有以下几种情况：一是表邪不解，内传入里；二是外邪直接入里，侵犯脏腑；三是情志、饮食、劳逸等因素直接损伤脏腑气血。

（1）证候表现　里证的病因复杂，范围广，症状多种多样，除了表证及半表半里证以外，一般都属里证范畴。里证的病位虽属里，但深浅有别。轻浅者，病变在腑、在上、在气；深重者，病变在脏、在下、在血。根据疾病的性质，可分为里热证、里寒证、里实证和里虚证。各类里证的临床表现不尽相同，常见的症状主要有壮热不恶寒，或恶寒不热，烦躁神昏，呕吐，口渴，腹痛，便秘或腹泻，小便短赤，舌红苔黄或白厚腻，脉沉等。

（2）护治原则　总的护治原则为"和里"，根据虚、实、寒、热等具体病证的异同，选用不同的护理方法。

2. 里证的护理措施

（1）病情观察　根据里证的常见证候，注重相应的病情观察。如高热患者，注意观察体温、神志、脉搏、呼吸、血压等症状；若声高气粗，腹胀便结，疼痛拒按，心烦不安，甚至胡言乱语，苔厚，脉沉实，应注意观察神志、瞳孔、血压、脉搏、大便的变化，以防止"卒中"及"痉证"发生。

（2）起居调护

①病室应保持安静、整洁，室内空气流通。随病情的不同及气候的变化调整衣着，患者避免直接吹风。

②注意休息，病情严重者绝对卧床休息。有潮热盗汗、手足心热、两颧红赤等虚热

表现者，秋冬季节晚上应早睡，以合"秋冬养阴"。

③注意皮肤及口腔的卫生。

④根据病情轻重及体质强弱，调节运动量，如练太极拳、五禽戏等，以利于通畅经络，调和营卫气血，加快病情好转。

（3）情志调护　由于患者的性格、病情、经济条件、家庭情况等不同，使得其思想情绪也不一样，为此，护理人员要充分了解各方面的情况，有的放矢，用不同的方法进行情志调护。

①危重患者多悲观失望，要多鼓励、多关心，做好生活护理，帮助洗脸、擦浴、洗脚等，使患者感到温暖。

②部分或全部失去生活自理能力的患者，精神压力很大，忧心忡忡，护理人员应满腔热忱、耐心地做好护理工作。

③对意志脆弱、多愁善感、焦虑不安者，护理人员必须因人而异，做好思想工作，以促使其早日痊愈。

（4）饮食调护　根据不同的证候给予不同的饮食调护。

①里寒证者，饮食宜温热，忌瓜果等生冷寒凉之品，可食糯米饮、桂圆汤、姜糖红茶等温阳散寒之品。

②里热证者，饮食宜清凉，忌温热动火之品，多饮清凉饮料，如绿茶、菊花茶、西瓜汁、绿豆汤等，以清热生津止渴。

（5）对症护理

①腹部冷痛者，可艾灸神阙、气海、关元及足三里。

②大便秘结者，可用番泻叶泡水代茶饮，或大黄粉泡水内服，以通腑泄热。

③若高热者，可刮痧，曲池、大椎针刺或三棱针拔罐放血，以清内热。

二、寒热辨证施护

寒热是辨别疾病性质的两个纲领，也是机体阴阳偏盛、偏衰的具体表现。病邪有阳邪和阴邪之分，正气有阳气与阴气之别。阳邪致病可导致机体阴气偏盛而阳气受伤，或是阴液亏损而阳气偏亢，从而表现为热证；阴邪致病容易导致机体阳气偏盛而阴气受损，或是阳气虚衰而阴寒内盛，从而表现为寒证。一般来说，寒证是机体阳气不足或感受寒邪所表现的证候，热证是机体阳气偏盛或感受热邪而表现的证候。实际上，寒热辨证就是辨别机体阴阳的盛衰，阴盛或阳虚的表现为寒证，阳盛或阴虚的表现为热证。《素问·阴阳应象大论》所云的"阳盛则热，阴盛则寒"；《素问·调经论》所云的"阳虚则外寒，阴虚则内热"即是此意。

寒热辨证清晰后，可依据《素问·至真要大论》"寒者热之""热者寒之"的治法，给予不同的护理措施。临床上如寒热不辨，其不良反应很快显现，后果严重。因此，寒热辨证在八纲辨证中具有重要意义。

（一）寒证与寒证护理

1. 寒证 寒证是指感受寒邪或机体阳虚阴盛而表现性质属寒，患者常具有"冷、凉"感受的证候。

寒证多因外感寒邪，或过食生冷，导致阳气被遏，或内伤久病，阳气耗伤，虚寒内生所致。感受寒邪，起病较急，体质壮实者，多为实寒证，即"阴胜则寒"；内伤久病，体质虚弱者，多为虚寒证，即"阳虚则寒"。寒邪袭于肌表，多为表寒证；寒邪直中脏腑，或因阳气亏虚所致者，多为里寒证。寒证不论是阴寒盛还是阳气虚，临床表现都会出现一系列寒象。

（1）证候表现　各类寒证证候表现不同，常见的有恶寒或畏寒，冷痛喜暖，面色㿠白，口淡不渴，肢冷蜷卧，痰、涎、涕清稀，小便清长，大便稀薄，舌淡，苔白，脉沉迟或紧等。

（2）护治原则　温阳散寒。

2. 寒证的护理措施

（1）病情观察　注意观察患者的体温、面色、神志、肢体、二便、舌苔、脉象等表现与变化。

（2）起居调护　病室宜温暖、朝阳，室温可适度偏高，肢体局部可适当热熨、保暖。平时注意防寒保暖，多添加衣被。

（3）情志调护　对病程长、病情重的患者，要注意安定其情绪，使其保持心情愉快，气机通畅。

（4）饮食调护　饮食宜温热，冬天多食禽肉、狗肉等温阳之品，可适量吃一些红参，忌食生冷瓜果、凉性食物、油腻之品。感受寒邪所致的表寒或里寒证，可用姜糖水趁热服下，食物中可酌量加入姜、葱、胡椒等辛散之品，以驱邪外出。虚寒证患者，可食用温补类药膳，以助阳散寒。

（5）用药调护　汤药宜温热服。寒证多用辛温燥热之品，应中病即止，以免辛热之品过用伤阴，尤其是夏日病寒证，要注意"用热远热"。

（6）对症处理　①风寒痹证患者，关节疼痛，可针灸、拔火罐、热熨及适当活动关节，注意保暖。②虚寒性胃脘痛、呕吐、泄泻较甚者，可艾灸中脘、关元、足三里等穴。

（二）热证与热证护理

1. 热证 热证是指感受热邪或机体阳盛阴虚而表现性质属热的证候。多因外感热邪，或寒邪入里化热，或七情内郁化火，或因饮食不节、积蓄为热，或房室劳伤、劫夺阴精，或久病伤阴、阴虚内热所致。热证包括表热、里热、虚热、实热等。病势急而形体壮者，多为实热证，即"阳盛则热"；内伤久病、阴亏阳亢者，多为虚热证，即"阴虚则热"。风热之邪袭于肌表，多为表热证；热邪盛于脏腑，或阴液亏虚所致者，多为里热证。热证不论是阳热盛，还是阴虚火旺，临床均表现出一系列热象。

（1）证候表现　各类热证的证候表现不尽一致，常见的有发热、恶热喜冷、口渴喜冷饮，面红目赤，烦躁不宁，痰、涕黄稠，吐血、衄血，小便短赤，大便干结，舌红苔黄而干燥少津，脉数等。

（2）护治原则　清热泻火或滋阴清热（清退虚热）。

2. 热证的护理措施

（1）病情观察　密切观察病情变化，如发热、出汗、神志、食欲、二便、斑疹、出血、舌脉等，并详细记录体温、脉搏、呼吸、血压。另外，注意观察是否有真热假寒、真寒假热证的出现。

（2）起居调护

①病室空气新鲜，通风良好，温湿度适宜，清洁卫生，夏天要有降温设备，如风扇、空调等。保证床铺清洁凉爽，透气性能好。

②对时邪疫病患者，要做好消毒隔离工作，严格控制探访人员。

③对高热神昏的危重患者，按危重病护理常规护理。

（3）情志调护　热证患者情绪易于激动，护理人员必须有良好的服务态度，注意安定患者情绪，使其安心配合治疗。

（4）饮食调护　饮食宜新鲜凉爽清淡，忌食辛辣刺激动火之品。鼓励患者多饮水。如烦躁口渴者，多饮清凉饮料，或多食瓜果蔬菜，以辅助清热生津。

（5）用药调护　宜凉服或微温服。清热药多寒凉，中病即止，不可过服、久服。煎煮之法视药物不同而有别，如白虎汤中的生石膏要先煎，然后再加入其他药。

（6）对症护理

1）高热者，可予降温法及针刺、刮痧、灌肠等。

①物理降温法：可用冰袋冷敷头部和腹股沟等部位，或用中药煎汤擦浴，如荆芥水、石膏水擦浴，或温水擦浴、酒精擦浴、冰水灌肠等方法。降温过程中要密切观察体温下降情况和病情变化，防止因体温骤降而发生虚脱。

②针刺法：选用大椎、合谷、曲池、风池等穴，用毫针刺法，或刺络放血法降温。

③刮痧法：可在患者两胁、背部、肘窝、腘窝等部位进行刮痧。

④药物降温：选用柴胡、金银花、黄芩、大青叶等中药煎汤饮，或用注射剂，如柴胡注射液、黄芩注射液等静脉注射，也可选用中成药紫雪丹、牛黄清心丸等。

⑤中药灌肠法：根据病情可给予中药灌肠通便，以降温退热。

2）高热神昏者：可用安宫牛黄丸或紫雪丹等，以清热开窍。

3）热毒内盛、腑气不通者：可加用大黄浸泡口服，以通腑泻便。

4）热迫血妄行者：若有少量出血症状，可外用云南白药、三七粉、白及粉等。

5）咽喉肿痛、口腔糜烂者：可用冰硼散喷涂。

三、虚实辨证施护

虚实辨证，是用以概括和分析辨别邪正盛衰的两个纲领。实证主要是指邪气盛实；虚证主要是指正气亏虚。正如《素问·通评虚实论》所说"邪气盛则实，精气夺则虚"。

分析邪正盛衰所表现的虚实证候,既是辨证的基本要求,也是制定治疗和护理措施的基本依据。实证宜攻其邪,即祛其有余;虚证宜扶其正,即补其不足。虚实辨证准确,才能攻补适宜,而不致犯虚虚实实之误。

(一) 虚证与虚证护理

1. 虚证 虚证是对机体脏腑功能衰退,阴阳、气血津液等亏虚而表现出的各种虚弱证候的概括。

虚证多因先天不足或后天失调所致,但以后天失调为主,饮食失调、劳逸过度、情志内伤、房事不节、产育过多、久病失治等都可致正气亏虚而引起虚证。根据气血阴阳虚损程度不同,虚证又可分为气虚、血虚、阴虚、阳虚4种主要证候。

(1) 气虚证 是指机体元气不足,脏腑功能减退所表现的证候。

①证候表现 神疲乏力,少气懒言,语声低微,自汗畏风,活动后诸症加重,舌淡嫩,脉虚无力等。

②护治原则 益气补气。

(2) 血虚证 是指血液亏虚,脏腑、经络、组织、器官等失其濡养所表现的证候。

①证候表现 面白无华或萎黄,唇甲色淡,头晕眼花,心悸失眠,手足麻木,妇女月经量少色淡,甚则闭经,舌淡,脉细无力等。

②护治原则 补血养血。

(3) 阴虚证 是指机体阴液亏损,阴不制阳,虚热内生所表现的证候。

①证候表现 形体消瘦,低热,午后潮热,颧红,盗汗,五心烦热,口燥咽干,小便短黄,大便干结,舌红少苔或无苔,脉细数等。

②护治原则 滋阴养液。

(4) 阳虚证 又称虚寒证,是指机体阳气不足,失其温煦推动,脏腑功能衰退所表现的证候。

①证候表现 形寒肢冷,面色㿠白,神疲乏力,口淡不渴或渴喜热饮,小便清长,大便稀薄,舌淡胖,苔白,脉沉迟无力等。

②护治原则 温阳补阳。

2. 虚证的护理措施

(1) 气虚证护理

①起居调护 注意休息,并防止外感。起居有常,劳逸适度,可根据身体情况,适当散步、练气功等。

②饮食调护 宜选用益气之品,如可用人参、黄芪、党参、白扁豆、大枣等制作药膳。

③其他 可艾灸或指压气海、关元穴。

(2) 血虚证护理

①起居调护 血虚重者,应注意脑力和体力的休息。

②饮食调护 宜多食具有补血作用的食物,如猪肝、羊肝、瘦肉等。

（3）阴虚证护理

①起居调护　病室温度宜凉爽通风，保持病室安静，患者宜劳逸结合。

②饮食调护　饮食宜清补，可选甲鱼、鸭肉、百合、银耳、枸杞等食品，忌辛辣、油炸、煎炒等温燥动火、伤阴之品。

③情志调护　注意消除急躁、抑郁等不良情绪，以免气郁化火进一步伤阴。

（4）阳虚证护理

①起居调护　应注意防寒保暖，及时增减衣被，防止受寒。

②饮食调护　宜多食温热性食物，如狗肉、桂圆、大枣、羊肉等，忌生冷瓜果之类的食品。

③用药调护　药宜热服。

（二）实证与实证护理

1. 实证　实证是指以邪气亢盛、正气不虚为基本特点，表现为亢盛有余特征的一类证候。实证的形成原因，一是外邪侵犯人体的初期或中期，邪气亢盛而正气未虚，正邪剧争；二是脏腑功能失调，气化障碍，导致瘀血、水湿、痰饮等病理产物滞留体内；三是宿食、虫积等滞留体内。

临床一般是新起、暴病、病情急剧者、体质壮实者多实证，故有"急者为实""入者为实"的说法。《类经·疾病类》亦说："凡外入之病多有余，如六气所感，饮食所伤之类也。"

（1）证候表现　实邪的性质和所在部位不同，其临床表现不一，主要有发热、胸胁脘腹胀满、疼痛拒按、胸闷烦躁、声高气粗，甚至神昏谵语、呼吸喘促、痰涎壅盛、大便秘结、小便不利或淋沥涩痛、舌苔厚腻、脉实有力等。

（2）护治原则　泻实祛邪。

2. 实证的护理措施

（1）病情观察　密切观察病情变化，如生命体征、神志、面色、疼痛的性质、汗出、口渴、二便及舌脉等情况。辨别虚实的真假，以防出现危症。

（2）起居调护　病室清洁、安静、通风良好，温湿度适宜，患者宜卧床休息，烦躁者慎防坠床。

（3）情志调护　避免情志刺激，安定情绪，心平气和，密切配合治疗。

（4）饮食调护　饮食应有节，宜清淡易消化，予流食、半流食、软食等，忌辛辣刺激之品。腹痛患者，暂缓进食。

（5）用药调护　遵循"实则泻之"原则，采取各种泻下的方法，泻实祛邪。服药应及时，加强服药后观察。攻下药宜凉服，以助泄热之功。攻下药沉降下行，宜清晨空腹服，使药达病所，易于奏效。

（6）对症护理

①实寒腹痛者　可行隔姜灸神阙，针刺足三里、中脘，亦可用沉香、元胡粉各1.5g吞服，还可用热水袋或炒盐热熨腹部。

②便秘者　注意使患者养成定时排便的习惯，可指导其清晨或睡前按顺时针方向做腹部按摩，以促进肠蠕动。患者宜食富含粗纤维的食物，可于清晨空腹饮淡盐水或蜂蜜水。

四、阴阳辨证施护

阴阳是概括证候类别的两个纲领。疾病的证候虽然错综复杂，但归纳起来可分为阴证和阳证两大类。表证、热证、实证，属阳证；里证、寒证、虚证属阴证。由于阴阳可概括其余六纲，故又称阴阳是八纲中的总纲。

（一）阴阳证

1. 阴证　凡符合抑制、沉静、衰退、晦暗等"阴"的性质的一般属性的证候，属于阴证。阴证是体内阳气虚衰，或寒邪凝滞的证候，其病属寒、属虚，机体反应多呈衰退表现。阴证常以虚寒证为代表。

（1）证候表现　精神萎靡，面色苍白，形寒肢冷，气短声低，倦怠乏力，口淡不渴，大便稀溏，小便清长，舌淡苔白，脉迟弱等。

（2）护治原则　温补阳气。

2. 阳证　凡符合兴奋、躁动、亢进、明亮等"阳"的一般属性的证候，属于阳证。阳证是体内热邪炽盛，或阳气亢盛的证候，其病属热、属实，机体反应多呈亢盛的表现。阳证常以实热证为代表。

（1）证候表现　身热面赤，精神烦躁，喜冷饮，呼吸气粗，小便短赤涩痛，大便秘结，舌红绛，苔黄燥，脉洪大或滑实。

（2）护治原则　清热泻火。

3. 亡阴证　是指体内阴液大量耗损、阴液欲竭所表现出的危重证候。其病因一是高热、大汗、大吐、大泻、大出血等致阴液迅速丧失；二是阴亏日久，渐至枯竭；三是阳虚日久，反致阴液耗竭。

（1）证候表现　汗热味咸而黏、如珠如油，身灼肢温，虚烦躁扰，恶热，口渴欲饮，皮肤皱瘪，小便极少，面色赤，唇舌干燥，脉细数无力等。

（2）护治原则　救阴敛阳。

4. 亡阳证　是指体内阳气极度衰微而表现出阳气欲脱的危重证候。亡阳证的形成主要有三个方面：一是邪气极盛，暴伤阳气；二是阳虚日久，渐至亡脱；三是亡阴导致亡阳。

（1）证候表现　面色苍白或青紫，神情淡漠甚至昏迷，冷汗淋漓，汗质稀淡，肌肤不温，手足厥冷，呼吸气微，舌淡而润，脉微欲绝等。

（2）护治原则　回阳救逆。

（二）阴证与阳证护理

阴证与阳证的护理内容见表里、虚实、寒热护理中的相应内容。

(三) 亡阴证护理

1. 病情观察 密切观察患者的神志、面色、寒热、脉搏、血压、小便、汗出等情况，及时报告病情，做好各项记录，以便积极救治。

2. 起居调护 按危重病护理，取去枕平卧位，不宜搬动，保持病室安静通风，温湿度适宜。汗出过多者，要及时更换汗湿的衣被。烦躁者，做好防护措施，防止坠床，并及时给予吸氧。

3. 用药调护 口服给药困难者，给予鼻饲。做好大量输液等抢救措施的准备工作。

4. 饮食调护 宜给予高营养饮食，昏迷者可鼻饲给予流质饮食。

5. 情志调护 采用说理开导、释疑解惑法等稳定患者情绪，避免不良情志刺激。

(四) 亡阳证护理

1. 病情观察 密切观察患者的神志、脉搏、血压、汗出、二便情况。从观察汗、四肢、舌象、脉象等情况辨别亡阴或亡阳。

2. 用药调护 可急煎独参汤，少量多次频饮或鼻饲。做好大量输液等抢救措施的准备工作。

3. 对症处理 可针灸神阙、关元、百会、气海。

八纲辨证常见证型分类见表 7-1。

表 7-1 八纲辨证常见证型分类

证候	病因	病位	常见证型	证候特征
表证	外感六淫、疫疠之邪	皮毛、肌腠、经络	表寒证、表热证、表虚证	以新起恶寒发热为主要表现，证候轻浅
里证	外邪由表及里，外邪直中脏腑，情志内伤，饮食劳倦	脏腑、血脉、骨髓	里寒证、里热证	无新起恶寒发热并见，以脏腑症状为主
寒证	感受寒邪，内伤久病，阳虚阴盛	肌腠、经络、脏腑	实寒证、虚寒证、表寒证、里寒证	恶寒喜热，口不渴，面色㿠白，四肢冷
热证	感受热邪，脏腑阳气亢盛，阴虚阳亢	肌腠、经络、脏腑	实热证、虚热证、表热证、里热证	恶热喜寒，渴喜冷饮，面色红赤，四肢热
虚证	先天不足；后天饮食失调，劳逸过度，情志内伤，房事不节，产育过多，久病失治等致正气亏虚	脏腑	气虚证、血虚证、阴虚证、阳虚证	神疲乏力，少气懒言，头晕眼花，五心烦热，形寒肢冷
实证	感受外邪，脏腑功能失调，代谢障碍致气机阻滞，水饮内停，瘀血内阻等	脏腑	广泛	发热，胸胁胀满，烦躁，疼痛拒按
阴证	阳气虚衰或寒邪凝滞	血脉、脏腑	虚寒证	面色苍白，形寒肢冷，气短声低，倦怠乏力
阳证	热邪炽盛或阳气亢盛	血脉、脏腑	实热证	身热面赤，精神烦躁，渴喜冷饮，呼吸气粗

第二节 脏腑辨证施护

脏腑辨证是在认识脏腑生理功能、病理特点的基础上，将四诊所收集的症状、体征及有关病情资料进行综合分析，从而判断疾病所在脏腑部位及其病性的一种辨证方法。脏腑辨证是临床各科的诊断基础，是各种辨证的核心，是辨证施护体系重要的组成部分。

一、心与小肠病辨证施护

心居胸中，横膈之上，两肺之间，外有心包护卫，为五脏六腑之大主。心主血脉，具有推动血液在脉道中运行不息，以濡养脏腑、组织、官窍的作用。心主神明，为人体精神和意识思维活动的中枢，是生命活动的主宰。心开窍于舌，在体合脉，其华在面，与小肠相表里。小肠具有分清泌浊、受盛化物的功能。

心病的证候有虚实之分。虚证多由先天不足，脏气虚弱，久病伤心，或思虑劳神太过，导致心血虚、心阴虚、心气虚、心阳虚及心阳暴脱等证；实证多由痰阻、火扰、抗凝、气郁、瘀血等原因，导致心脉闭阻、心火亢盛、痰蒙心神、痰火扰神等证。小肠分清泌浊功能失常，则可见尿赤涩灼痛、尿血等，临床常见小肠实热证。

（一）心病辨证

1. 心血虚证 是指心血不足，心与心神失其濡养，以心悸、失眠、多梦及血虚症状为主要表现的虚弱证候。多因失血过多，或劳神过度，或久病伤及营血等引起；亦可由于肾精亏损或脾失健运，生血之源不足而导致。

（1）证候表现 心悸，头晕眼花，失眠多梦，健忘，面色淡白或萎黄，唇舌色淡，脉细弱。

（2）护治原则 养血安神。

2. 心阴虚证 是指阴液亏损，心与心神失养，虚热内扰，以心悸、心烦、失眠及阴虚症状为主要表现的虚热证候。多因思虑劳神太过，暗耗心阴，或温热之邪耗伤阴液，或肝肾阴亏累及于心所致。

（1）证候表现 心悸，心烦，失眠，多梦，咽干口燥，形体消瘦，或两颧潮红，手足心热，潮热盗汗，舌红，少苔，脉细数。

（2）护治原则 滋阴养血安神。

3. 心气虚证 是指心气不足，推动无力，以心悸、神疲及气虚症状为主要表现的虚弱证候。多由素体虚弱，或先天禀赋不足，或久病失养，或年高脏气亏虚等原因导致。

（1）证候表现 心悸怔忡，胸闷气短，精神疲倦，或有自汗，活动后诸症加重，面色淡白，舌质淡，脉虚。

（2）护治原则 补益心气。

4. 心阳虚证 是指心阳虚衰，温运失职，鼓动无力，虚寒内生，以心悸怔忡、心胸憋闷及阳虚症状为主要表现的虚寒证候。多由心气虚进一步发展所致，或由其他脏腑病证波及心阳引起。

（1）**证候表现** 心悸怔忡，心胸憋闷或痛，气短，自汗，畏寒肢冷，神疲乏力，面色苍白无华，或面唇青紫，舌淡胖或青紫，苔白滑，脉弱或结或代。

（2）**护治原则** 温补心阳，安神定悸。

5. 心阳暴脱证 是指心阳极度虚衰，阳气欲脱，以心悸、胸痛、冷汗、肢厥、脉微为主要表现的危重证候。多由心阳虚证进一步发展而成；或由寒邪暴伤心阳，或痰瘀阻心脉引起；亦可因失血亡津，气无所依，心阳随之外脱而成。

（1）**证候表现** 素有心阳虚证，突然冷汗淋漓，四肢厥冷，面色苍白，呼吸微弱，或心悸，心胸剧痛，神志模糊或昏迷，口唇青紫，舌质紫暗，脉微欲绝。

（2）**护治原则** 回阳救逆，益气固脱。

6. 心脉痹阻证 是指由瘀血、痰浊、阴寒、气滞等因素导致的心脏络脉痹阻不通，以心悸怔忡、胸闷憋痛为主要表现的证候。多因正气虚弱在先，又感劳倦、神志所伤而加重，使心阳不振，运血无力，致使气滞、血瘀、痰浊、阴寒等邪气阻滞，心脉痹阻。本证实质上属本虚标实。

（1）**证候表现** 心悸怔忡，心胸憋闷疼痛、痛引肩背内臂、时作时止；或以刺痛为主，舌质晦暗或有青紫斑点，脉细、涩、结、代；或以心胸憋闷为主，体胖痰多，身重困倦，舌苔白腻，脉沉滑或沉涩；或突发胸部剧痛、遇寒加重、得温则舒，畏寒肢冷，舌淡，苔白，脉沉迟或沉紧；或以胸胁胀痛为主，善太息，舌淡红，脉弦。

（2）**护治原则** 温通心阳，活血化瘀。

7. 心火亢盛证 是指心火炽盛于内，扰乱心神，迫血妄行，上灼口舌，热邪下移，以发热、心烦、舌红生疮、尿赤等为主要表现的实热证候。多因火热之邪内侵，或七情郁而化火，或恣食肥甘厚味、温补之品，久而化火所致。

（1）**证候表现** 发热，口渴，心烦，失眠，尿黄，便秘，面赤，舌尖红绛，苔黄，脉数有力，甚或口舌生疮、糜烂疼痛；或见小便短赤，灼热涩痛；或见吐血、衄血；或见狂躁谵语，神志不清。

（2）**护治原则** 清心泻火。

8. 痰蒙心窍证 又称痰蒙心神证，是指痰浊蒙蔽心神，以痴呆、抑郁、昏迷等神志异常为主要表现的证候。多因外感湿浊之邪或湿浊内生成痰，阻遏气机；或情志不遂，气郁生痰；或痰浊内盛，夹肝风内扰，致痰浊蒙蔽心神所致。

（1）**证候表现** 神情痴呆，意识模糊，甚则昏不知人；或神情抑郁，表情淡漠，喃喃独语，举止失常；或突然昏倒，不省人事，口吐痰涎，喉中痰鸣，兼见面色晦暗，胸闷呕恶，舌苔白腻，脉滑。

（2）**护治原则** 芳香化浊，涤痰开窍。

9. 痰火扰神证 是指痰浊火热互结，扰乱心神，以狂躁、神昏及痰热症状为主要表现的证候。多由不良精神刺激，日久化瘀化火，炼液成痰，痰火内盛；或外感热邪，热邪灼液为痰，痰热内扰所致。

（1）证候表现　身热气粗，面红目赤，咳痰黄稠，喉间痰鸣，神昏谵语，舌红，苔黄腻，脉滑数；或心烦不寐，头晕目眩，神志不清，胡言乱语，哭笑无常，打人毁物，不避亲疏；或登高而歌，弃衣而走。

（2）护治原则　清心泻火，涤痰开窍。

（二）小肠病辨证

1. 小肠实热证　是指小肠里热炽盛、泌别清浊失常，以心火内炽及小便赤涩灼痛等为主要表现的证候。多由心热下移小肠所致。

（1）证候表现　心烦口渴，口舌生疮，小便短赤涩痛，或尿血，舌红苔黄，脉数有力。

（2）护治原则　清心泻火，导热下行。

2. 小肠虚寒证　是指寒邪伤于小肠或小肠功能低下，以小腹坠痛、大便溏稀等为主要表现的脾虚证候。多由脾肾阳虚、小肠失于温煦所致。

（1）证候表现　小腹坠痛，遇寒则甚，食谷不化，大便溏稀，小便清长，舌淡苔白，脉沉迟。

（2）护治原则　温阳散寒，行气止痛。

（三）心与小肠病的护理措施

1. 病情观察

（1）密切观察病情变化，定时测量并记录心率、心律及脉搏的变化情况，必要时给予24小时心电监护。

（2）对于胸痛的患者，需观察胸痛的部位、性质、程度、持续时间及有无胸闷憋气等，并及时测量血压、心律、心率等，了解其变化。若疼痛剧烈、持续，经休息或服药后仍不缓解，且兼见心悸气短、烦躁、汗出肢冷者，应立即报告医生尽快处理。同时给予吸氧、中药宽胸气雾剂等。

（3）注意观察神志、面色、睡眠、二便、舌苔、脉象等，及时发现异常情况，尽早处理。

（4）心病患者病情变化快，突发性强，应做好抢救准备。夜间应多加巡视，注意有无失眠、胸闷、胸痛及心阳暴脱等危险情况的发生。

2. 起居调护

（1）保持环境安静，避免噪音或突发巨响，以免诱发心悸等。

（2）避免过度劳累，重者卧床休息，以减少气血耗伤；待病情稳定，可适当活动，如散步、打太极拳、做保健操等，以增强体质，尽快恢复健康。

（3）避免外邪侵袭，根据天气变化，做好防护。如春秋季节，阴阳转换之时，冷暖无常，早晚应注意增添衣物，冬季则注意保暖，夏季要注意防暑等，避免由于感受外邪而诱发疾病。

（4）养成按时起卧的习惯，不宜过劳，不宜过逸。

（5）对于神志异常者应采取防护措施，以免发生意外。

（6）保持大便通畅，避免大便努挣，以防诱发胸痛等。对于便秘者，可暂时使用缓泻剂。

3. 饮食调护　心系疾病患者饮食宜清淡、易消化、富营养；忌肥甘、辛辣、煎炸、咖啡、浓茶等刺激性食物；禁烟戒酒。饮食应定时定量，避免过饱过饥。

（1）心阴或心血不足者，宜补益心脾，如食山药、红枣、桂圆等。

（2）心气不足者，宜补益心气，如食人参、党参、桂圆等；亦可长期饮用三花茶（人参花、三七花、代代花各5g，代茶饮用），以益气生津，活血通络。

（3）心阳不足者，宜进食温热助阳之品，如羊肉、狗肉、胡桃肉等；可适当食用生姜当归羊肉汤，以滋补气血，温阳宣痹。

（4）心脉痹阻者，饮食应清淡少油，并节制饮食，尤其晚餐勿进食过饱，可适当食用瘦肉、鱼类、山楂、胡萝卜等。

（5）痰火内盛者，宜食清热化痰之物，如枇杷、荸荠等。

（6）心火炽盛者，宜食清热泻火之物，如苦瓜、莲子心、绿豆等。

4. 用药调护

（1）嘱患者按时服药，注意观察用药后的反应。对于呕吐患者，中药汤液可浓煎，分次服下。

（2）心悸、失眠患者若用安神药，宜睡前30分钟服用。

（3）硝酸甘油、速效救心丸等急救药物，应告知患者舌下含服，避免嚼碎吞下。

5. 情志调护　心系疾病与情志关系密切。嘱患者注意调摄情志，避免情绪过激和外界不良刺激，及时解除紧张、恐惧、焦虑等情绪状态，宜平心静志，保持情绪稳定。

6. 对症处理

（1）心痛时，可针刺或指压内关、神门、心俞、合谷等穴；或耳针心、肾上腺等穴。寒凝血脉或虚证者可灸内关、膻中、心俞及厥阴俞等穴。

（2）胸闷时，及时给予持续低流量吸氧，氧流量以2～3L/min为宜。

（3）失眠患者，嘱其劳逸结合，宽心安神。就寝前宜用热水泡脚，可做深呼吸、听轻音乐等；或按摩内关、神门、涌泉等穴。不宜观看忧伤、恐怖电影或小说；忌饮浓茶、咖啡；避免剧烈运动等。

（4）对于神昏者，要注意观察生命体征及神志变化，定时翻身，加强皮肤护理。

（5）对于口舌生疮者，应加强口腔护理，可用银花甘草液或2%黄柏水漱口，局部用冰硼散或养阴生肌散喷涂。牙龈出血、红肿者，可用黄芩或五倍子或地丹皮等煎水清洁口腔。

7. 注意事项

（1）积极治疗原发病，如高血压病、糖尿病、冠心病、肺心病等。

（2）治疗护理后应及时观察疗效；耐心听取患者主诉。

二、肺与大肠病辨证施护

肺居胸中，居五脏六腑之最高位，故有"华盖"之说。上连气道，与喉相通，开窍于鼻，下络大肠，与大肠互为表里。肺主气，司呼吸，吐故纳新，生成宗气，灌注心脉，助心行血。肺又主宣发肃降，通调水道，输布津液，为水之上源。肺在体合皮，其华在毛。大肠则主传导，排泄糟粕。

肺的病证有虚实两类。虚证多因久病咳喘，或由他脏病变累及犯肺，致使肺气虚化和肺阴虚。实证多因风、寒、燥、热等外邪侵袭及痰饮停聚于肺所致，常见风寒犯肺、风热犯肺、燥邪犯肺、肺热炽盛、痰热壅肺、寒痰阻肺等证。大肠病证则多以传导功能失常为主，常见症状为便秘、泄泻、腹胀、腹痛、里急后重、痢下脓血等，多见大肠实热、肠燥津亏及大肠湿热等证。

（一）肺病辨证

1. 肺气虚证　是指肺气不足，呼吸无力，卫外不固，以咳喘无力、气短而喘、自汗等肺脏功能活动减弱为主要表现的虚弱证候。多因脾虚失运，生化不足，肺失充养，或因咳嗽日久、耗气伤肺所致。

（1）证候表现　咳喘无力，气短而喘、动则加重，痰液清稀，声低懒言，或自汗畏风，易于感冒，神疲体倦，面色淡白，舌淡，苔白，脉虚。

（2）护治原则　补肺益气。

2. 肺阴虚证　是指肺阴不足，内生虚热，肺失清肃，以干咳、痰少、潮热、盗汗等为主要表现的证候。多因燥邪伤肺，或热病后期伤及肺阴，或年老体弱，咳喘日久致肺阴虚损所致。

（1）证候表现　咳嗽无痰或痰少而黏且不易咳出，口干咽燥，形体消瘦，两颊潮红，五心烦热，潮热盗汗，甚则痰中带血，声音嘶哑，舌红少津，脉细数。

（2）护治原则　滋阴润肺。

3. 风寒犯肺证　是指感受风寒，肺气被束，肺卫失宣，以咳嗽、咳痰清稀、恶风寒等为主要表现的证候。多因风寒外邪侵袭肺卫，致使肺卫失宣所致。

（1）证候表现　咳嗽，咳痰清稀，鼻塞流清涕，微恶风寒，发热轻，或身痛无汗，舌苔薄白，脉浮紧。

（2）护治原则　解表宣肺。

4. 风热犯肺证　是指风热之邪侵犯肺系，卫气受损，以咳嗽、发热恶风等为主要表现的证候。多因风热外邪侵袭肺卫、肺卫失宣所致。

（1）证候表现　咳嗽，痰少色黄，气喘，鼻塞，流黄浊涕，咽喉肿痛，身热，微恶风寒，口微渴，舌尖红，苔薄黄，脉浮数。

（2）护治原则　疏风清肺。

5. 燥邪犯肺证　是指秋令燥邪侵犯肺卫，肺系津液耗损，以干咳少痰、鼻咽口舌干燥等为主要表现的证候。多因时处秋令之季，或地处干燥少雨之域，感受燥邪，使肺津耗伤，肺卫失和，或因风温之邪化燥耗伤肺津所致。初秋燥邪偏热，此时感受燥邪，病多温燥；深秋燥邪偏寒，此时感受燥邪，病多凉燥。

（1）证候表现　干咳无痰，或痰少而黏、不易咳出，甚或胸痛，痰中带血，或见鼻衄，口、唇、鼻、咽及皮肤干燥欠润，小便少，大便干结，舌苔薄且干燥少津，或微有身热畏寒，无汗或少汗，脉浮数或浮紧。

（2）护治原则　清肺润燥。

6. 肺热炽盛证　是指火热之邪壅盛于肺，肺失清肃，以咳喘气粗、鼻翼翕动等为主要表现的实热证候。多因风热之邪内传于里，或风寒之邪入里化热，壅滞于肺所致。

（1）证候表现　发热，口渴喜饮，气粗而喘，咳嗽，痰黄稠，甚则呼吸困难，鼻翼翕动，鼻息灼热，胸痛，或有咽喉肿痛，小便黄短，大便秘结，舌红，苔黄，脉洪数。

（2）护治原则　清热泻肺，止咳定喘。

7. 痰热壅肺证　是指痰热交结，壅滞于肺，致肺失清肃，以咳喘、痰多黄稠、发热等为主要表现的证候。多因邪热袭肺，肺热炽盛，热灼肺津，炼液为痰，或宿痰内盛，结而化热，致痰热互结，壅滞于肺所致。

（1）证候表现　咳嗽，气喘息粗，胸闷胸痛，甚则鼻翼翕动，喉中痰鸣，咳痰量多黄稠或咳吐腥臭脓血痰，发热口渴，烦躁不安，小便黄短，大便秘结，舌红，苔黄腻，脉滑数。

（2）护治原则　清热化痰，止咳定喘。

8. 寒痰阻肺证　又称寒饮停肺、痰浊阻肺，是指寒饮或痰浊积聚于肺，肺失宣降，以咳喘、痰多色白易咳等为主要表现的证候。多因素有顽疾痼疾，又罹感寒邪，内客于肺或因外感寒湿之邪，侵犯于肺，转化成痰，或因脾阳不足，寒从中生，聚湿为痰，上犯于肺所致。

（1）证候表现　咳嗽，痰多易咳、色白、清稀，胸闷气喘，或喉间有哮鸣声，恶寒，肢冷，舌淡，苔白腻或白滑，脉弦或滑。

（2）护治原则　温化寒证，止咳定喘。

（二）大肠病辨证

1. 大肠实热证　又称肠热腑实证、阳明腑实证，是指里热炽盛，腑气不通，以发热、大便秘结、腹满胀痛等为主要表现的实热证候。多因外感温热之邪，汗出过多，或因误用发汗之法，使津液耗损，肠中干燥，里热炽盛，燥屎内结而成。

（1）证候表现　壮热，或日晡潮热，口渴，腹满胀痛拒按，大便秘结，或热结旁流恶臭，小便短赤，或时有谵语，舌红，苔黄，脉沉迟有力。

（2）护治原则　泄热导滞，润肠通便。

2. 肠燥津亏证　又名大肠津亏证，是指津液亏损，大肠失去濡养，传导失司，以大便燥结、排便困难及津亏症状为主要表现的证候。多因素体阴亏，或年老津液亏虚，或热病津液受损，或妇女产后出血过多所致。

（1）证候表现　大便秘结干燥、难以排出、常数日一行，腹胀疼痛，口干口臭，或头晕，舌红少津，苔黄燥，脉细涩。

（2）护治原则　润肠通便。

3. 大肠湿热证　是指湿热蕴结肠道，以腹痛、暴泻臭水、下痢脓血或里急后重及湿热症状为主要表现的证候。多因夏秋之时，暑湿热毒之邪侵袭肠道，或饮食不洁，进食腐败变质之物，湿热秽浊之邪蕴结肠道所致。

（1）证候表现　身热口渴，腹胀腹痛，下痢脓血，里急后重，或暴泻黄浊臭水，伴肛门灼热，小便短黄，舌红，苔黄腻，脉滑数。

（2）护治原则　清热利湿，调和气机。

（三）肺与大肠病的护理措施

1. 病情观察

（1）注意观察咳嗽、气喘发作的时间、性质、程度，诱发及加重因素，缓解方法。

（2）注意观察痰的颜色、性质、量、气味，必要时正确留取标本，及时送检。

（3）注意观察咯血、衄血的色、量、质及有无先兆；量多者应注意观察面色、神志、呼吸、脉象等情况变化。

（4）注意观察有无发热、胸闷、胸痛等情况发生，程度如何。

（5）注意观察大便的次数、色、量、质及气味，必要时正确留取标本，及时送检。

（6）注意观察病情变化，正确辨别病证属性，以便正确实施护理措施，促进疾病尽快痊愈。

2. 起居调护

（1）起居有常，慎避风寒。随季节气候变化，及时增减衣物；感受寒邪者，应注意保暖；汗出过多者，及时用干毛巾擦干；汗湿衣被者，应及时更换，并避风寒，以防复感外邪。

（2）空气新鲜，环境适宜。正确通风换气，保持室内空气新鲜；调整温湿度，温度保持在18～22℃，湿度保持在50%～60%。阳虚或感受寒邪者，室内温度宜高；阴虚或感受热邪者，室内温度宜偏低；感受燥邪者，室内湿度宜偏高；感受湿邪者，室内湿度宜偏低。

（3）加强锻炼，增强体质。根据病情，选择适宜的运动方式，以增强肺卫的御邪能力。

（4）大肠湿热泻下黄臭粪水者，应及时清除排泄物，保持环境洁净，并注意肛周皮肤护理。

（5）肺痨（肺结核）有传染性者，应做好呼吸道隔离工作。

3. 饮食调护

（1）肺病者，以清淡、易消化饮食为宜，如新鲜蔬菜、水果、米面等，禁食辛辣、油腻、煎炸之品，禁烟戒酒。

1）肺气虚者：宜食牛奶、禽蛋、瘦肉、猪肺等以补养肺气，亦可常食大枣、花生、山药、扁豆等以健脾益胃，培土生金。

2）肺阴虚者：宜食梨、枇杷、麦冬、银耳、百合、甲鱼等滋阴之品，亦可食用冰糖黄精汤，以补虚滋肺，止咳平喘。

3）风寒犯肺者：宜食生姜、橘皮等，亦可食用生姜粥或紫苏粥，以疏风散寒，宣肺止咳。忌食生冷水果及冰冷饮料。

4）风热犯肺者：宜食梨、西瓜、枇杷等清热化痰生津之品，亦可饮用无花果茶，以清热生津，利咽止咳。忌食辛辣、羊肉、滋腻及刺激性食物。

5）燥邪犯肺者：宜食梨、蜂蜜、荸荠、藕或藕粉等，亦可饮用秋梨膏或五汁饮，以润肺止咳，生津润燥。忌食辛辣等刺激性食物，禁烟戒酒。

6）痰湿阻肺者：宜食萝卜、橘、梨、薏苡仁、山药、陈皮等燥湿化痰之品，忌食辛辣、油腻、糯甜等助湿生痰之物，禁烟戒酒。

7）肺热炽盛者：宜多饮水、果汁及清凉饮料，亦可饮用竹沥水，或用鲜芦根煎水代茶饮，以清热化痰。忌食辛辣温热之品。

（2）**大肠病者**　饮食宜清淡、易消化、富于营养，忌生冷、辛辣、油腻之品。肠燥津亏者，宜多饮水，多食芝麻、果仁等生津、润肠、通便之品。大肠湿热者，宜多饮水，注意饮食卫生，宜食生大蒜、绿豆、马齿苋等解毒之物。

4. 用药调护

（1）肺病患者服用汤液后不宜立即饮水。

（2）风寒犯肺者汤液宜温热服，服后应加盖衣被取汗，汗后及时擦干，并更换汗湿的衣被，避风寒，以免汗出当风。风热犯肺者汤液一般可温服。

5. 情志调护　注意调摄情志，避免刺激，情绪宜保持愉快平和。对于病程日久，缠绵难愈，或咳喘、胸闷所致痛苦焦虑者，宜采取安慰、暗示、转移注意力等方法，以减轻其病痛。

6. 对症处理

（1）痰多难咳者，可采用有效咳嗽、拍背、雾化吸入、体位引流或吸痰等方式，以及时排除痰液。

（2）若患者出现大量咯血，应将头偏向一侧，并积极配合医生抢救。尽快开放静脉通路，嘱咐患者尽量放松，保持情绪稳定，卧床休息。

（3）咽喉疼痛者，可含服西瓜霜润喉片、草珊瑚含片或清凉饮料。

（4）胸痛时，可采取患侧卧位，或按摩胸痛部位；或给予元胡粉、郁金粉各1.5g温水调服。

三、肝与胆病辨证施护

肝居右胁下，与胆互为表里，其华在爪，开窍于目。肝主疏泄，其性升发，调畅气机，主藏血，主筋。胆主贮存和排泄胆汁以助消化，并参与情志活动。

肝病证候有虚、实两类，但以实证为多见。虚证多见肝血虚证、肝阴虚证；实证多见肝郁气滞证、肝火炽盛证、肝阳上亢证、肝风内动证及寒滞肝脉证等。胆病以胆汁排泄失常为主，常见症状有黄疸、口苦等，见于肝胆湿热证。

（一）肝病辨证

1. 肝血虚证 是指血液亏虚，肝失濡养，以眩晕、视力减退、月经量少、肢麻手颤及血虚症状为主要表现的证候。多因脾胃虚弱，生化之源匮乏，或失血过多，或病重日久，耗损伤营血所致。

（1）证候表现 头晕目眩，视力减退或夜盲，面白无华，爪甲不荣，或见肢体麻木，筋脉拘挛，手足震颤，肌肉眴动，或妇女月经量少、色淡，重则闭经，舌淡，脉细。

（2）护治原则 补血养肝。

2. 肝阴虚证 是指肝阴亏虚，肝失濡养，阴不制阳，虚热内扰，以头晕、目涩、胁痛及虚热症状为主要表现的证候。多因情志不遂，气郁化火，耗损肝阴，或热病后期，灼伤阴液，或肾阴不足，水不涵木，累及肝阴所致。

（1）证候表现 头晕眼花，两目干涩，视力减退，或胁肋灼痛，面部烘热，或两颧潮红，或手足蠕动，口干咽燥，五心烦热，潮热盗汗，舌红少苔乏津，脉弦细数。

（2）护治原则 滋阴养肝。

3. 肝郁气滞证 又称肝郁气结证，是指肝失疏泄，气机郁滞，以情志抑郁、胸胁或少腹胀痛、妇女月经不调等为主要表现的证候。多因突然刺激，情志不遂，抑郁成疾；或病邪侵犯，阻遏肝脉，使肝郁气结，失于疏泄条达所致。

（1）证候表现 情志抑郁易怒，善太息，胸胁、少腹胀闷窜痛；见咽部异物感，或见颈部瘿瘤、瘰疬，或胁下肿块；妇女尚有乳房胀痛，月经不调，痛经；舌苔薄白，脉弦。

（2）护治原则 疏肝理气解郁。

4. 肝火炽盛证 又称肝火上炎证，是指火热炽盛，内扰于肝，气火上逆，以头晕胀痛、烦躁、耳鸣、胁痛及实热症状为主要表现的证候。多因情志不遂，郁久化火，或火热之邪内侵，或他脏火热累及肝脏，致使肝经气火上逆所致。

（1）证候表现 头晕胀痛，面红目赤，口干口苦，急躁易怒，耳鸣如潮，或突发耳聋，失眠，噩梦连绵；或胁肋灼痛，衄血、吐血，尿黄便秘，舌红，苔黄，脉弦数。

（2）护治原则 清肝泻火。

5. 肝阳上亢证 是指肝肾阴虚，肝阳上扰头目，以头目胀痛、眩晕耳鸣、面红、烦躁、腰膝酸软等为主要表现的证候。多因恼怒焦虑，气火内郁，暗耗阴血，阴不制阳，或素体阳盛，性急多怒，肝阳偏旺，或平素肾阴亏损，或房劳过度，年老阴亏，水不涵木，阴不制阳，肝阳偏亢所致。

（1）证候表现 头目胀痛，眩晕耳鸣，面红目赤，急躁易怒，失眠多梦，心悸健忘，头重足轻，腰膝酸软，舌红少津，脉弦有力或弦细数。

（2）护治原则 平肝潜阳。

6. 肝风内动证 是指患者突然出现以眩晕欲仆，肢体抽搐、震颤等为主要表现的证候。多因风热、火热、阴血亏虚等所致。临床常见肝阳化风证、热极生风证、阴虚动风证和血虚生风证4种。

（1）肝阳化风证　是指肝阳亢逆无制，肝风内动，以眩晕、肢麻震颤、面赤、头痛，甚至猝然昏倒、口眼㖞斜、半身不遂等为主要表现的证候。多因情志不遂，郁久化火伤阴，或肝阳素亢，耗伤阴液，或肝肾阴亏，阴不制阳，阳亢阴虚，日久化风所致。

1）证候表现：眩晕欲仆，步履不稳，头胀头痛，面赤，项强，耳鸣，头摇肢颤，手足麻木，言语謇涩，舌红，苔白或腻，脉弦细有力。甚则猝然倒地，不省人事，口眼㖞斜，舌强语謇，半身不遂。

2）护治原则：滋阴潜阳，平肝息风。

（2）热极生风证　是指邪热炽盛，热极动风，以高热、神昏、抽搐等为主要表现的证候。多因外感温热之邪，因邪热亢盛、热闭心神、燔灼肝经、筋脉失养所致。

1）证候表现：高热口渴，烦躁如狂，神昏谵语，两目上视，牙关紧闭，颈项强直，手足抽搐，角弓反张，舌质红绛，苔黄燥，脉弦数有力。

2）护治原则：清热息风。

（3）阴虚动风证　是指阴液亏虚，引动肝风，以眩晕、手足震颤或蠕动及阴虚症状为主要表现的证候。多因外感热病后期，阴液耗损，或久病内伤，阴液亏虚，筋脉失养所致。

1）证候表现：手足震颤、蠕动，或肢体抽搐，眩晕耳鸣，咽干口燥，形体消瘦，五心烦热，颧红潮热，舌红少津，脉弦细数。

2）护治原则：滋阴息风。

（4）血虚生风证　是指肝血亏虚，虚风内生，以眩晕、肢麻、拘急、震颤、瞤动、瘙痒及血虚证为主要表现的证候。多因急慢性出血过多，或内伤杂病，久病血虚，致营血亏虚、肌肤筋脉失养所致。

1）证候表现：眩晕耳鸣，肢体震颤、麻木，手足拘急，肌肉瞤动，面白无华，皮肤瘙痒，爪甲不荣，舌淡，苔白，脉细或弱。

2）护治原则：养血息风。

7.寒滞肝脉证　是指寒邪凝滞肝脉，以少腹、前阴、颠顶等肝经循行部位冷痛为主要表现的实寒证候。多因感受寒邪、寒凝肝经所致。

（1）证候表现　少腹冷痛，阴部坠胀作痛，或阴器收缩引痛，或颠顶冷痛、遇冷痛增、得温则减，舌淡，苔白润，脉沉紧或弦紧。

（2）护治原则　散寒暖肝。

（二）胆病辨证

肝胆湿热证　是指湿热蕴结肝胆，疏泄功能失常，以胁肋胀痛、身目发黄、阴痒及湿热内蕴症状为主要表现的证候。多因外感湿热之邪侵犯肝胆或肝经，或平素嗜食肥甘厚腻，酿湿生热，或脾胃失运，湿邪内生，郁而化热，湿热壅滞肝胆所致。

（1）证候表现　胁肋灼热胀痛，发热或寒热往来，口苦口干，腹胀纳呆，厌食油腻，泛恶欲呕，大便不调，小便短赤，舌红，苔黄腻，脉弦数或滑数，或身目俱黄，或阴囊湿疹，瘙痒难忍，或睾丸肿痛，或妇女外阴瘙痒，带下黄臭。

（2）护治原则　清泄湿热，疏肝利胆。

（三）肝与胆病的护理措施

1. 病情观察

（1）观察患者眩晕、头痛、抽搐等诱发因素、持续时间、程度、性质及伴随症状等。

（2）观察患者有无头晕、肢体麻木、语言不利、口角㖞斜等中风先兆症状。

（3）密切观察神志、面色等变化，定期监测血压，如出现异常，及时报告医生。

（4）黄疸患者，还应观察其色泽变化，注意区别阴黄和阳黄，正确判断病情进退。

2. 起居调护

（1）休养环境应安静整洁，室内光线柔和，温湿度适宜。寒滞肝脉患者多喜暖，室内温度宜偏高；肝阳上亢、肝火上炎及肝阴虚患者多喜凉爽，故室内温度宜适当偏低。

（2）保证患者充足的休息和睡眠。眩晕患者应卧床休息，必须变换体位时，动作宜缓慢，病情缓解后，指导其做适当的运动。

（3）肝胆湿热有传染性者，需做好肠道、血液及体液隔离工作。

3. 饮食调护　肝胆病患者饮食宜清淡易消化，慎食油腻食物，忌辛辣刺激及动火之品，戒烟酒。郁怒之时不宜进食，以免气食交阻。同时注意养护脾胃，饮食宜定时定量，软烂适度，多食红枣、山药、莲子、薏米等健脾益气之品。

（1）肝血虚者　宜多食补血之品，如动物肝脏、红枣及血肉有情之品。

（2）肝气郁结者　宜多食疏肝理气之品，如佛手、金橘等，常饮玫瑰花茶等。

（3）肝火炽盛者　宜多食清泻肝火之品，如芹菜、茶叶、绿豆等。要防止木火刑金，多食百合、梨等滋养肺阴之品；亦可用决明子煎汤代茶饮，以清肝明目。忌食羊肉、狗肉等生热动火之品。

（4）肝阳上亢者　宜多食水果、蔬菜，如芹菜、紫菜、西瓜、梨等；亦可饮用栀子茶，以平肝泻火。忌烟酒、油腻、辛辣之品，少食鱼腥等发物。

（5）肝风内动者　宜多食平肝潜阳息风之品，常饮菊花茶，常食牡蛎等。热极生风者，可多食清热息风之品，如蚌肉、绿豆等；血虚生风及阴虚动风者，宜多食滋阴养血息风之品，如甲鱼、鸡蛋、红枣莲子粥、枸杞菊花粥等。忌食肥甘滋腻、辛辣之品。

（6）寒凝肝脉者　宜多食温经散寒之品，如小茴香、荔枝核等。忌食生冷寒凉之品。

（7）肝胆湿热者　宜多饮水，多食清热利湿之品，如绿豆、绿豆芽、冬瓜、泥鳅等。

4. 用药调护

（1）滋阴养血补肝的汤剂宜文火久煎，空腹时服用。

（2）注意正确煎煮中药，如重镇息风方药中常用龙骨、牡蛎、羚羊角等质地坚硬之品，应采取先煎的方法。

（3）皮肤或外阴瘙痒，阴囊湿疹者，可用苦参、马齿苋等煎汤外洗；或龙胆泻肝汤内服、外洗。

5. 情志调护

（1）肝为刚脏，性喜舒畅条达，忌抑郁恼怒，故情志调护尤为重要。应尽量避免不良刺激，保持心情舒畅，精神愉快，少生气动怒，以免诱发或加重病情。

（2）深入了解患者的心理状态，体贴安慰患者，并协同家属给予心理疏导，及时解除患者忧虑、恐惧、消极悲观等不良情绪。

（3）对肝阳上亢患者，应注意调摄情志，谨防暴怒而诱发中风。

6. 对症处理

（1）神昏、抽搐者，应立即使其平卧，将其头偏向一侧，有义齿者，取下放好，上下牙齿之间于白齿处放置牙垫，防止咬伤舌体。立即指掐或针刺人中、合谷等穴位。抽搐者，勿强压肢体，以免损伤筋骨，并保持功能位置。加强床旁护栏的管理，以防发生坠床事件。四肢不温者注意保暖。

（2）鼻衄者及时止血，可用适量棉球蘸取云南白药填塞鼻腔，或用手指压迫鼻两侧位置，或用冷毛巾敷于额部。可榨取藕汁凉服，或白茅根煎汤凉服等。

（3）外阴瘙痒、湿疹者，宜穿宽松柔软棉质衣裤，忌穿紧身衣裤，局部保持清洁干燥。可用马齿苋60～120g，加水3000～6000mL，煎煮20～30分钟，过滤后，待温度适宜湿敷或外洗，每天两次，每次15～20分钟。忌水温过热，以免烫伤或加重病情。

（4）寒凝肝脉致少腹坠胀冷痛者，可艾灸神阙穴，或隔姜灸3～5壮；或局部用热水袋热敷，或用粗盐500～1000g，加2～3片附子炒热装入布袋，腹部热熨30～60分钟。

四、脾与胃病辨证施护

脾胃共处中焦，互为表里。脾主四肢、肌肉，开窍于口，其华在唇。脾的主要生理功能是主运化水谷、津液，输布精微；脾又主统血，其气主升，喜燥恶湿。胃主受纳腐熟，以通降为顺。脾胃为气血生化之源，故有后天之本之称。

脾的病变主要以运化、升清功能失司，致使水谷、津液不运，消化功能失常，水湿潴留，化源不足，及脾不统血，清阳不升为多见。脾病的常见症状有腹胀腹痛、泄泻便溏、浮肿、出血等。脾病证候有虚、实之分，虚证有脾气虚、脾虚气陷、脾阳虚、脾不统血；实证有寒湿困脾、湿热蕴脾等证。

胃病以受纳腐熟功能障碍、胃气上逆为主要病变，临床多见脘痛、呕吐、嗳气、呃逆等症。常见证候有胃气虚、胃阳虚、胃阴虚、食滞胃脘、寒滞胃脘、胃热炽盛及胃肠气滞等。

（一）脾病辨证

1. 脾气虚证 是指脾气不足，运化失常，以纳少、腹胀、便溏及气虚症状等为主要表现的证候。多因饮食不节，或劳累过度，或忧思日久，损伤脾土，或禀赋不足，素体虚弱，或年老体衰，或某些慢性疾病调养失慎，耗伤脾气所致。

（1）证候表现　纳少，腹胀、食后尤甚，便溏，肢体倦怠，形体消瘦，神疲乏力，少气懒言，面色萎黄，或浮肿，舌淡，苔白，脉缓弱。

（2）护治原则　健脾益气。

2. 脾虚气陷证　是指脾气虚弱，升举无力，中气下陷，以脘腹重坠、内脏下垂及气虚症状为主要表现的证候。多由脾气虚进一步发展而来，或劳累过度，或久痢久泻，或妇女生产过多，产后失养，脾气损伤所致。

（1）证候表现　脘腹重坠作胀、食后愈甚，或便意频频，肛门重坠，或久泻不止，甚则脱肛，或内脏、子宫下垂，或小便混浊如米泔，面白无华，头晕目眩，神疲乏力，气短懒言，食少便溏，舌淡，苔白，脉缓或弱。

（2）护治原则　健脾益气，升阳举陷。

3. 脾阳虚证　是指脾阳虚衰，阴寒内盛，以食少、腹胀腹痛、便溏为主要表现的虚寒证候。多由脾气虚进一步发展而致；或恣食生冷，或过用苦寒之剂，损伤脾阳，或肾阳不足，命门火衰，火不生土，致使脾阳虚衰，温运失司，水谷失运，水湿不化。

（1）证候表现　食少腹胀，腹痛绵绵，喜温喜按，畏寒怕冷，四肢不温，面白无华或虚肿，或肢体困重，或周身浮肿，小便不利，大便稀溏或完谷不化，或白带清稀量多，舌质淡胖或边有齿痕，苔白滑，脉沉迟无力。

（2）护治原则　温阳健脾。

4. 脾不统血证　是指脾气虚弱，不能统摄血液，而致血溢脉外，以各种慢性出血及气血亏虚症状为主要表现的证候。

（1）证候表现　各种慢性出血，如尿血、便血、吐血、衄血、牙龈出血、皮肤紫斑，妇女月经量多、崩漏等，食少便溏，面色无华，神疲乏力，少气懒言，舌淡，苔白，脉细弱。

（2）护治原则　健脾摄血。

5. 寒湿困脾证　是指寒湿内盛，脾阳受困，脾失健运，以腹胀、纳呆、便溏、身重及寒湿症状为主要表现的证候。多因饮食不节，恣食生冷，致使寒湿停滞中焦，或嗜食肥甘，湿浊内生，困阻中阳，或涉水淋雨，居处潮湿，致寒湿内侵伤中，外湿内湿，互为因果，致寒湿困阻、脾阳失运所致。

（1）证候表现　脘腹胀闷，食少纳呆，泛恶欲呕，口淡不渴，腹痛便溏，或小便短少，肢体肿胀、困重，身目发黄，面色晦暗如烟熏，或妇女带下量多，舌体淡胖，舌苔白腻或白滑，脉濡缓或沉细。

（2）护治原则　温中散寒，健脾利湿。

6. 湿热蕴脾证　是指湿热内蕴，脾失健运，以腹胀、纳呆、身热、身重、便溏不爽及湿热症状为主要表现的证候。多因感受湿热之邪，或素来脾气虚弱，湿邪阻遏中焦，郁而化热，或嗜食肥甘厚腻，酿湿生热，内蕴脾胃所致。

（1）证候表现　脘腹胀闷，食少纳呆，恶心欲呕，口中黏腻，渴不多饮，肢体困重，或身热不扬，汗出热邪不退，或见肌肤面目发黄，且颜色鲜明如橘皮，或皮肤发痒，便溏不爽，小便短黄，舌质红，苔黄腻，脉濡数或滑数。

(2) 护治原则　清热利湿。

(二) 胃病辨证

1. 胃气虚证　是指胃气虚弱，胃失和降，以食少、胃脘痞胀或隐痛、喜按及气虚症状为主要表现的证候。多因饮食不节，饥饱无常，劳累过度，久病失养，或其他脏腑病证累及，损伤胃气所致。

(1) 证候表现　胃脘痞胀或隐痛，按之舒缓，纳呆，或食后愈胀，嗳气，口淡不渴，面色萎黄，神疲倦怠，气短懒言，舌质淡，苔薄白，脉弱。

(2) 护治原则　益气和胃。

2. 胃阳虚证　是指阳气虚弱，胃失温煦，以胃脘冷痛、喜温喜按、畏寒肢冷为主要表现的虚寒证候。多因嗜食生冷，饮食失调，或过用泻下、苦寒之物，或脾胃素弱，阳气虚损，或久病失养，其他脏腑病变影响，伤及胃阳所致。

(1) 证候表现　胃脘冷痛，绵绵不已，时发时止，喜温喜按，得食则舒，泛吐清水或夹杂未化之物，食少脘痞，口淡不渴，倦怠乏力，畏寒肢冷，舌淡胖嫩，脉沉迟无力。

(2) 护治原则　温阳暖胃。

3. 胃阴虚证　是指胃阴亏虚，胃失濡养和降，以胃脘嘈杂灼痛、饥不欲食、脘腹痞胀为主要表现的证候。多因热性病后期或胃病久延不愈，阴液耗伤，或情志不遂，气郁化火，灼伤胃阴，或平素嗜食辛辣之品，或吐泻太过，或过用温热辛燥药物，耗伤胃阴所致。

(1) 证候表现　胃脘嘈杂，隐隐灼痛，饥不欲食，口燥咽干，干呕呃逆，大便干结，小便短少，舌红少苔乏津，脉细数。

(2) 护治原则　滋阴养胃，降逆止呕。

4. 胃热炽盛证　是指火热炽盛于胃，胃失和降，以胃脘灼痛、消谷善饥为主要表现的实热证候。多因恣食肥甘辛辣，化热生火，或热邪内犯，胃火亢盛，或情志不畅，郁而化火等引起。

(1) 证候表现　胃脘灼痛、拒按，吞酸嘈杂，渴喜冷饮，消谷善饥，口气秽臭，或牙龈溃烂肿痛，齿衄，大便秘结，小便短赤，舌红，苔黄，脉滑数。

(2) 护治原则　清胃泻火。

5. 食滞胃脘证　是指所食之物不能腐熟，停滞于胃脘，以胃脘胀痛、嗳气吞酸或呕吐酸腐食物为主要表现的证候。多因脾胃素弱，运化失健，或暴饮暴食，饮食不节等引起。

(1) 证候表现　脘腹胀痛、拒按，嗳气吞酸或呕吐酸腐食物、吐后痛减，或矢气便溏，泻下物酸腐臭秽，舌苔厚腻，脉滑。

(2) 护治原则　消食导滞。

6. 寒滞胃脘证　是指寒邪侵袭胃脘，阻滞气机，胃失和降，以胃脘、腹部冷痛剧烈、得温痛减为主要表现的实寒证候。多因过食生冷，或外寒直中、寒凝胃肠所致。

（1）证候表现　胃脘冷痛或剧痛、得温痛减、遇寒痛甚，恶心呕吐、吐后痛缓，口淡不渴，或口泛清水，面色苍白，形寒肢冷，舌淡，苔白润，脉弦紧或沉紧。

（2）护治原则　温胃散寒。

7. 胃肠气滞证　是指胃肠气机阻滞，以脘腹胀满窜痛、嗳气、矢气、肠鸣等为主要表现的证候。多因外邪内侵，情志不遂，病邪停滞或病理产物等致使胃肠气机阻滞而成。

（1）证候表现　脘腹胀满疼痛、走窜不定、痛时欲吐欲泻，嗳气，肠鸣，矢气，得嗳气、矢气后胀痛可缓，或无肠鸣、矢气则胀痛愈加，或大便秘结，苔厚，脉弦。

（2）护治原则　降气和胃，行气导滞。

（三）脾与胃病的护理措施

1. 病情观察

（1）注意观察患者进食、呕吐、腹胀、腹痛、二便及舌苔、脉象等情况。

（2）对于脾虚气陷患者，应注意观察内脏下垂情况。

（3）对于脾不统血所致的各种出血，要注意观察出血的部位、色、量、质，患者神志、面色、舌脉变化及出血先兆等。

（4）对于胃痛患者，应注意观察疼痛发生的部位、性质、诱因、持续时间、缓解方式等。同时注意观察其进食、呕吐及二便情况。

（5）对于胃出血患者，应着重观察出血的量、色、质等，关注面色、神志、汗出及脉搏的变化。同时注意观察出血先兆。

（6）对于湿热蕴脾和寒湿困脾的患者，应注意观察有无面目、肌肤发黄的情况。

2. 起居调护

（1）病室环境安静整洁，温湿度适宜，起居有节，劳逸适度。

（2）脾气虚、脾虚气陷患者应注意休息，避免劳累，以免耗气而加重病情。

（3）脾阳虚怕冷患者，应尽量安排在向阳温暖房间；湿热蕴脾者，休养环境宜干燥凉爽；寒湿困脾者，环境宜干燥温暖，并注意保暖，可用热水袋等取暖。

（4）寒滞胃脘者应注意胃部保暖，可穿背心以护胃。

3. 饮食调护　合理的饮食调护对本病康复极为重要。脾胃病者饮食宜清淡、软烂、温、易消化，宜少食多餐，定时定量，避免暴饮暴食。根据病情注意营养搭配及饮食宜忌，辨证施食。

（1）脾气虚者　宜多食健脾益气之品，如瘦肉、鸡蛋、牛奶、山药、红枣等。忌食油腻、生冷、硬固等食物。

（2）湿热蕴脾者　宜进食清热化湿之品，如赤小豆、冬瓜、薏苡仁等。忌食肥甘厚腻之品及酒类，以免助湿生热。

（3）寒湿困脾者　宜食健脾化湿之品，如扁豆、山药、薏苡仁等；亦可食用苡仁粳米粥、赤小豆山药饮等健脾除湿。饮食宜温热，平素菜肴中可适当加入生姜、大蒜、胡椒、花椒等温热之品。忌食油腻及生冷瓜果。泄泻严重者，应适当增加饮水量，可饮热果汁或姜糖水。

（4）因脾不统血而致血虚者　宜食用养血生血之品，如红枣、肉类、鱼类、动物肝脏和骨髓等。忌烟酒、辛辣、煎炸之品，以免伤阴耗血。

（5）胃阴虚者　宜食滋阴生津润燥之物，如甲鱼、银耳、梨、甘蔗等，可多食新鲜水果、蔬菜，宜用麦冬煎汤代茶饮。忌辛辣、煎炸等伤阴耗津之品。

（6）食滞胃脘者　应严格控制饮食摄入量，少食多餐，必要时暂禁食，待症状缓解后，可进食清淡易消化的流食、半流食，逐渐过渡到普食。可适当食用山楂、萝卜、荞麦等理气消食之物。忌食壅滞气机、难以消化之品。

（7）寒滞胃脘者　宜饮食温热汤液，可多食温热性质的食物，如桂圆、红糖、大枣等，平素菜肴中可适量多加生姜、胡椒等辛温调味之品。忌食生冷寒凉之品。

（8）胃热炽盛者　宜食清热泻火之物，如苦瓜、西瓜、芹菜、豆腐等，饮食温度宜偏凉。忌烟酒及辛辣刺激之品。

4. 用药调护

（1）汤液宜温服，服后静养。呕吐轻者汤药可浓煎，采取少量多次频服的方法。腹痛吐血、呕吐严重者应暂停服用汤液，待呕吐止需服药时，药液温度不宜过高，以免引起再次出血。

（2）注意服药的时间和方法。一般健胃药宜饭前服，消导药宜饭后服，止酸药宜饭前服，通便药宜空腹或半空腹服。

5. 情志调护　中医学认为，"思伤脾"，要及时了解患者的心理状态，对于思虑过度者，应告诫其注意培养开朗的性格，善于克服不良情绪，以减轻情志因素对疾病的影响。在患者郁怒悲伤太过时应注意避免进食，如果患者对某事"苦思冥想，难以释怀"，应注意转移其注意力。

6. 对症处理

（1）呃逆、嗳气者可针刺或指压合谷、内关、阳陵泉、太冲等穴，留针20分钟或给予沉香1～5g温水冲服。

（2）呕吐严重者，应注意观察呕吐的时间、次数、量、色、质等。呕吐时应立即用盆等盛接，吐后及时给予温开水漱口，保持口腔卫生。若衣被污染应及时更换。汤液宜浓煎，少量频服。亦可选取双侧耳穴的胃穴埋籽按压，以减轻呕吐症状。

（3）泄泻严重者，应注意观察泄泻的时间、次数，大便的量、色、质等，正确留取标本做常规检查。及时清除排泄物，开窗通风，保持病室空气新鲜。注意肛周皮肤护理，便后用软纸擦拭，温水清洗，以保持肛周及会阴部的清洁。注意多饮水，及时补液，可给予淡盐水、西洋参汤频服。

（4）久病气虚致脱肛者，每次便后用软纸擦干，温水清洗后轻轻将其纳回。患者需卧床休息，避免劳累，嘱其坚持做提肛练习，每次20次，每天两次。亦可针刺百会、长强、大肠俞等穴，每日1次，每次留针20～30分钟，10次为1个疗程。

(5) 呕血量多者，及时打开静脉通路，同时注意安慰患者，稳定情绪，消除其紧张恐惧心理。吐血重时将其头偏向一侧，及时清除口腔中的血液，保持呼吸道通畅。出血量多时暂时禁食，注意卧床休息。

五、肾与膀胱病辨证施护

肾居腰中，左右各一，其经脉与膀胱相互络属，互为表里。肾在体为骨，开窍于耳及二阴，其华在发。肾的主要生理功能是藏精，主生殖，主骨生髓充脑，又兼主水，具有纳气功能。肾内藏元阴，寄元阳，为脏腑阴阳之根本，故称肾为"先天之本""水火之宅"。膀胱具有贮存和排泄尿液的功能。

肾脏病变主要以人体生长发育和生殖功能障碍，水液代谢失常，呼吸功能减退，脑、髓、骨、发及二便失常为主。肾病常见症状有腰膝酸软而痛，耳鸣耳聋，发白早脱，牙齿动摇，男子阳痿遗精、精少不育，女子经闭不孕，水肿，气短而喘等。临床多见肾阳虚、肾虚水泛、肾阴虚、肾精不足及肾气不固等证。

膀胱病则常见尿频、尿急、尿痛、遗尿及小便失禁等症，临床常见膀胱湿热证。

（一）肾病辨证

1. 肾阳虚证 是指肾脏阳气不足，虚寒内生，机体失于温煦，以腰膝酸冷、性欲减退、夜尿频多及虚寒症状为主要表现的证候。多因素体阳虚，或年老肾虚，或久病肾阳虚损，或房劳过度，耗伤肾阳所致。

（1）证候表现 腰膝酸软而痛，畏寒肢冷，尤以下肢为甚，头目眩晕，精神萎靡，面色苍白或黧黑，或性欲减退，男子阳痿早泄，妇女宫寒不孕，或大便久泄不止，完谷不化，五更泄泻，或小便清长频数，夜尿频多，或浮肿、腰以下为甚、按之凹陷不起，甚则全身浮肿，心悸咳喘，舌淡，苔白，脉沉细无力。

（2）护治原则 补肾温阳。

2. 肾虚水泛证 是指肾阳亏虚，气化失职，水液泛滥，以下肢水肿、尿少、畏寒肢冷等为主要表现的证候。多因久病损伤肾阳，或素体阳气虚弱，气化失职，水湿泛滥所致。

（1）证候表现 腰膝酸软，耳鸣，身体浮肿、腰以下尤甚、按之没指，小便短少，畏寒肢冷，腹部胀满，或见心悸，气短，咳喘痰鸣，舌淡胖，苔白滑，脉沉迟无力。

（2）护治原则 温阳化水。

3. 肾阴虚证 是指肾脏阴液不足，失于滋养，虚热内扰，以腰膝酸软、遗精、经少、头晕耳鸣及虚热症状为主要表现的证候。多因先天禀赋不足，肾阴素亏，或虚劳久病，耗伤肾阴，或房劳过度，阴精内损，或年老体衰，阴津自亏，或过服温燥劫阴之品所致。

（1）证候表现 腰膝酸痛无力，眩晕耳鸣，失眠多梦，男子遗精，女子经少经闭，甚或崩漏，形体消瘦，口燥咽干，午后颧红，五心烦热，潮热盗汗，大便干，小便黄，舌红少津，脉细数。

（2）护治原则　滋养肾阴。

4. 肾精不足证　是指肾精亏虚，骨、髓、脑失其充养，以生长发育迟缓、早衰、生育功能低下等为主要表现的虚弱证候。多因先天禀赋不足，后天失养，肾精不充，或久病劳损，或房事不节所致。

（1）证候表现　小儿生长发育迟缓，囟门迟闭，身材矮小，智力和动作迟钝，骨骼痿软；男子精少不育，女子经闭不孕、性功能减退；成人早衰，腰膝酸软，精神呆钝，健忘恍惚，足软无力，动作迟缓，耳鸣耳聋，发脱齿摇，舌淡，脉弱。

（2）护治原则　补肾填精。

5. 肾气不固证　是指肾气亏虚，固摄封藏失职，以腰膝酸软，小便、精液、经带、胎气不固及气虚症状为主要表现的证候。多因先天禀赋不足，年幼肾气未充，或年老体弱，肾气渐亏，或久病、房劳损伤肾气，下元失固所致。

（1）证候表现　腰膝酸软，神疲乏力，耳鸣耳聋，小便频数清长，或尿后余沥不尽，或夜尿增多，或小便失禁，遗尿，男子滑精早泄，女子带下清稀量多、月经淋沥不尽，或胎动易滑，舌淡，苔白，脉弱。

（2）护治原则　固摄肾气。

（二）膀胱病辨证

膀胱湿热证是指湿热下注，蕴结膀胱，膀胱气化不利，以小便频急、灼热涩痛及湿热症状为主要表现的证候。多因感受湿热，或饮食不节，湿热内生，下注膀胱所致。

1. 证候表现　尿频尿急，尿道灼痛，小便黄赤、短少混浊，或尿血，或尿有砂石，或伴有发热、口渴、腰痛，舌红，苔黄腻，脉滑数。

2. 护治原则　清热利湿。

（三）肾与膀胱病的护理措施

1. 病情观察

（1）注意观察患者眩晕、耳鸣耳聋、腰膝酸痛、水肿等情况变化。

（2）注意观察患者面色、体温、脉搏、呼吸、血压及舌苔、脉象等情况的变化。

（3）膀胱湿热患者还应注意观察小便的次数、量、色、质等情况。

2. 起居调护

（1）肾病患者正气多亏虚，易感外邪，故休养环境应温度适宜，整洁安静。肾阳虚者应注意保暖，室内温度宜偏高，随季节气候变化增减衣物，以防外感。肾阴虚者室内温度宜偏低，湿度宜偏高。

（2）注意休息，避免劳累，节制房事。

（3）水肿患者注意皮肤的护理，水肿重者谨防皮肤破损。病重长期卧床者，应预防压疮发生，若已出现应加强护理。

（4）膀胱湿热患者，新病发热者应卧床休息，避免劳累，并注意个人卫生，保持会阴部清洁，每天用温开水清洗局部，不宜穿紧身衣裤，内裤应以宽松、棉质为佳，并勤更换。

3. 饮食调护

（1）肾病多虚，应做好饮食调护。平素饮食以清淡、易消化、低盐、富于营养为原则，忌腥膻发物及酸辣刺激之品。肾阳虚者，宜多食温补肾阳之品，如狗肉、虾、韭菜、核桃等，亦可食用狗肉粥、芡实煮老鸭、羊肉虾米汤等温补肾阳。忌食生冷寒凉之品。肾虚水泛者，宜多食温阳化水之品，如生姜、大蒜、川椒等。可食枸杞粥、枸杞炖兔肉等填补肾精。忌食辛燥之物、寒凉之品。肾阴虚者，宜食滋阴益肾之品，如甲鱼、鸭肉、枸杞子、山药等，亦可食用山药枸杞炖兔肉等填补肾经。忌辛燥之物。肾精不足者，宜多食益精填髓之品，如乌鸡、动物肾脏及芝麻等。

（2）膀胱湿热者饮食宜清淡，多饮水，多食新鲜水果及蔬菜。忌烟酒及辛辣之物。

4. 用药调护

（1）补肾药宜文火久煎，饭前空腹温服。

（2）服用清热利尿汤剂时，药液量宜偏大，需频频服用，以加强利尿通淋之效，且宜偏凉服用，服后卧床休息，以助药效。

5. 情志调护

（1）关心善待患者，做好心理疏导，及时解除忧虑，避免焦虑、惊恐等不良情志刺激。

（2）耐心解释病情，帮助患者树立战胜疾病的信心，使患者积极配合治疗，尽快恢复健康。

第三节 卫气营血辨证施护

卫气营血辨证是在伤寒六经辨证的基础上发展起来的，且弥补了六经辨证的不足，丰富了外感病辨证的内容。温热病是外感六淫、疫病等病邪引起的多种急性热病的总称。卫气营血辨证即将外感温热病发展过程中不同病证所反映的证候分为卫分证、气分证、营分证和血分证四类，用以说明病位的浅深、病情的轻重和传变的规律，并指导临床治疗和护理。

卫分证、气分证、营分证、血分证四类证候表示着温热病证病变发展过程中深浅轻重的四个阶段。《温热论》云："温邪上受，首先犯肺，逆传心包，肺主气属卫，心主血属营。"又云："大凡看法，卫之后方言气，营之后方言血。"温病邪由卫入气，由气入营，由营入血，病邪步步深入，病情逐渐加重。就其病变部位来说，卫分证主于心营，病在心与心包络；血分证则热已深入心、肝、肾，重在动血、耗血。温热病的整个发展过程，实际上就是卫气营血证候的传变过程，体现了温热病发生发展的规律。卫气营血证候的传变次序，一般有顺传和逆传两种。

温热病证在发生、发展和变化过程中，卫气营血四个阶段有时不能截然划分，而是互相错杂并见。要掌握温热病证的发展变化规律，关键是要抓住卫气营血各个阶段的证候特点，明确掌握其病变部位的深浅，病机变化的出入转变，以便制定护治原则，实施辨证护理。

一、卫分证辨证施护

（一）卫分证辨证

卫分证是温热病邪侵袭肌表、卫气功能失常所表现的证候。由于温热病邪有风热、暑热、湿热、燥热等不同类型，因此卫分证也就有风热卫分证、暑热卫分证、湿热卫分证、燥热卫分证等不同类型。

1. 证候表现 发热，微恶风寒，舌边尖红，苔薄白，脉浮数，常伴有头痛、口干微渴、咳嗽、咽喉肿痛等。

2. 护治原则 宣表泄热。

（二）卫分证的护理措施

1. 病情观察

（1）密切观察体温变化。

（2）观察服药后汗出情况，若热不退，应继续服药，并稍加衣被，以助汗出。

（3）观察患者咳嗽的性质，痰的色、质、量。

2. 起居调护

（1）调节病室温湿度，注意气温变化，保持室内空气流通、新鲜，环境要安静、整洁。

（2）防止受寒，并随气候变化增减衣被。发热时，衣被不宜过厚。

3. 饮食调护

（1）饮食宜清淡，以半流质饮食、软饭为宜。可食新鲜蔬菜、水果。忌食辛辣、油腻、硬固之品，忌烟酒。

（2）服解表发汗药后，禁食生冷、收涩之物。

4. 情志调护

（1）避免情志刺激，采取安慰、诱导等方法，使患者情绪稳定平和，积极配合治疗。

（2）耐心地为患者解释病情，使其树立信心，消除顾虑，积极配合治疗。

5. 用药调护

（1）解表发汗汤剂宜热服，药后多饮热开水，卧床盖被以助汗出，避免直接吹风，以防复感外邪。

（2）服药后观察效果和反应，并做好记录。

6. 对症处理

（1）高热者，可用刮痧法降温，亦可配合针刺法退热，常用的穴位有大椎、曲池、合谷等。患者虽见高热也不宜冷敷。

（2）头痛时进行穴位按摩，局部外搽清凉油。

二、气分证辨证施护

(一) 气分证辨证

气分证是指温热病邪内入脏腑,正盛邪实,正邪争剧,阳热亢盛的里热证。常见的有热壅于肺、热扰胸膈、热盛阳明、热郁于胆、热迫大肠等。

1. 证候表现 热势壮盛,不恶寒反恶热,舌红,苔黄,脉数。常伴心烦、口渴、尿赤等症。若兼咳喘、胸痛,咳吐黄稠痰者,为热壅于肺;若兼心烦懊㤂,坐卧不安者,为热扰胸膈;若汗多,烦渴喜冷饮,苔黄而燥,脉洪大而数者,为热盛阳明;若兼口苦咽干,胁肋不舒或灼痛,心烦,干呕,脉弦数者,为热郁于胆;若兼大便秘结,胸痞腹满,或热结旁流,或谵语者,为热迫大肠。

2. 护治原则 清泄气热。

(二) 气分证的护理措施

1. 病情观察

(1) 观察患者的体温变化,每 2～4 小时测体温 1 次,并观察寒热、咳嗽、咳痰、痰色、舌苔、脉象的变化。

(2) 观察患者的神志、汗出、口渴、面色、二便等变化。

(3) 使用物理或药物降温后,应观察降温效果,防止降温过快而导致虚脱。

(4) 高热持续并咳吐腥臭脓血浊痰者,要注意有无并发肺脓肿、渗出性胸膜炎或脓胸的可能,如有及时报告医生。

2. 起居调护

(1) 病室应温湿度适宜,空气清新,患者不宜直接吹风。病室内光线柔和,避免强光刺激。保持病室及周围环境安静,避免噪音干扰而影响患者休息。

(2) 患者发热期间要卧床休息,待热退神清、体力恢复后,可进行适当锻炼,以促进康复。

(3) 咳嗽严重者需卧床休息,痰多者取侧卧位,经常变换体位,将痰排出,必要时协助翻身拍背。

(4) 哮喘发作时需卧床休息,取半卧位或端坐位,哮喘缓解后可适当下床活动。

(5) 汗多者应及时擦干,勤换衣被,保持皮肤清洁。

(6) 保持口腔清洁,常用淡盐水或银花甘草液漱口。

3. 饮食调护

(1) 饮食以清淡、细软、易消化为宜,宜食高热量、高蛋白、高维生素食物,多吃蔬菜、水果。忌食煎炸、油腻、辛辣之品,忌烟酒。

(2) 因风热、燥邪犯肺而咳嗽者,宜食清热润肺化痰之品。

(3) 外感高热者,多饮温开水,以助汗出。忌生冷。

(4) 鼓励患者多饮水及果汁饮料,亦可选用芦根汤、淡盐水等以养阴增液。

4. 情志调护

（1）高热患者极易出现烦躁情绪，若体温多日不降又会产生悲观等情绪，故应加强心理疏导，避免患者受到不良情绪的影响。应鼓励患者倾诉不适感，消除患者紧张、恐惧情绪，保持精神愉快。

（2）对久咳不愈和肝火犯肺咳嗽的患者，做好情志调护，避免精神刺激。

5. 用药调护

（1）壮热、病情危重患者，中药汤剂应大量顿服。

（2）汤剂一般宜温服，高热伴有汗出烦渴者可凉服。

6. 对症处理

（1）高热者，可适当运用冷敷、中药煎汤灌肠或药浴等方法降温，或针刺大椎、曲池、合谷、风池等穴降温；可取十宣穴放血，或刮痧两肋、夹脊、肘窝、腘窝等部位。

（2）高热、烦渴甚、喜饮者，可给予凉开水、梨汁、胡萝卜汁、甘蔗水、绿豆汤及新鲜水果等。

（3）咳痰困难者，轻拍背部，助痰排出，也可同时用川贝粉 1.5g 或蛇胆陈皮散 0.3～0.6g，加竹沥水 20mL 调服。喉间痰鸣无力咳出者，必要时可用吸痰器及时吸出，以防窒息。

（4）胸痛、肺部病灶难以吸收者，可局部外贴红宝膏、拔火罐或理疗，以助于病灶快速吸收。

（5）大便秘结者，可口服大黄粉导泄。

三、营分证辨证施护

（一）营分证辨证

营分证是温热病邪犯于营分，以邪热灼伤营阴为主要病理表现的证候。营是血中之气，为血之前身，行于脉中，内通于心，故营分证以营阴受损、心神被扰为主要病变特点。

1. 证候表现 身热夜甚，口干但不渴，心烦不寐，神昏谵语，斑疹隐隐，舌红绛，脉细数。

2. 护治原则 清营透热。

（二）营分证的护理措施

1. 病情观察

（1）观察神志、瞳孔及汗出的变化，如神昏躁动者，床边使用护栏。

（2）密切观察生命体征的变化，如呼吸深大或浅数，或体温骤升骤降，或血压过高，均应高度重视。

（3）密切观察高热、呕吐、痰涎、抽搐等症状的变化，以判断是否出现危象。

（4）观察皮肤斑疹出现的情况，疹出的部位、色泽、大小等，如斑疹现而突隐或转紫黑色，提示病情转入危重。

（5）观察二便情况，注意尿量和大便的色、质、量，如有可疑，及时留取大便标本做潜血试验。

（6）观察其他不适反应，如下腹骤发剧痛，腹壁紧张，应立即报告医生，并做好输血准备。

2. 起居调护

（1）病室温湿度适宜，空气清新，光线柔和。保持病室及周围环境安静，避免噪音干扰而影响患者休息。备齐抢救药品和器械，以便随时使用。

（2）神昏患者宜取平卧位，保持呼吸道通畅，对呕吐或痰多者，应将其头偏向一侧，并及时清除呕吐物或痰液，以防阻塞呼吸道而窒息。

（3）对神昏躁动有义齿者，取下义齿，必要时实施保护性约束。

（4）具有传染性的患者，应做好消毒、隔离措施。

（5）做好口腔和皮肤护理。

3. 饮食调护

（1）一般宜给予高营养、易消化的食物，大量喂服新鲜果汁，以西瓜汁、橘汁为宜。

（2）神昏、吞咽困难者给予鼻饲，保证足够的营养和水分。

4. 情志调护

（1）向患者讲解与疾病相关的知识，消除患者的顾虑，以增强其信心，使其安心养病。

（2）鼓励患者表达自己的感受，倾听患者的倾诉，对患者的紧张、恐惧表示理解，并设法减少或消除紧张、恐惧的因素。

（3）营造轻松和谐的气氛，护理操作从容、镇定、细致、耐心，给患者以安全感。

（4）指导患者使用放松术，如缓慢的深呼吸、全身肌肉放松、听音乐等。

（5）对高热心烦焦虑者，做好家属工作，使之配合治疗与护理。

5. 用药调护

（1）中药汤剂宜频服，少量多次服用。

（2）神昏者可鼻饲给药。

6. 对症处理

（1）患者抽搐时应使其平卧，头偏一侧，松解颈扣，保持呼吸道通畅，给予吸氧。

（2）邪热侵肺，痰黏难咳，给予雾化吸入，促使痰液排出，必要时吸痰。有气道阻塞时，做好气管插管或气管切开准备工作，及时协助医师进行抢救。

（3）神昏抽搐者，应加床档，防止患者坠床，将用纱布包裹的压舌板放入患者口腔内，防止患者咬伤舌头。

四、血分证辨证施护

(一) 血分证辨证

血分证是邪热发展到血分，引起以血热亢盛、动血耗血为主要病理变化的一类证候。血分证是卫气营血传变的最后阶段，也是温热病发展过程中最为深重的阶段，属外感热病的里证范畴。临床可分为血分实热证和血分虚热证。

1. 证候表现

（1）血分实热证　身热灼手，狂躁谵狂，斑疹透露、色紫或黑，吐血衄血，齿衄，便血，尿血，舌质深绛或紫，脉细数。或四肢抽搐，颈项强直，角弓反张，双目上视，牙关紧闭，脉细数或弦数。

（2）血分虚热证　持续低热，暮热早凉，形瘦，舌干红少津，脉虚数或见手足蠕动。

2. 护治原则　凉血散血。

(二) 血分证的护理措施

1. 病情观察

（1）注意观察患者的神志、斑疹、面色、肢体、舌脉等情况。必要时，记录液体出入量，填写重症护理记录单。

（2）观察生命体征的变化，密切监测体温、血压、脉搏、呼吸、血氧饱和度及心电图的变化，并做好记录。如出现面色苍白、大汗淋漓、血压下降时，应立即报告医生并配合抢救。

（3）观察出血的部位、色、量、质及出血的诱因和时间。

（4）观察患者的咯血情况，如患者自觉有血液堵塞喉部，应鼓励患者轻轻咳出，以防窒息。

2. 起居调护

（1）室内温湿度适宜，环境安静，空气新鲜，避免噪音和烟尘的刺激，减少陪护和探视者。

（2）大出血患者应卧床休息，避免活动。

（3）咯血或吐血患者应取头低脚高位，头偏向一侧，保持呼吸道通畅。

（4）鼻衄患者应取坐位，头部仰起，额部及鼻部用冷毛巾或冰袋冷敷。

（5）便血者，保持大便通畅，做好肛门及周围皮肤护理。

（6）神昏躁动者，床边应设护栏，以防坠床。

3. 情志调护

（1）安慰患者，消除其紧张、恐惧心理，保持平静心态，配合治疗。

（2）避免情志刺激，以防影响病情。

4. 饮食调护

（1）饮食宜清淡、富有营养、易于消化。忌食辛辣、煎炸之品，忌烟酒。

（2）大量吐血患者应暂时禁食，血止后酌情给予流质或半流质饮食。

（3）实热之迫血妄行者，宜给予清热、凉血、止血食品。

5. 用药调护　服用汤药时，宜偏凉服，以防助热动血。吐血患者给药要耐心，应少量多次频频喂服，必要时鼻饲。

6. 对症处理

（1）鼻衄较重者，可用干棉球蘸云南白药、明胶海绵，或用三七粉纱条等填塞出血鼻腔，压迫止血。

（2）大量咯血突然中断，自觉胸闷，呼吸急促，唇甲青紫为窒息现象，应立即将患者置头低脚高位，叩击后背，使血块咯出，必要时用吸痰器吸出，保持呼吸道通畅。

（3）对于吐血者，应将头偏向一侧，取头低脚高位，防止血液流入呼吸道引起窒息，吐后给予淡盐水漱口。

（4）神昏热厥患者，鼻饲醒脑急救中药或针刺治疗。

（5）抽搐惊厥患者，牙齿断裂者需填入纱布包裹的压舌板，以防止舌体被咬伤。

（6）注意口腔清洁，晨起、饭后、睡前用生理盐水漱口，或中药液漱口。

第八章 体 质

体质禀受于先天，得养于后天，贯穿于个体整个生命过程。不同的人具有不同的体质特点，了解自身的体质特点，采取相应的保健措施，及时进行健康调养，可以达到有效预防疾病、提高生活质量的目的。体质学的研究，有助于针对性地制定个体化诊疗、护理和养生方案，对疾病的预防、诊治、康复、护理、养生均有重要意义。

第一节 中医体质概述

体质现象是人类生命活动的一种重要表现形式，与健康和疾病密切相关。体质具有身体素质、形体质量、个体特质等多种含义。

一、概念

中医体质是指人体生命过程中，在先天禀赋和后天获得的基础上所形成的形态结构、生理功能和心理状态方面综合的、相对稳定的固有特质，是人类在生长、发育过程中所形成的与自然、社会环境相适应的人体个性特征。其中，先天禀赋是体质形成的重要基础，后天因素是体质形成的综合因素。后天因素可调节体质强弱变化，也可改变体质类型。

二、体质的特点

体质的特点是先天和后天因素共同作用的结果。

（一）先天遗传性

体质的形成是以先天遗传因素为基础的。父母之精是生命个体形成的基础，个体的外表形态、脏腑功能、精神状态及与之相应的病理变化等都与先天禀赋有关，体质具有遗传性。遗传因素决定着体质的形成和发展趋势，不同的遗传背景决定了体质的差异性，同时也是维持体质特征相对稳定的一个重要条件。

（二）相对稳定性

一般情况下，体质一旦形成，在一定时期内不会发生明显变化。可以说，体质具有相对稳定性。体质的稳定性由相似的遗传背景形成，年龄、性别等因素，亦可使体质表现出一定的稳定性。体质在个体发育的不同阶段也是相对稳定的（如小儿期、青年期、中年期、老年期等），各个不同的生命阶段呈现出不同的体质特点。

（三）个人差异性

体质的形成与先天、后天多种因素有关。遗传因素的多样性和环境因素的复杂性，使个体体质之间存在明显的差异。体质不同之人，对外界客观事物的心理感受和反应，以及对自然环境、社会环境等的适应能力均有一定的差异。中医学的因人制宜、辨证施护体现的正是这一特点。

（四）动态可变性

体质的相对稳定性表明，体质还具有动态可变性。人体在生、长、壮、老的生命过程中，由于生活条件、饮食结构、地理环境、季节变化及社会文化因素等后天因素的影响，体质发生了相应改变。如脾胃为后天之本，长期的饮食习惯和相对固定的饮食结构可以通过脾胃运化影响脏腑气血功能，导致体质发生改变。

（五）群体趋同性

体质虽然具有差异性，但处于同一历史背景、同一区域，或饮食起居条件比较相近的人群，由于遗传背景及外界条件的类同性，其体质也容易出现类似的特征，这就是群体趋同性。体质的趋同性会导致处于相同时空背景下的某一人群，对某些疾病具有易感性，所产生的病理过程具有倾向性，据此可对体质进行客观分类。同种体质类型的人，其发病也具有一定的共性，使群体预防和群体治疗成为可能。

（六）动态可调性

体质既是相对稳定的，又是动态可变的，偏颇失衡的体质可以通过干预措施进行调养、改善，使之趋于平和、健康。生理情况下，可针对各种体质及早采取相应措施，进行相应的生活指导，通过建立良好的行为方式和生活习惯使体质在潜移默化中得以改善，以减少对疾病的易感性，预防或延缓发病。病理情况下，可针对不同的体质类型，将辨证施护与辨体施护相结合，从而获得满意的效果。体质的可调性使调整体质、防病治病成为可能。

三、中医体质的源流

关于体质的研究由来已久，国外已有30多种体质类型学说。我国有关中医体质的记载最早可追溯到秦汉时期，《周礼·地官·司徒》和《吕氏春秋》中记载了环境对体质的影响，即居住环境不同，其形态表现各有特点。

我国现存最早的医学著作《黄帝内经》中有大量关于中医体质的内容，它明确指出了人在生命过程中可以显示出刚柔、强弱、高低、阴阳、肥瘦等显著的个体差异。在体质理论方面，《灵枢·阴阳二十五人》和《灵枢·通天》首先提出了较为全面的体质分类，阐明了由于个体在脏腑、气血、阴阳等方面的不同而产生不同的体质，即人有木、火、土、金、水之分和太阴、少阴、太阳、少阳、阴阳和平之分。另外，《黄帝内经》在其形神合一、形与神俱思想的指导下，注意将人的心理活动与生理功能结合起来进行分析，从而形成了较完整而合理的体质学说，奠定了中医体质学的基础，使中医体质学的发展有了一个良好的开端。

后世医家在《黄帝内经》的基础上，结合医疗实践，从不同角度对体质问题进行了详尽、细致、丰富的研究，发展了中医体质学。

东汉末年张仲景在《伤寒杂病论》中，从体质与发病、辨证、治疗、用药及预后关系等方面进行了阐述，使体质理论在临床实践中得到了充实和提高。

宋金元时期，医家们对体质形成于胎儿期已笃信不疑；对老年人的体质特征，特别是心理特征及其机制进行了阐述，提出了关于虚弱或偏颇体质的食养与食疗方法，从理论上阐述了各型病理体质的形成与内生六气的关系，将体质理论进一步充实提高。

明清时期，医家们对影响体质形成、定型、演化的外部因素有了明确的认识，提倡藏象体质理论，还从温热病学角度，对体质的分型及临床脉症，体质与温病的发生、发展、转归、治疗、用药关系进行了探讨，丰富和发展了体质理论。

20世纪70年代，以王琦、匡调元为代表的学者们，从文献方面对体质的论述进行了系统挖掘与整理，从理论、临床、实验等多方面对体质进行了深入探讨，取得了可喜的成果。2009年中华中医药学会发布并实施了我国第一个指导和规范中医体质研究及应用的技术性文件——《中医体质分类与判定》标准。目前，中医体质理论已形成了独立的学科体系，成为中医学理论体系的重要组成部分，促进了中医临床诊断、护理、治未病及养生康复等的发展。

四、影响体质的因素

影响体质形成和变化的因素主要有先天和后天两个方面。

（一）先天因素

先天因素是体质形成的基础，是人体体质强弱、身心发展的前提条件，对于人的智力和体力发展具有重要影响。在体质形成过程中，先天因素起着决定性的作用，在同等后天生活条件下，个体体质的强弱主要取决于先天禀赋。小儿先天禀赋不足，往往影响其生长发育，甚至还能影响其寿命，因此先天禀赋是影响体质的第一因素。

影响体质形成的先天因素主要有父母双方所赋予的遗传性、孕育年龄和血缘关系、子代在母体内发育过程中的营养状态及孕期养胎等。

1. 父母双方所赋予的遗传性　"人之始生，以母为基，以父为楯"（《灵枢·天年》）。父母的生殖之精结合形成胚胎，胚胎禀受母体气血的滋养而不断发育，形成人体。人体的形体结构是体质的形态学基础，故《灵枢·决气》说："两神相搏，合而成形。"父母之精称之为"形体之基"，父母生殖之精的盛衰，影响着子代禀赋的强弱，使子代禀赋有厚薄之分，从而表现出体质的差异，诸如身体强弱、肥瘦、刚柔、长短、肤色，乃至先天性生理缺陷和遗传性疾病，如鸡胸、龟背、癫痫、哮喘、艾滋病等。另外，亲代元气之盛衰、营养之优劣、情志之苦乐，以及年龄、嗜欲、生活行为方式等都会影响"精"的质量。

2. 父母双方孕育年龄和血缘关系　父母生殖之精的优劣多寡、身体健康状况、是否有血缘关系、结婚及生育的年龄、怀孕的时机等，均与胎儿未来的体质状况密切相关。男女媾精，阴阳合和乃能有子，故要选择最佳的生育年龄，既不应早婚早育，也不宜高龄生育，同时还应该选择最佳怀孕时机。《褚氏遗书》提出："合男女必当年。男虽十六而精通，必三十而娶；女虽十四而天癸至，必二十而嫁者，皆欲阴阳完实，然后交合，则交而孕，孕而育，育而为子，坚壮强寿。"《左传·僖公二十年》记载："男女同姓，其生不蕃。"近亲结婚的父母会对后代产生严重的不良影响。

3. 子代在母体内发育过程中的营养状态　这是胎儿发育成正常的重要因素，北齐医家徐之才在《逐月养胎方》中指出："妊娠一月，名始胚，饮食精熟酸美，受御宜食大麦，无食腥辛，是谓才正。"在此期间应合理搭配饮食，安排孕母多样化的食物，注意饮食宜忌，提高营养的利用率，杜绝偏食、挑食带来的不良影响。

4. 孕期养胎　母体是胎儿生长发育的场所，母亲在妊娠期间所接触的不良刺激均能传给胎儿，因此，母体在孕育子代的同时要注意起居规律、劳逸结合，"顺时气而善天和"，减少一切可损伤胎儿的因素，使身体处于最佳状态。同时注意自己精神、情操、道德的修养，为胎儿提供一个良好的内、外环境，保证胎儿正常的生长发育及出生后具有优良体质。

（二）后天因素

体质的形成秉承于先天，得养于后天，后天对体质的影响是不可忽视的因素。后天因素主要包括饮食营养、生活起居、房事、情志、环境、疾病、药物等方面。这些因素既可调节体质强弱变化，也可改变个体的体质类型。一般来说，调摄适宜者，则可弥补先天不足，使体质由弱变强；调摄不当者，虽先天禀赋充足，也可因过度损耗，使体质由强变弱。

1. 饮食因素　饮食是个体后天营养物质的来源，饮食营养是决定体质强弱的重要因素。由于食物各有不同成分或性味特点，长期的饮食习惯和固定的膳食品种质量，可影响体质。如饮食不足，可使体质虚弱。饮食偏嗜，可影响脏腑功能活动和精、气、血、津液的代谢，甚则成为导致某些疾病的原因。如嗜食肥甘厚味可助湿生痰，痰郁而化火，易形成痰湿体质或湿热体质；嗜食辛辣易化火伤阴，形成阴虚火旺的阴虚或湿热体质；过食生冷寒凉会损伤脾胃阳气，形成脾胃虚弱的阳虚、血瘀、特禀体质。合理的膳食结构、科学的饮食习惯、适当的营养水平则可使气血旺盛，体质强壮。

2. 生活起居　生活起居主要包括劳逸适度和起居有常。生活起居规律与否会对脏腑、气血、阴阳等产生不同的影响，从而形成体质的差异。适度的劳作或体育锻炼，可使筋骨强壮，气机通畅，气血调和，脏腑功能旺盛；适当的休息，有利于消除疲劳，恢复体力和脑力，维持人体正常的功能活动。过于安逸可使气血流行不畅，筋肉松弛，脾胃功能减退，使体质下降，或形成痰瘀体质。过度的劳作容易损伤筋骨，消耗气血，使脏腑精气不足，功能减弱，形成虚性体质。劳逸结合，有利于人体的身心健康，保持良好的体质。

3. 房事 房事有所节制，才能固肾，保持体质强健。房事过度，则精气阴阳大伤，肾脏受损，并影响其他脏腑的功能和整个生命活动，使体质虚弱。

4. 情志因素 情志包括喜、怒、忧、思、悲、恐、惊等7种心理活动，是人体对外界客观事物刺激的正常反应。情志调和，则气血调畅，脏腑功能协调，体质强壮。反之，长期强烈的情志刺激，超过了人体的生理调节能力，可致脏腑精气受损或功能紊乱，使体质出现偏颇。保持良好的精神状态，对保持体质平和十分有益。

5. 地理因素 人们生活在不同的地理环境下，由于受不同水土性质、气候条件、风土人情、生活习惯等影响，从而形成了不同地区的体质。我国幅员辽阔，体质的地域性差异比较明显。《医学源流论·五方异治论》指出："人禀天地之气以生，故其气体随地不同。"如南方湿热，北方寒冷干燥，因而西北方人形体多壮实，腠理偏致密；东南方人形体多瘦弱，腠理偏疏松。滨海临湖之人，多湿多痰。居住环境寒冷潮湿，易形成阴盛体质或湿盛体质。中医学在诊断、治疗和护理上强调"因地制宜"，就是考虑到不同地域的人体质是不同的，即所谓"善疗疾病者，必先别方土"。

6. 社会因素 社会因素包含经济生活、社会地位、职业、人际交往、战争等多个方面，会影响人体的代谢与体质的变化。社会进步、经济水平的提高让人们更加重视养生保健，提高了生存质量，延长了寿命，促进了理想体质的形成。但与此同时，也给人类带来了许多负面影响，城市的各种噪音、工业化发展带来的污染，以及社会竞争激烈、生活节奏加快、人际关系复杂等形成的强烈精神刺激又常会对人体造成不良影响，使体质发生改变。

社会安定，人们安居乐业，生活规律，则心情愉悦，机体生理功能正常，健康长寿；相反，战乱频繁会导致人们流离失所、饥寒交迫，长期生活在不安定的环境中，会影响健康，使体质下降。

7. 其他因素

（1）疾病因素 疾病是促使体质改变的一个重要因素，某些疾病所形成的气血阴阳的损伤，可转变成稳定的影响体质的因素，尤其是一些慢性消耗性和营养障碍性疾病，对体质的影响最为明显。一般情况下，疾病改变体质多是向不利的方向转化，如大病、久病之后常使体质虚弱。

（2）针灸、药物因素 药物具有不同的性味特点，针灸也具相应的补泻效果，能够调整脏腑精气阴阳之盛衰及经络气血之偏颇，用之得当，可收到补偏救弊的功效，使病理体质恢复正常；但用之不当，或针药误施，将会加重体质损害，使体质由强变弱，或出现阴阳气血之盛衰偏颇。

第二节 体质生理

体质随着个体生理状态的不同会表现出不同的特征，即在不同的生理状态下，体质可反映出不同的生理特征。

一、体质与年龄

不同的年龄阶段，随着脏腑功能活动的盛衰变化、气血津液的新陈代谢，可表现出比较明显的体质差异。一般而言，当生命活动旺盛时，人的气血充盈而体质健壮；当生命活动低下时，人的气血亏虚而体质衰退。根据不同年龄段，体质通常可分为小儿期、青年期、中年期、更年期、老年期体质。

1. 小儿期 小儿体质的共性特点为"纯阳""稚阴稚阳""心肝有余而肺脾不足"。小儿处在生长发育的早期，生机勃勃，蒸蒸日上，体质呈渐趋加强之势，故即使有病也易于治愈。小儿无论是在脏腑组织的各种生理功能活动方面，还是在形体结构、四肢百骸、筋肉骨骼、精血津液等方面都是不成熟、不完善的，这就导致了小儿对疾病的抵抗力差。外易被六淫侵入，内易被饮食所伤，发病急、传变快、易虚易实、易寒易热。小儿感受外邪还易发高热惊厥之症，又容易消化不良、患呼吸道感染等疾病；如果小儿先天不足，肾气亏虚，可出现"五迟""五软"（"五迟"指立迟、行迟、语迟、发迟、齿迟。"五软"指头项软、口软、手软、足软、肌肉软）等病证。

2. 青年期 青年时期是人体气血阴阳最旺盛的时期，生机蓬勃，肌肉丰满强劲，健壮善动，内脏坚实，气血充足，精力充沛，形成了基本稳定的体质类型。此时是体质最为强健的阶段，抵抗力强，不易感邪致病，即使生病，也以实证为主，精气不衰，病轻易治，预后良好。在心理及情感方面，青年初期的情绪体验强烈，两极性突出，容易引起一些心理问题。

3. 中年期 中年时期，人体的脏腑经脉功能都达到最佳状态。但也是在此阶段，人体体质会出现转折征兆，脏腑气血由盛极而转向渐衰，逐渐出现阴阳气血失调，脏腑功能减退，抗病能力减弱。人到中年承担的社会及家庭责任较大，人际关系繁杂，容易发生劳逸过度、将息失宜、调理不当、起居不慎以及紧张、抑郁、焦虑不安等，为此应适时注意身体的修复颐养，以保持健康，有效预防早衰，减少疾病的发生。

4. 更年期 更年期是指人体由中年转入老年的过渡时期。由于体内出现一系列生理变化，加之疾病、精神、社会生活环境、劳逸等因素影响，全身各系统的功能与结构渐进性衰退。更年期体质的变化，因性别不同而有较明显的差异。女性更年期的体质特点为肾气渐衰，冲任亏虚，精血不足，天癸生成逐渐减少，甚至耗竭，生殖能力也随之下降，甚至消失，人的形体亦会随之衰老。男性更年期体质特点为脏腑功能衰退，并以肾气虚衰为主而波及他脏。

5. 老年期 老年时期脏腑功能衰退，阴阳气血俱衰，故老年人的体质必然日趋下降。随着年龄的递增，平和型体质越来越少，偏颇型体质越来越多。同时，老年人的体质多表现为一种体质为主，兼夹其他体质，如多以阴虚、阳虚或阴阳两虚体质为主，兼夹痰湿质或瘀血质。

二、体质与性别

人类最基本的体质类型可分为男性体质与女性体质两大类。由于男女在遗传性征、身体形态、脏腑结构等方面的差别，相应的生理功能、心理特征也有所差异，因此，体质上也存在着差异。男为阳，女为阴。男性禀阳刚之气而生，脏腑功能较强，外形体魄健壮魁梧，能胜任繁重的体力和脑力劳动。由于男子以肾为先天，以精气为本，故病多伤精，气常不足；女性禀阴柔之血而生，脏腑功能较弱，体形偏于小巧苗条。由于女子以肝为先天，以阴血为本，故病多伤血，血常不足。此外，由于女性有经、带、胎、产、乳等生理过程，故也有相应的体质改变。

三、体质与心理

体质不仅与机体的形态结构和生理功能密切相关，而且与人的心理状态密不可分。心理活动和个性心理特征是以内脏的生理活动为基础的，反过来，心理活动又调节影响着人体生理功能活动。

1. 体质与认知 体质是认知活动的生理基础，不同的体质在一定程度上影响人的认知能力。一般来说，体质强健之人，能快速、敏捷、准确地感知各种事物的信息；而体质虚弱之人，则反应较迟钝，感知不准确。另外，不同体质状态的人对外界刺激产生的情绪反应有所不同，如生活情境的变迁，有些人会出现愤怒、恐惧、焦虑、悲伤等情绪，进而引发一系列病理变化，发生疾病；而有些人则不会出现异常的情绪反应，也不引起疾病。

2. 体质与情感 情感是人对客观事物是否满足自己需要而产生的态度体验，如遇顺心顺意之事就高兴，遇违背心愿之事就容易发怒等。中医学所说的情志泛指人的情绪、情感活动，实质上是人对客观世界的内心体验和反应。七情的变化，每每伴随着脏腑形体的变化，从而对体质产生影响。七情活动不可不发，亦不可太过，要把握好度。七情乃人之常情，"贵乎中节"，正如古人所说的乐而不淫，哀而不伤，否则，不仅影响体质，还会导致疾病。

3. 体质与气质 气质是个体心理特性的总和，它规定或影响着个体的各种心理活动。如遇到挫折，有人能坦然处之，有人却灰心丧气，这便是不同气质的表现。气质作为体质的内涵，反映了中医学形神合一的生命观。体质是气质的基础，气质是在体质形成的基础上发展而成的。气质与体质虽分别与生理、心理有关，相互间却又存在着某种对应关系。一定的体质及生理特性，易使个体表现出某种气质类型，而个性气质特征又影响着生理特性和体质的形成及演化。

四、体质与适应能力

适应能力主要包括对自然环境与社会环境的适应力。

1. 对自然环境的适应力 自然条件的差异，如气候条件、地质结构、水土性质等不同，会形成各区域独特的饮食结构、生活习惯、社会民俗等，从而影响人群的体质。即不同地理区域的人群，体质有明显差异。体质的适应能力除了先天禀赋以外，主要是通过后天的调摄而逐步形成或增强的。如人长期居住在寒冷或炎热的气候环境中，就逐渐对这些特殊环境产生适应性。因此，有着偏颇体质的人，应主动调整内环境的平衡，以适应外环境的变化，或通过有意识的科学训练，来提高自身的适应能力。

2. 对社会环境的适应力 社会环境中影响人的因素很多，如家庭不和、工作劳累、人际关系紧张、生活压力增大，还有噪音、居住拥挤、环境污染、事故频繁及战争、社会动荡、经济危机等均可影响人的心理与行为，进而影响人的体质。而个体体质的差异也会直接或间接地影响其对社会环境的适应能力。现代研究证实，如果不注意调适体质，不重视心理健康，就会影响人对社会环境的适应能力。只有体质强健，才能有效地提高人体对社会环境的适应能力。

第三节 体质病理

体质病理就是从体质的角度研究疾病的发生、发展、转归及预后，为全面认识疾病、实现个体化诊疗和护理提供有效支撑。

一、体质与发病

体质的差异性很大程度上决定着疾病的发生。中医学认为，疾病的发生、发展变化取决于邪正双方的力量对比。体质的强弱决定着正气的虚实，发生疾病的内在因素在很大程度上是指人的体质因素。

1. 体质的强弱决定发病与否 人体受邪之后，由于体质不同，发病情况也不尽相同。体质健壮，正气旺盛，抗病力强，难以致病；体质衰弱，正气内虚，抵抗力差，易于发病。如脾阳素虚之人，稍进生冷之物，便会发生泄泻；脾胃强盛者，虽食生冷，却不发病。

2. 体质的差异决定发病倾向性 体质不同，感邪有别。体质的特异性，常导致个体对某些致病因子有易感性，体质与病邪的关系存在"同气相求"之说。如阳虚体质，抵御寒邪的能力不足，容易感寒邪，并且受邪之后又易于入里；阴虚体质，阴液不足，虚热内生，容易感受热邪而发生温热。脏腑组织有坚脆刚柔之别，不同体质的人发病倾向也各不相同。小儿常易感受外邪或因饮食所伤而发病；年高之人，五脏精气多虚，体质转弱，易患痰饮、咳喘、眩晕、心悸、消渴等病。肥人多痰湿，善病中风；瘦人多火，易得痨嗽之病。不同体质类型，其发病具有倾向性，临床可据此及早采取相应的治疗与护理措施，控制疾病的发生发展。

此外，遗传性疾病、先天性疾病的产生及过敏体质的形成也与体质有重要关联。

二、体质与疾病的演变

病邪侵入人体后，不同体质可影响疾病的形成和演变。例如，同样感受寒邪，由于体质的差异，有人出现恶寒发热、身痛、头痛、脉浮紧等表证；有人却呈现不发热但恶寒、四肢厥冷、下利清谷、精神萎靡、脉沉细的三阴证，这是因为前者体质强壮，正气御邪于肌表；后者阳气素虚，正不胜邪，以致邪陷三阴。这种病情随体质而发生演变的现象称作"质化"或"从化"。"质化""从化"的一般规律是：素体阴虚阳亢者，功能活动相对亢奋，受邪后多从热化；素体阳虚阴盛者，功能活动相对不足，受邪后多从寒化；素体津亏血耗者，易致邪从燥化。

三、体质与疾病的转归

疾病发生后是否传变以及传变的方向如何，除与感邪轻重、治疗是否得当有关外，还与患者的体质状况有密切关系。一般来说，体质相对较强者，正气能够胜邪，抗邪力强，病程短，疾病将逐步好转痊愈；体质相对较弱者，正气不能胜邪，邪气若乘势深入，疾病将变得复杂难疗，预后不佳。具体地说，在初病相同的情形下，不同的体质类型可有不同的传变形式。一般规律是病邪向相对虚弱的部位传变，并形成新的疾病状态。如温病传变与体质的关系，小儿和老人表现得尤其明显，因小儿为"稚阴稚阳"之体，而老人则脏腑功能已经衰退，故感受温邪以后，特别容易传变为难治之症。

"其肥而泽者……可以知顺逆矣"，指出通过肥瘦及形气的有余或不足的体质类型，可以推测疾病的逆顺预后。

第四节　辨体施护

人的体质既具有稳定性，又具有可变性，通过干预可以使人的体质偏颇失衡状态得到改善与调整，从而恢复健康。根据《中医体质分类与判定》标准，中医体质可分为平和质、气虚质、阳虚质、阴虚质、痰湿质、湿热质、血瘀质、气郁质、特禀质等9种基本类型。

一、平和质

平和体质是最稳定健康的体质。先天禀赋良好，后天又调养得当，气血和谐，七情适度。故辨体施护应重在饮食调理养生，切忌随意药补，以免体质失之偏颇。

（一）体质特征

1. 总体特征　阴阳气血调和，以体态适中、面色红润、精力充沛等为主要特征。

2. 形体特征　体形匀称健壮。

3. 常见表现　面色红润，肤色润泽，头发稠密有光泽，目光有神，鼻色明润，嗅觉通利，唇色红润，不易疲劳，精力充沛，耐受寒热，睡眠良好，胃纳佳，二便正常，舌色淡红，苔薄白，脉和缓有力。

4. 心理特征　性格随和开朗。

5. 发病倾向　平素患病较少，或慢性病调理较好。

6. 对外界环境适应能力　对自然环境和社会环境适应能力较强。

7. 重点人群 男性多于女性。年龄越大，平和体质者越少。

（二）施护方法

1. 起居调养 起居顺应四时阴阳，劳逸结合。保持充足的睡眠时间，但不可食后即睡。

2. 运动调养 根据年龄和性别参加适度运动。年轻人可选择一些强度大的运动，比如跑步、打球、保健操，老年人可选择散步、打太极拳等。

3. 精神调养 保持心气平和，做到清净立志，开朗乐观，善于克制。

4. 饮食调养 宜采取中庸之道饮食原则，即"谨和五味"。

（1）咸淡适宜，中和五味。各种味道要浓淡适度，宁淡勿浓。

（2）饥饱调匀，适量五味。暴饮暴食易损伤肠胃。《吕氏春秋·尽数》说"凡食之道，无饥无饱"。故饮食不可过饥过饱。

（3）定时进餐，适时五味。古代医家告诫人们，"先饥而食，食勿令饱；先渴而饮，饮勿太过"。饮食适时适量，做到"饮食有节"。

（4）冷热有度，温和五味。《黄帝内经》云："热勿灼灼，寒勿沧沧。"过于灼热的食物，易烫伤口腔、食道和胃肠黏膜。过于寒冷的食物，易损伤脾胃阳气。

（5）细嚼慢咽，体念五味。饮食时精神集中，端正体态，《吕氏春秋·尽数》说："口必甘味，和精端容，将之以神气。百节虞欢，咸进受气。饮必小咽，端直无戾。"

（三）中医保健方法

1. 穴位保健

（1）选取足三里、气海、大椎穴，点按手法，即用大拇指或中指按压穴位，可以两侧穴位同时操作。每次按压5～10分钟，每日两次，10天为1个疗程。

（2）采用艾灸疗法，对足三里、关元、神阙等穴进行雀啄灸，以皮肤感到温热舒适能耐受为度，每次10～15分钟，隔日1次，10天为1个疗程。

2. 经络保健 以按摩通畅督脉为主。

（1）将按摩油均匀滴到背部正中线及两侧，自颈部到腰骶部自上而下用手掌掌面进行推擦，再自颈部沿圆弧线到两侧腋窝进行推擦，二者交替进行，各1～2次。

（2）沿督脉及两侧第一侧线的膀胱经循行，每隔1寸左右即用拇指进行点、推、揉，3～5遍后，右手五指稍微并拢，用指端自上而下对督脉、两侧竖脊肌进行叩击。

3. 运动保健 每日进行30～60分钟的有氧运动，推荐保健运动为八段锦、太极拳。

（四）注意事项

平和体质若不注意后天调养，亦可变为偏颇体质，所以要持之以恒地保持良好的生活起居习惯，即合理膳食、适量运动、戒烟限酒、心理平衡、顺其自然。

二、气虚质

气虚体质一般是由于先天不足及后天失养综合作用引起的。气是生命活动的基础，气足才能百病不生，故辨体施护应重在健脾，调养正气。

（一）体质特征

1. 总体特征 元气不足，以疲乏、气短、自汗等气虚表现为主要特征。

2. 形体特征 肌肉松软不实。

3. 常见表现 面色苍白，气短懒言，容易疲乏，精神不振，目光少神，头晕健忘，易出汗，舌淡红，舌体胖大、边有齿痕，脉弱。

4. 心理特征 性格内向，比较胆小，不喜冒险。

5. 患病倾向 易患感冒、内脏下垂等病；生病后抗病能力弱且康复缓慢。

6. 对外界环境适应能力 不耐受风、寒、暑、湿邪。

7. 重点人群 气虚体质者多分布在西部、东部地区，学生和长期从事体力劳动的人也容易气虚。

（二）施护方法

1. 起居调养 注意休息，坐卧休息时尤其注意避免虚邪贼风，要避开门缝窗隙，避免过度运动、劳作。

2. 运动调养 以柔缓、易坚持的有氧运动为主，如慢跑、散步、舞蹈、瑜伽、太极拳等，比较柔缓的传统健身功法，利于养气、补气，改善呼吸功能，不宜做大负荷运动和出汗较多的运动，以免损伤正气；忌用猛力和长久憋气。

3. 精神调养 宜少思少虑，不可躁动，要祛除杂念，可以做一些轻松的事情，如读小说、听音乐等，或者深吸气后，然后呼气，尽量呼出体内所有空气，再深吸气，反复3次，可使人的心情变得开朗愉悦。

4. 饮食调养 多吃具有甘温补气的食物，如粳米、糯米、小米、黄米、大麦等谷物都有养胃气的功效。莲子、山药、桂圆肉、香菇、胡萝卜、鸡肉、牛肉等食物也有补气健脾胃功效。人参、黄芪、白扁豆等中药和补气的食物做成药膳，常吃可以促进身体正气的生长。少吃具有耗气作用的食物，如槟榔、山楂、空心菜、胡椒、生萝卜等。

（三）中医保健方法

1. 穴位保健 选取关元、气海、神阙、中脘、百会、大椎、足三里等穴，点按、艾灸或红外线治疗仪照射等，每次选2～3个穴位。夏冬两季用艾灸效果最佳。

2. 运动保健 避免剧烈的体育活动，推荐太极拳、八段锦和呼气提肛法。明代"养生十六宜"指出，"谷道宜常撮"亦适用此类人群。

（四）注意事项

1. 注意保暖 气虚体质，卫阳不足，易于感受外邪，应注意保暖，不要劳汗当风，防止外邪侵袭。

2. 避免劳累 劳则气耗，气虚质者尤其要注意不可过于劳作，以免更伤正气。

三、阳虚质

阳虚体质一般是由于先天不足及后天失养综合作用引起的。阳气为人身之本，具有温养、推动、固护的功能，阳气不足可导致机体功能减退或衰弱，从而出现虚寒症状。故辨体施护应重在养阳气，使阳气充盈。

（一）体质特征

1. 总体特征 阳气不足，以畏寒怕冷、手足不温等虚寒表现为主要特征。

2. 形体特征 肌肉松软不实。

3. 常见表现 面色淡白无华，平素畏冷，手足不温，喜热饮食，精神不振，舌淡胖嫩，脉沉迟。

4. 心理特征 性格多沉静、内向。

5. 发病倾向 易患痰饮、肿胀、泄泻等病；感邪易从寒化。

6. 对外界环境适应能力 耐夏不耐冬，易感风、寒、湿邪。

7. 重点人群 东北地区多见，女性明显多于男性。长期偏嗜寒凉食物也会形成这种体质。

（二）施护方法

1. 起居调养 冬季避寒就温，春夏之季培补阳气，多进行日光浴。日常生活中要注意关节、腰腹、颈背部、足底的防寒保暖。夏季避免吹空调、电扇。保证充足的睡眠，避免熬夜。可适当泡温泉、蒸桑拿。

2. 运动调养 选择暖和的天气进行户外运动，运动量不能过大，尤其注意不可大量出汗，以防汗出伤阳。宜做舒缓柔和的运动，如散步、慢跑、太极拳、五禽戏、八段锦等，坚持锻炼，以求"动则升阳"。

3. 精神调养 多与别人交谈，平时多听一些激扬、高亢、豪迈的音乐；立志养德，充满信心，保持愉快的心情，以求"喜则升阳""善则升阳"。

4. 饮食调摄 血压正常者，多食有温补阳气作用的食品，如羊肉、狗肉、鹿肉、鸡肉、韭菜、生姜、大蒜、葱、花椒、鳝鱼等。少食生冷寒凉食物，如黄瓜、藕、梨、西瓜、香蕉等，少饮绿茶。

（三）中医保健方法

1. 穴位保健 选取命门、肾俞、气海、关元、神阙等穴。给予艾灸疗法，每次选

2～3个穴位,时间10～15分钟,以皮肤温热感为宜。夏冬两季艾灸效果最佳。

2. 推拿保健 双手摩擦腰肾,以两手掌的鱼际、掌根,或两手虚拳的拳眼、拳背着力,同时做上下左右摩擦两侧腰骶部,每次15分钟,以局部有温热感为宜,每天两次。按揉足三里、涌泉,每次15分钟,每天两次,如配合足浴,效果更佳。

3. 运动保健 运动中应注意避风寒,适合做一些柔和、舒缓、温和的有氧运动,如慢走、太极拳、养生桩、八段锦、易筋经等。运动时以身体微微出汗发热为宜,不可过度,尽量选择阳光充足的上午锻炼。

(四) 注意事项

阳虚质者耐春夏不耐秋冬,秋冬季节要适当暖衣温食,以养护阳气。尤其要注意腰部和下肢的保暖,每天以热水泡脚为宜。夏季暑热多汗,易导致阳气外泄,使阳气虚于内,故应尽量避免强力劳作和大汗,也不可恣意贪凉饮冷。多在阳光充足的情况下适当进行户外活动,不可在阴暗潮湿寒冷的环境下长期工作和生活。

四、阴虚质

阴虚体质一般是由于先天不足及后天失养综合作用引起的。阴指身体津液,包括血液、唾液、涕泪、精液等有形物质。阴虚是指身体中的这些津液不足,从而出现缺水急躁的症状,故辨体施护应重在滋阴、润津、降虚火。

(一) 体质特征

1. 总体特征 阴液亏少,以口燥咽干、手足心热等虚热表现为主要特征。

2. 形体特征 体形偏瘦。

3. 常见表现 手足心热,口燥咽干,鼻腔微干,喜冷饮,大便干燥,舌红少津,脉细数。

4. 心理特征 性情急躁,外向好动,活泼。

5. 发病倾向 易患虚劳、不寐等病;感邪易从热化。

6. 对外界环境适应能力 耐冬不耐夏,不耐受暑、热、燥邪。

7. 重点人群 在多风、干燥、强紫外线辐射的西部地区容易产生这种体质的人。多见于学生及年轻人。

(二) 施护方法

1. 起居调养 平时多休息,保证充足的睡眠时间,以藏养阴气。保持一定的午休时间。应节制房事。避免熬夜和在高温酷暑下工作。

2. 运动调养 适合做中小强度、间断性的身体锻炼,可选择散步、瑜伽,也可选择太极剑、太极拳、八段锦、气功等动静结合的传统健身项目,锻炼时以微微汗出为宜,不要过度出汗,要及时补充水分。皮肤干燥者可多游泳,不适合洗桑拿。

3. 精神调养 修身养性,加强自我涵养,遇事要冷静,注意克制情绪,正确对待顺境和逆境，可通过练书法、下棋陶冶情操。平时多听一些舒缓、轻柔的音乐，防止恼怒。

4. 饮食调养　多饮水，多吃甘凉滋润的食物，如莲藕、鸭肉、百合、冬瓜、豆浆、瘦猪肉、燕窝、银耳、木耳、甲鱼、牡蛎肉、鱼翅、绿豆、番茄、苦瓜、葡萄、梨、西瓜、柿子、椰子等；少吃性温燥烈之品，如羊肉、狗肉、韭菜、荔枝、咖啡、辣椒、葱、蒜、核桃、瓜子等。

（三）中医保健方法

1. 穴位保健　选取三阴交、太溪、太冲等穴。采用点按手法，用大拇指或中指按压穴位，两侧穴位可同时操作。每次按压5～10分钟，每日两次，10天为1个疗程。

2. 运动保健　阴虚体质的人应保证每天30～60分钟的有氧运动，如慢走、游泳、瑜伽、太极拳等。

（四）注意事项

熬夜、剧烈运动、高温酷暑的工作和生活环境等能加重阴虚倾向，应尽量避免。

五、痰湿质

痰湿体质一般是由于先天不足及后天失养综合作用引起的。中医里的痰包括一般概念中的痰，又指人体内所有津液的异常堆积。湿又分外湿和内湿，外湿指空气和周围环境潮湿，内湿则指体内津液的聚停，故辨体施护应重在祛痰除湿，畅达气血。

（一）体质特征

1. 总体特征　痰湿凝聚，以形体肥胖、腹部肥满、口黏苔腻等痰湿表现为主要特征。

2. 形体特征　体形肥胖，腹部肥满松软。

3. 常见表现　面部皮肤油脂较多，神倦懒动，嗜食肥甘，多汗且黏，胸闷，痰多，口黏腻或甜，苔腻，脉滑。

4. 心理特征　性格偏温和、稳重，多善于忍耐。

5. 发病倾向　易患消渴、中风、胸痹等病。

6. 对外界环境适应能力　对梅雨季节及湿重环境适应能力差。

7. 重点人群　该体质的人多为生活安逸的中老年人，男性居多。

（二）施护方法

1. 起居调养　保持居室干燥，不宜居住在潮湿的环境里，平时多进行户外活动，经常晒太阳或进行日光浴，以舒展阳气，通达气机；湿气重的人可常泡热水澡。穿衣要尽量宽松透气，以利于湿气散发。

2. 运动调养　应根据个体情况循序渐进，长期坚持运动锻炼，如散步、慢跑、球类、游泳、八段锦、五禽戏，以及各种舞蹈。运动量应逐渐增加，让疏松的皮肉逐渐转变成结实、致密的肌肉。

3. 精神调养 痰湿之人多神疲困顿，要多参加社会活动、集体文娱活动，多听轻松、开朗的音乐，以调养心神，化痰祛湿，保持心情舒畅。

4. 饮食调养 以清淡为原则。多吃有健脾利湿、化痰祛痰作用的食物，如山药、薏米、冬瓜、白萝卜、荸荠、菌类、紫菜、海蜇、洋葱、枇杷、白果、大枣、扁豆、红小豆、蚕豆、金橘、芥末等，可多吃姜。少食酸性、寒凉、腻滞、生涩的食物，如醋、乌梅、山楂等，酒类不宜多饮。

（三）中医保健方法

1. 穴位保健 选取丰隆、水道、中脘、关元等穴。点按手法，用大拇指或中指按压穴位，每次按压5～10分钟，每日两次，10天为1个疗程。

2. 经络保健 并拢食指、中指、无名指，按压中脘、气海、关元、天枢等穴，各0.5～1分钟。功效调节阴阳，调和气血，疏通经络，滋阴健脾。

3. 运动保健 每天做有规律的有氧运动，养成合理饮食习惯，控制体重。可齿常叩，津常咽。

（四）注意事项

运动环境宜温暖宜人，避免在炎热和潮湿的环境中锻炼。锻炼要循序渐进，痰湿体质的人一般体重较大，运动强度较大时，要注意运动的节奏，保证安全。进食勿过饱、过快，晚餐要少吃、吃素。

六、湿热质

湿热体质一般是由于先天不足及后天失养综合作用引起的。"千寒易除，一湿难去。湿性黏浊，如油入面"。湿邪不除则百病生，湿热氤氲，又湿又热，排泄不畅，故辨体施护应重在祛湿、清浊、利身。

（一）体质特征

1. 总体特征 湿热内蕴，以面垢油光、口苦、苔黄腻等湿热表现为主要特征。

2. 形体特征 形体中等或偏瘦。

3. 常见表现 面垢油光，易生痤疮，口苦口干，身重困倦，大便黏滞不畅或燥结，小便短黄，男性易阴囊潮湿，女性易带下增多，舌质偏红，苔黄腻，脉滑数。

4. 心理特征 容易心烦急躁。

5. 发病倾向 易患疮疖、黄疸、热淋等病。

6. 对外界环境适应能力 对夏末秋初湿热气候，湿重或气温偏高环境较难适应。

7. 重点人群 多见于长期生活在南部和东部高温多雨地区的人群，或见于平时喜欢高热量饮食的人群，以及嗜好烟酒、煎炸烧烤等食物的人，还多见于学生和商业服人员。

(二) 施护方法

1. 起居调养 保持居住和工作环境干燥通风，暑湿季节尽量减少外出。注意个人卫生，宜穿棉麻等质地的衣物，内衣不宜过紧。保证充足的睡眠时间，不宜熬夜、过于劳累。

2. 运动调养 适合做大强度、大运动量的锻炼，如中长跑、游泳、爬山、各种球类、武术等，以达祛湿散热之功。夏季锻炼时应避开暑热的环境，尽量选择清晨或傍晚进行。

3. 精神调养 湿热质性情急躁，故应安神定志，以舒缓情志，尽量放松身心，避免情绪烦躁。学会正确对待喜与忧、苦与乐、顺与逆，保持稳定的心态。

4. 饮食调养 饮食清淡，多吃甘寒、甘平的食物，如薏米、莲子、茯苓、红小豆、绿豆、冬瓜、丝瓜、葫芦、苦瓜、黄瓜、西瓜、白菜、芹菜、卷心菜、莲藕、苋菜等。少吃胡桃仁、鹅肉、牛羊肉、狗肉、鳝鱼、香菜、辣椒、花椒、酒、饴糖、胡椒、蜂蜜等甘酸滋腻之品及火锅、烹炸、烧烤等辛温助热食品。戒烟酒。

(三) 中医保健方法

1. 穴位保健 选取阴陵泉、阳陵泉等穴，采用点按手法，用大拇指或中指按压穴位，两侧穴位同时操作，每次按压5～10分钟，每日两次，10天为1个疗程。

2. 经络保健 从两大腿外侧根部开始，自上而下慢慢叩打至膝盖处，再反方向叩打至大腿根部，如此反复，每天1～2次，每次叩打2～3分钟。还可背部膀胱经刮痧和拔罐。

3. 运动保健 每天应进行有规律的有氧运动，如爬山、慢走、太极拳、八段锦等。

(四) 注意事项

不宜熬夜或过度疲劳，要保持二便通畅，防止湿热郁聚。注意个人卫生，预防皮肤病变。少食甜食，少饮酒。

七、血瘀质

血瘀体质一般是由于情绪长期抑郁或久居寒凉地区，致脏腑功能失调，全身血脉不畅，瘀血堵塞所致，辨体施护重在活血散瘀，行气通络。

(一) 体质特征

1. 总体特征 血行不畅，以肤色晦暗、舌质紫黯等血瘀表现为主要特征。

2. 形体特征 胖瘦均见。

3. 常见表现 面色、肤色晦暗，色素沉着，容易出现瘀斑，口唇黯淡，舌暗或有瘀点，舌下络脉紫暗或增粗，脉涩。

4. 心理特征 易烦，健忘，性情急躁。

5. 发病倾向 易患癥瘕及痛证、血证等。

6. 对外界环境适应能力 不耐受寒邪。

7. 重点人群 多见于南方人、脑力工作者及女性。

（二）施护方法

1. 起居调养 起居有规律，保持足够的睡眠，注意动静结合，不可过逸，避免气滞血瘀。居住环境宜温不宜凉。

2. 运动调养 瘀血质的人心血管功能较弱，不宜进行大强度、大负荷的体育锻炼。应采用中小负荷、多次数的锻炼，以促进气血运行的运动项目为佳，如散步、太极拳、太极剑、易筋经、五禽戏、舞蹈、健身操等。运动时如出现胸闷或绞痛，呼吸困难，特别疲劳，恶心，眩晕，头痛，四肢剧痛，足关节、膝关节、腕关节等疼痛，两腿无力，行走困难，脉搏显著加快等不适症状，应当停止运动，立即就医。

3. 精神调养 精神愉快则气血和畅，营卫流通，有益于瘀血质的改善。反之，苦闷、忧郁则可加重血瘀倾向。故应培养开朗乐观的情绪和广泛的兴趣爱好，主动参加有益的社会活动，学会主动与人交流。

4. 饮食调养 宜选用有行气、活血、散结、疏肝解郁的食物，如黑豆、桃仁、黑木耳、黄豆、香菇、茄子、油菜、木瓜、海藻、海带、紫菜、萝卜、胡萝卜、金橘、柚子、柠檬、山楂、醋、玫瑰花、绿茶、红糖等；烹煮时可加入葱、姜、蒜、茴香、桂皮、丁香、胡椒等辛温之品；醋可多吃；可少量饮酒，如白酒、黄酒、葡萄酒等；少食肥甘厚味之品，防止血脂增高，影响气血运行；少吃盐和味精，避免血黏度增高；不宜吃冷饮或生冷寒凉的食物，避免影响气血运行。

（三）中医保健方法

1. 穴位保健 选取血海、太冲、曲池等穴，采用毫针刺法或推拿手法，即用针刺或指压穴位，两侧穴位同时操作，每次操作 5～10 分钟，每日两次，10 天为 1 个疗程。

2. 经络保健 刮大椎、心俞穴至胆俞穴。刮上肢肘窝曲泽、少海、尺泽穴。

3. 运动保健 血瘀质每天应进行有规律的有氧运动，避免剧烈及过量运动，可采用"快步走健身法"，增加氧气吸入量，促进全身血液运行，以活血化瘀。

（四）注意事项

血得温则行，得寒则凝。血瘀质的人要避免寒冷刺激。日常生活中应注意动静结合，不可贪图安逸，以免加重气血郁滞。气为血之帅，故需情志舒畅，勿恼怒郁愤。

八、气郁质

气郁体质由于气不能外达而结聚于内形成气郁，一般因先天不足及后天失养综合作用引起。辨体施护重在疏肝理气养神。

（一）体质特征

1. 总体特征 气机郁滞，以神情抑郁、忧虑脆弱等气郁表现为主要特征。
2. 形体特征 形体消瘦者居多。
3. 常见表现 神情抑郁，情感脆弱，烦闷不乐，舌淡红，苔薄白，脉弦。
4. 心理特征 性格内向不稳定、敏感多虑。
5. 发病倾向 易患脏躁、梅核气、百合病、不寐及郁证等。
6. 对外界环境适应能力 对精神刺激适应能力较差；不适应阴雨天气。
7. 重点人群 年轻人居多，女性明显多于男性，多见于工作压力比较大的白领、行政人员、管理人员等。

（二）施护方法

1. 起居调养 室内环境注意自然通风，保持安静，装修宜明快亮丽；保证充足的睡眠；适量进行户外运动和社会交往；衣着宜宽松；天气阴暗的时候，要设法调节好情绪；可进行日光浴。

2. 运动调养 尽量增加户外活动，选择大强度、大负荷的运动项目，如跑步、登山、游泳、武术等，以调理气机，舒畅情志；多参加集体性运动，如打球、跳舞、下棋等，以调畅心情。

3. 精神调养 培养乐观情绪，主动寻求快乐，常看喜剧、听相声，多听一些轻松的音乐，常去旅游，多结交朋友，以使心情愉快。

4. 饮食调摄 多吃荞麦、高粱、韭菜、葱、蒜、海带、海藻、佛手、萝卜、刀豆、香橼、金橘、山楂等具有行气、解郁、消食、醒神作用的食物。可少量饮酒，以活血，提高情绪。睡前避免饮茶、咖啡等提神醒脑的饮料。

（三）中医保健方法

1. 穴位保健 选取太冲、膻中等穴，采用点按手法，即用大拇指或中指按压穴位，太冲穴两侧穴位可同时操作，每次按压 5～10 分钟，每日两次，10 天为 1 个疗程。

2. 经络保健 可选取足厥阴肝经的循行路线进行经络叩打。每次叩打 1 个循环，每日两次，10 天为 1 个疗程。可每天睡觉前，将两手搓热，然后搓胁肋。

3. 运动保健 每天进行有规律的有氧运动，可选择下棋、打牌、练瑜伽等，促进人际交流。

（四）注意事项

衣着宜宽松、透气性好，鞋袜不宜过紧，以免影响气血运行，出现肢体麻木或发凉等情况。居室环境宜宽敞明亮，温度、湿度适宜。尽量增加户外活动，解除自我封闭状态。

九、特禀质

特禀体质是多由于禀赋不足或遗传等因素造成的特殊体质，常由某种变应原导致发生过敏现象，辨体施护重在益气固表、补脾肺肾，远离变应原。

（一）体质特征

1. 总体特征 先天失常，以生理缺陷、过敏反应等为主要特征。

2. 形体特征 过敏体质者一般无特殊特征；先天禀赋异常者或有畸形，或有生理缺陷。

3. 常见表现 食物或药物过敏者常见哮喘、风团、咽痒、鼻塞、喷嚏等，舌红，苔薄白，脉濡细；患遗传性疾病者有垂直遗传、先天性、家族性特征；患胎传性疾病者具有母体影响胎儿个体生长发育及相关疾病特征。

4. 心理特征 随禀质不同情况各异。

5. 发病倾向 过敏体质者易患过敏性鼻炎、哮喘、荨麻疹等过敏性疾病，易药物、食物或冷空气、花粉等过敏；遗传性疾病如血友病、先天愚型等；胎传性疾病如五迟、五软、胎惊等。

6. 对外界环境适应能力 适应能力差，如过敏体质者对易过敏季节适应能力差，易引发宿疾。

（二）施护方法

1. 起居调养 保持室内清洁，空气流通，被褥、床单要经常洗晒；避免接触各种致敏原；季节转换之时尽量减少外出；起居应有规律，及时增减衣被，提高机体对环境的适应能力；保证充足睡眠。

2. 运动调养 特禀质的形成与先天禀赋有关，可根据各种特禀质的不同特征选择有针对性的运动项目，逐渐改善体质。但要避免春天或季节交替时，长时间在野外锻炼，防止过敏性疾病的发作。

3. 精神调养 保持心情愉快，避免情绪紧张。

4. 饮食调养 饮食宜清淡、营养均衡，粗细搭配适当，荤素配伍合理。宜食性质平和、清淡而偏温的食物，多吃补养肺气的食品，以降低过敏的发生；可多食新鲜的水果、蔬菜，多饮清水。少食蚕豆、白扁豆、牛肉、鹅肉、鲤鱼、虾、蟹、茄子、酒、辣椒、浓茶、咖啡等辛辣之品，以及腥膻发物和具有致敏物质的食物。

（三）中医保健方法

1. 穴位保健 选取足三里、关元、神阙、肾俞等穴，采用点按手法，用大拇指或中指按压足三里穴，两侧穴位同时操作，每次按压 5～10 分钟，每日两次，10 天为 1 个疗程。或选用艾灸疗法。

2. 经络保健 选取足少阴肾经的循行路线进行经络叩打。每次叩打 1 个循环，每日两次，10天为1个疗程。

3. 运动保健 每天应进行有规律的有氧运动，30～60分钟为宜，注意避风寒。

（四）注意事项

注意预防变应原的刺激。生活环境中接触的物品，如枕头、棉被、床垫、地毯、窗帘、衣橱易附有尘螨，可引起过敏，应常清洗、日晒。外出也要避免处在花粉及粉刷油漆的空气中，以免刺激而诱发过敏。

附表

中医体质分类与判定自测表

1. 判定方法 回答《中医体质分类与判定表》中的全部问题（见附表），每一问题按5级评分，计算原始分及转化分，依标准判定体质类型。

原始分 = 各个条目的分值相加。

转化分数 = [（原始分 – 条目数）/（条目数 ×4）] ×100

2. 判定标准 平和质为正常体质，其他8种体质为偏颇体质。判定标准见下附表1。

附表1　平和质与偏颇体质判定标准表

体质类型	条件	判定结果
平和质	平和体质转化分≥60分	是
	其他8种体质转化分均<30分	
	平和体质转化分≥60分	基本是
	其他8种体质转化分均<40分	
	不满足上述条件者	否
偏颇体质	转化分≥40分	是
	转化分30～39分	倾向是
	转化分<30分	否

3. 示例

示例1：某人各种体质类型转化分如下：平和质75分，气虚质56分，阳虚质27分，阴虚质25分，痰湿质12分，湿热质15分，血瘀质20分，气郁质18分，特禀质10分。根据判定标准，虽然平和质转化分≥60分，但其他8种体质转化分并未全部<40分，其中气虚质转化分≥40分，故此人不能判定为平和质，应判定为气虚质。

示例2：某人各种体质类型转化分如下：平和质75分，气虚质16分，阳虚质27分，阴虚质25分，痰湿质32分，湿热质25分，血瘀质10分，气郁质18分，特禀质10分。根据判定标准，平和质转化分≥60分，且其他8种体质转化分均<40分，可判定为基本是平和质，同时，痰湿质转化分在30～39之间，可判定为痰湿质倾向，故

此人最终体质判定结果基本是平和质,有痰湿质倾向。

4. 各种体质判定　见附表2～附表10。

附表2　平和质

请根据近1年的体验和感觉,回答以下问题	没有（根本不）	很少（有一点）	有时（有些）	经常（相当）	总是（非常）
1. 您精力充沛吗	1	2	3	4	5
2. 您容易疲乏吗*	1	2	3	4	5
3. 您说话声音无力吗*	1	2	3	4	5
4. 您感到闷闷不乐吗*	1	2	3	4	5
5. 您比一般人耐受不了寒冷（冬天的寒冷,夏天的冷空调、电扇等）吗*	1	2	3	4	5
6. 您能适应外界自然和社会环境的变化吗	1	2	3	4	5
7. 您容易失眠吗*	1	2	3	4	5
8. 您容易忘事（健忘）吗*	1	2	3	4	5
判断结果：□是　□倾向是　□否					

注：标有*的条目需先逆向计分,即1→5,2→4,3→3,4→2,5→1,再用公式转化分值。

附表3　气虚质

请根据近1年的体验和感觉,回答以下问题	没有（根本不）	很少（有一点）	有时（有些）	经常（相当）	总是（非常）
1. 你容易疲乏吗	1	2	3	4	5
2. 您容易气短（呼吸短促,接不上气）吗	1	2	3	4	5
3. 您容易心慌吗	1	2	3	4	5
4. 您容易头晕或站起时晕眩吗	1	2	3	4	5
5. 您比别人容易患感冒吗	1	2	3	4	5
6. 您喜欢安静、懒得说话吗	1	2	3	4	5
7. 您说话声音低弱无力吗	1	2	3	4	5
8. 您活动量稍大就容易出虚汗吗	1	2	3	4	5
判断结果：□是　□倾向是　□否					

附表4　阳虚质

请根据近1年的体验和感觉,回答以下问题	没有（根本不）	很少（有一点）	有时（有些）	经常（相当）	总是（非常）
1. 您手脚发凉吗	1	2	3	4	5
2. 您胃脘部、背部或腰膝部怕冷吗	1	2	3	4	5

续表

请根据近1年的体验和感觉，回答以下问题	没有（根本不）	很少（有一点）	有时（有些）	经常（相当）	总是（非常）
3. 您感到怕冷、衣服比别人穿得多吗	1	2	3	4	5
4. 您比一般人耐不了寒冷（冬天的寒冷，夏天的冷空调、电扇等）吗	1	2	3	4	5
5. 您比别人容易患感冒吗	1	2	3	4	5
6. 您吃（喝）凉的东西会感到不舒服或者怕吃（喝）凉东西吗	1	2	3	4	5
7. 你受凉或吃（喝）凉的东西后容易腹泻（拉肚子）吗	1	2	3	4	5

判断结果：□是　□倾向是　□否

附表5　阴虚质

请根据近1年的体验和感觉，回答以下问题	没有（根本不）	很少（有一点）	有时（有些）	经常（相当）	总是（非常）
1. 您感到手脚心发热吗	1	2	3	4	5
2. 您感觉身体、脸上发热吗	1	2	3	4	5
3. 您皮肤或口唇干吗	1	2	3	4	5
4. 您口唇的颜色比一般人红吗	1	2	3	4	5
5. 您容易便秘或大便干燥吗	1	2	3	4	5
6. 您面部两颧潮红或偏红吗	1	2	3	4	5
7. 您感到眼睛干涩吗	1	2	3	4	5
8. 您感到口干咽燥、总想喝水吗	1	2	3	4	5

判断结果：□是　□倾向是　□否

附表6　痰湿质

请根据近1年的体验和感觉，回答以下问题	没有（根本不）	很少（有一点）	有时（有些）	经常（相当）	总是（非常）
1. 您感到胸闷或腹部胀满吗	1	2	3	4	5
2. 您感到身体沉重不轻松或不爽快吗	1	2	3	4	5
3. 您腹部肥满松软吗	1	2	3	4	5
4. 您有额部油脂分泌多的现象吗	1	2	3	4	5
5. 您上眼睑比别人肿（上眼睑有轻微隆起的现象）吗	1	2	3	4	5
6. 您嘴里有黏黏的感觉吗	1	2	3	4	5

续表

请根据近1年的体验和感觉，回答以下问题	没有（根本不）	很少（有一点）	有时（有些）	经常（相当）	总是（非常）
7. 您平时痰多，特别是咽喉部总感到有痰堵着吗	1	2	3	4	5
8. 您舌苔厚腻或有舌苔厚厚的感觉吗	1	2	3	4	5
判断结果：□是　□倾向是　□否					

附表7　湿热质

请根据近1年的体验和感觉，回答以下问题	没有（根本不）	很少（有一点）	有时（有些）	经常（相当）	总是（非常）
1. 您面部或鼻部有油腻感或者油亮发光吗	1	2	3	4	5
2. 你容易生痤疮或疮疖吗	1	2	3	4	5
3. 您感到口苦或嘴里有异味吗	1	2	3	4	5
4. 您大便黏滞不爽、有解不尽的感觉吗	1	2	3	4	5
5. 您小便时尿道有发热感、尿色浓（深）吗	1	2	3	4	5
6. 您带下色黄（白带颜色发黄）吗（限女性回答）	1	2	3	4	5
7. 您的阴囊部位潮湿吗（限男性回答）	1	2	3	4	5
判断结果：□是　□倾向是　□否					

附表8　血瘀质

请根据近1年的体验和感觉，回答以下问题	没有（根本不）	很少（有一点）	有时（有些）	经常（相当）	总是（非常）
1. 您的皮肤在不知不觉中会出现青紫瘀斑（皮下出血）吗	1	2	3	4	5
2. 您两颧部有细微红丝吗	1	2	3	4	5
3. 您身体上有哪里疼痛吗	1	2	3	4	5
4. 您面色晦暗或容易出现褐斑吗	1	2	3	4	5
5. 您容易有黑眼圈吗	1	2	3	4	5
6. 您容易忘事（健忘）吗	1	2	3	4	5
7. 您口唇颜色偏暗吗	1	2	3	4	5
判断结果：□是　□倾向是　□否					

附表 9　气郁质

请根据近 1 年的体验和感觉，回答以下问题	没有（根本不）	很少（有一点）	有时（有些）	经常（相当）	总是（非常）
1. 您感到闷闷不乐吗	1	2	3	4	5
2. 您容易精神紧张、焦虑不安吗	1	2	3	4	5
3. 您多愁善感、感情脆弱吗	1	2	3	4	5
4. 您容易感到害怕或受到惊吓吗	1	2	3	4	5
5. 您胁肋部或乳房胀痛吗	1	2	3	4	5
6. 您无缘无故叹气吗	1	2	3	4	5
7. 您咽喉部有异物感，且吐之不出、咽之不下吗	1	2	3	4	5
判断结果：□是　□倾向是　□否					

附表 10　特禀质

请根据近 1 年的体验和感觉，回答以下问题	没有（根本不）	很少（有一点）	有时（有些）	经常（相当）	总是（非常）
1. 您没有感冒时也会打喷嚏吗	1	2	3	4	5
2. 您没有感冒时也会鼻塞、流鼻涕吗	1	2	3	4	5
3. 您有因季节变化、温度变化或异味等原因而咳喘的现象吗	1	2	3	4	5
4. 您容易过敏（对药物、食物、气味、花粉或在季节交替、气候变化时）吗	1	2	3	4	5
5. 您的皮肤容易起荨麻疹（风团、风疹块、风疙瘩）吗	1	2	3	4	5
6. 您的皮肤因过敏出现过紫癜（紫红色瘀点、瘀斑）吗	1	2	3	4	5
7. 您的皮肤一抓就红，并出现搔痕吗	1	2	3	4	5
判断结果：□是　□倾向是　□否					

主要参考文献

［1］徐桂华，胡慧．中医护理学基础［M］．北京：中国中医药出版社，2017．
［2］王丽芹，王东梅．中医护理思路与方法［M］．北京：科学出版社，2018．
［3］刘明军．针灸推拿与护理［M］．北京：人民卫生出版社，2012．
［4］梁繁荣．针灸推拿学［M］．北京：中国中医药出版社，2017．
［5］马烈光，蒋立生．中医养生学［M］．北京：中国中医药出版社，2017．
［6］陈佩仪．中医护理学基础（中医特色）［M］．北京：人民卫生出版社，2017．
［7］姚万霞，柯娟．中医护理技术［M］．武汉：华中科技大学出版社，2014．
［8］范炳华．推拿学［M］．北京：中国中医药出版社，2015．
［9］梁繁荣．针灸学［M］．北京：中国中医药出版社，2016．
［10］房敏．推拿学［M］．北京：中国中医药出版社，2016．
［11］徐桂华．中医临床护理学［M］．北京：人民卫生出版社，2017．
［12］杜元灏．针灸治疗学［M］．北京：人民卫生出版社，2016．
［13］郑洪新．中医基础理论［M］．北京：中国中医药出版社，2016．
［14］王琦．中医体质学［M］．北京：人民卫生出版社，2008．
［15］王琦．9种基本中医体质类型的分类及其诊断表述依据［J］．北京中医药大学学报，2005，28（4）：1-8．